全国中医药行业高等教育经典老课本

 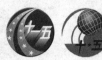

普通高等教育"十二五""十一五""十五"国家级规划教材

新世纪（第二版）全国高等中医药院校规划教材

新世纪全国高等中医药优秀教材

中国医学史

（供中医药类专业用）

主　编　常存库（黑龙江中医药大学）

副主编　吴鸿洲（上海中医药大学）

　　　　和中浚（成都中医药大学）

中国中医药出版社

·北京·

图书在版编目（CIP）数据

中国医学史/常存库主编. —北京：中国中医药出版社，2017.3（2018.7重印）

全国中医药行业高等教育经典老课本

ISBN 978 – 7 – 5132 – 4035 – 2

Ⅰ.①中…　Ⅱ.①常…　Ⅲ.①中国医药学 – 医学史 – 中医学院 – 教材　Ⅳ.①R – 092

中国版本图书馆 CIP 数据核字（2017）第 036755 号

中国中医药出版社出版

北京市朝阳区北三环东路 28 号易亨大厦 16 层

邮政编码　100013

传真　010 64405750

山东润声印务有限公司印刷

各地新华书店经销

开本 850×1168　1/16　印张 13.25　字数 297 千字

2017 年 3 月第 1 版　2018年 7 月第 2 次印刷

书　号　ISBN 978 – 7 – 5132 – 4035 – 2

定价　28.00 元

网址　www. cptcm. com

如有印装质量问题请与本社出版部调换(010-64405510)

社长热线　010 64405720

购书热线　010 64065415　010 64065413

微信服务号　zgzyycbs

书店网址：csln. net/qksd/

官方微博　http://e. weibo. com/cptcm

淘宝天猫网址　https://zgzyycbs. tmall. com

全国高等中医药教材建设
专家指导委员会

出版说明

　　"新世纪全国高等中医药院校规划教材"是全国中医药行业规划教材，由"政府指导，学会主办，院校联办，出版社协办"，即教育部、国家中医药管理局宏观指导，全国中医药高等教育学会和全国高等中医药教材建设研究会主办，全国26所高等中医药院校各学科专家联合编写，中国中医药出版社协助管理和出版。本套教材包含中医学、针灸推拿学和中药学三个专业共46门教材。2002年相继出版后，在全国各高等中医药院校广泛使用，得到广大师生的好评。

　　"新世纪全国高等中医药院校规划教材"出版后，国家中医药管理局、全国中医药高等教育学会、全国高等中医药教材建设研究会高度重视，多次组织有关专家对教材进行评议。2005年，在广泛征求、收集全国各高等中医药院校有关领导、专家，尤其是一线任课教师的意见和建议基础上，对"新世纪全国高等中医药院校规划教材"进行了全面的修订。"新世纪（第二版）全国高等中医药院校规划教材"（以下简称"新二版"教材）语言更加精炼、规范，内容准确，结构合理，教学适应性更强，成为本学科的精品教材，多数教材至今已重印数十次，有16门教材被评为"'十二五'普通高等教育本科国家级规划教材"。

　　当今教材市场"百花齐放""百家争鸣"，新版教材每年层出不穷，但仍有许多师生选用"新二版"教材。其中有出于对老主编、老专家的敬仰和信任，当时的编者，尤其是主编，如今已经是中医学术界的泰斗；也有些读者认为"新二版"教材的理论更为经典；还有部分读者对"绿皮书"有怀旧情结，等等。为更好地服务广大读者，经国家中医药管理局教材建设工作委员会、中国中医药出版社研究决定，选取"新二版"中重印率较高的25门教材，组成"全国中医药行业高等教育经典老课本"丛书，在不改动教材内容及版式的情况下，采用更优质的纸张和印刷工艺，以飨读者，并向曾经为本套教材建设贡献力量的专家、编者们致敬，向忠诚的读者们致敬。

　　热忱希望广大师生对这套丛书提出宝贵意见，以使之更臻完善。

国家中医药管理局教材建设工作委员会

中国中医药出版社

2017 年 2 月

再版前言

"新世纪全国高等中医药院校规划教材"是全国唯一的行业规划教材。由"政府指导，学会主办，院校联办，出版社协办"。即：教育部、国家中医药管理局宏观指导；全国中医药高等教育学会及全国高等中医药教材建设研究会主办，具体制定编写原则、编写要求、主编遴选和组织编写等工作；全国 26 所高等中医药院校学科专家联合编写；中国中医药出版社协助编写管理工作和出版。目前新世纪第一版中医学、针灸推拿学和中药学三个专业 46 门教材，已相继出版 3~4 年，并在全国各高等中医药院校广泛使用，得到广大师生的好评。其中 34 门教材遴选为教育部"普通高等教育'十五'国家级规划教材"，41 门教材遴选为教育部"普通高等教育'十一五'国家级规划教材"（有 32 门教材连续遴选为"十五"、"十一五"国家级规划教材）。2004 年本套教材还被国家中医药管理局中医师资格认证中心指定为执业中医师、执业中医助理医师和中医药行业专业技术资格考试的指导用书；2006 年国家中医、中西医结合执业医师、执业助理医师资格考试和中医药行业专业技术资格考试大纲，均依据"新世纪全国高等中医药院校规划教材"予以修改。

新世纪规划教材第一版出版后，国家中医药管理局高度重视，先后两次组织国内有关专家对本套教材进行了全面、认真的评议。专家们的总体评价是："本次规划教材，体现了继承与发扬、传统与现代、理论与实践的结合，学科定位准确，理论阐述系统，概念表述规范，结构设计合理，印刷装帧格调健康，风格鲜明，教材的科学性、继承性、先进性、启发性及教学适应性较之以往教材都有不同程度的提高。"同时也指出了存在的问题和不足。全国中医药高等教育学会、全国高等中医药教材建设研究会也投入了大量的时间和精力，深入教学第一线，分别召开以学校为单位的座谈会 17 次，以学科为单位的研讨会 15 次，并采用函评等形式，广泛征求、收集全国各高等中医药院校有关领导、专家，尤其是一线任课教师的意见和建议，为本套教材的进一步修订提高做了大量工作，这在中医药教育和教材建设史上是前所未有的。这些工作为本套教材的修订打下了坚实的基础。

2005 年 10 月，新世纪规划教材第二版的修订工作全面启动。修订原则是：①有错必纠。凡第一版中遗留的错误，包括错别字、使用不当的标点符号、不规范的计量单位和不规范的名词术语、未被公认的学术观点等，要求必须纠正。②精益求精。凡表述欠准确的观点、表达欠畅的文字和与本科教育培养目的不相适应的内容，予以修改、精练、删除。③精编瘦身。针对课时有限，教材却越编越厚的反应，要求精简内容、精练文字、缩编瘦身。尤其是超课时较多的教材必须"忍痛割爱"。④根据学科发展需要，增加相应内容。⑤吸收更多院校的学科专家参加修订，使新二版教材更具代表性，学术覆盖面更广，能够全面反应全国高等中医药教学的水平。总之，希冀通过修订，使教材语言更加精炼、规范，内容准确，结构合理，教学适应性更强，成为本学科的精品教材。

根据以上原则，各门学科的主编和编委们以极大的热情和认真负责的态度投入到紧张的修订工作中。他们挤出宝贵的时间，不辞辛劳，精益求精，确保了 46 门教材的修订按时按质完成，使整套教材内容得到进一步完善，质量有了新的提高。

　　教材建设是一项长期而艰巨的系统工程，此次修订只是这项宏伟工程的一部分，它同样要接受教学实践的检验，接受专家、师生的评判。为此，恳请各院校学科专家、一线教师和学生一如既往关心、关注新世纪第二版教材，及时提出宝贵意见，从中再发现问题与不足，以便进一步修政完善或第三版修订提高。

全国中医药高等教育学会

全国高等中医药教材建设研究会

2006 年 10 月

修订说明

　　本教材是新世纪全国高等中医药院校规划教材之一，介绍中医学自古及今的发展历史，通过历史陈述，理清中医学的发展过程，展示中医学的历史成就，阐明中医学学术特点，揭示中医学发展的历史规律。

　　本教材的教学对象是中医院校各专业五年制学生。通过教学，使学生了解中医学的源流，理解中医学的特色，提高学生的思维能力和基本素质。同时，也可增强学生的民族自信心和自豪感，巩固中医专业思想，为学习其他课程奠定基础。

　　本教材的编写突出了以下特点：

　　第一，突出了历史分析的理论性。历史研究不仅要还历史的本来面目，更要揭示历史的规律，否则就会降低史学的意义，也会影响教学效果。因此本教材加大了绪论内容，在相关章节对相关内容强调了理论分析论证的力度。以便在教学中使学生能从过去的史实中感受到中医学活的精神，使历史更加贴近现实。

　　第二，突出了中医学的主线内容。关于《中国医学史》，以往数版教材和各家专著均以中医学史为基本内容，对少数民族医学史、太平天国时期医药卫生等专题亦有简要论述，此次编写教材时，编委会集体讨论后认为，本教材应集中体现中医学发展史。如少数民族医学史，前几版教材仅对藏医、蒙医有过片断论述，既不全面也不系统，且如维医、傣医、瑶医等也有非常丰富的内容，如在本教材中系统介绍则太过冗长，这一任务应由相关专著完成。其他问题亦如是。凡与中医学发展无关的内容，本教材一概省略。这样教学时间和效果才能得到保证。

　　第三，突出了中医学不同历史时期的发展特点。在教材各章节的标题确定上，本教材力求做到标题能表现内容的核心和主流，各章导语力求从社会的广阔背景中陈述出本时期的医学发展特点。本此，本教材对各章标题较以往教材作了修改，对各时期重要医籍内容作了提示性介绍，以备学生在学习过程中遇到相关问题，能有针对性地去查阅相关的典籍，从而起到读书引导的作用。

　　本教材出版后已应用 3 年，2006 年下半年，应有关方面要求，编委会对本教材进行了修订，增加了一些相关内容，以利于学生思考，对个别问题进行了改正。

　　本教材全部内容由编委会成员分工起草，最后由主编常存库教授统稿。

　　值得提出的是，教材建设是一项长期的任务，需要不断充实提高。按国家要求，教材要创新，要出精品，这就需进行大力改革。但是限于编者的水平，虽经努力，修订后的教材缺点和错误仍然难免，希望各院校师生能提出宝贵意见，以期今后有所改正和提高。

《中国医学史》编委会

2007 年 3 月

目　录

绪　论

　　中国医学史是关于中国医学的起源、形成、发展过程和发展规律的科学。

　　中国医学具有悠久的历史，丰富的经验，鲜明的特色和完整的体系。它是我国人民医药实践的经验总结，是我国宝贵文化遗产的重要组成部分。通过中国医学史的学习，应该对中国医学的起源、中国医学的形成发展过程及其规律有所认识，对中国医学的历史成就和学术特点有所掌握。中医学与西方医学相比，具有鲜明的特殊性，而越是特殊性的东西，就越有其特殊的原因和本质。我们应该带着揭示中医学特色本质和原因的渴求来学习中国医学史。这样，才能学有所得，学有所用。

第一节　中医学的发展过程

　　中华民族是文明最早的民族之一，在遥远的古代，我们的祖先就创造了辉煌灿烂的文化。据历史考证，我国有文字记载的历史就长达 3000 余年，而没有文字记载的历史则更长。与我国悠久的历史相应，中医学也经历了漫长的发展过程。从纯粹医药经验的积累，经过理论总结形成体系，再经过不断丰富和完善，不同历史阶段便表现出了不同的发展内容和特点。我们认识了这一过程的不同阶段及其内容的特点，也便认识了中医学历史的脉络。那么，中医学的历史过程是如何展开的呢？

一、学术体系形成时期

　　从远古到春秋，据历史记载，是中医学的经验积累由低到高、由个别到一般的时期。这时的医学没有形成体系，不论经验还是理论认识，都比较个别具体和零散。在这种经验积累的基础上，从战国到汉代，中医学经过对医药经验的总结提升，形成了中医学的学术体系，其标志就是著成《黄帝内经》、《黄帝八十一难经》、《神农本草经》、《伤寒杂病论》这四部经典著作。

　　"四大经典"所载的内容，明确标志了中医学的理、法、方、药学术体系已经建立起来。举凡中医学的基本理论、诊断方法、辨证原则、治疗法则、药物理论、配方理论、预防思想等，在"四大经典"中都有了明确具体的论述。尤其《伤寒杂病论》已将中医学的理、法、方、药运用到临证实践，对辨证论治给出了完整的示范。

　　"四大经典"在建立中医学体系的同时，也建立了中医学的学术范式，在以后的历史过程中，中医学一直依这一学术范式不断发展演化。

二、临证经验积累和发展时期

　　晋唐时期，是中医学在已建立的学术范式支配下，大力发展临证经验的时期。这一时期的特点是实用的临证医药著作激增，以荟萃临证方药为主要内容。各医药著作论理内容较少，直接陈述病、证、方、药的为多。

尤其鲜明的是，此时期不仅综合性临证方书增多，而且临证专科著作纷纷出现。即便在诊断、病源证候、药物炮制等方面也都出现了专门著作。临证方面，儿科、妇产科、外科、骨伤科都有专书，而五官科在综合方书里设有专篇。在唐代太医署，医学教育的专业设置上已有体疗、少小、疮肿、耳目口齿、针灸、按摩、角法等分科。虽然中医学在周代就有分科，但是晋唐时期的医学分科不论从内容还是形式方面，都要丰富完善得多。

晋唐时期医药学发展的特点，表现了中医学重视临证实用的倾向，这一倾向也是中医学贯彻始终的思想轨迹。

三、理论总结与探索时期

经过晋唐数百年的经验积累和方药荟萃，客观上需要给以总结，以便把握规律。经验总要上升到理论，否则，经验之间的联系就得不到认识和揭示。这是一切认识的发展规律，中医学也不例外。

面对晋唐积累的大量经验，宋元时期便以对经验进行总结和理论探索为其重要的发展内容，并由此显示了这一时期医药学的发展特点。

首先，宋元时期的大量医药著作与晋唐时期的医药著作具有不同的风格。此时期医家著书一反单纯记载经验和方药的做法，在著作中大大加深了理论讨论的内容。比如宋代官修的《太平圣惠方》和《圣济总录》，不论全书总论还是各门概论，都进行了大量的理论陈述和分析。而宋元个人医药著作，也都表现了理论探讨的热情。论述问题也表现了由博返约的倾向，著书往往不但专科化，而且逐步走向专病化和专题化。对医理药性开始展开多方面的探索，论述内容不再限于经验结果，而是追索原因和道理。

其次，因为进行理论讨论，则难免由于认识角度、认识方法、经验差别以及依据的指导思想的不同而产生不同的观点和理论结论。由此，宋元时期便出现了学派争鸣和各家学说。学派和各家学说的出现，正是理论总结和探索的产物，它鲜明地标志了这一时期医药学发展的特点。

四、体系成熟与创新时期

从汉代中医学术体系建立以来，中医学一直以传统的学术范式发展演进。这一传统的学术范式发展到明清时，确切地说到温病学说出现时，已达到了高度成熟和完善。这一体系的各个方面，按传统范式的要求都已发挥到了极致。历史证明，在温病学说以后，中医学就少有如此重大的成果。

传统不仅可以成为发展的动力，在一定情况下也是发展的限制力量。在中医学传统学术范式达到了完善，各方面被发挥到极致的时候，其内部便必然会出现革新的力量。革故鼎新也是事物发展的规律，在传统与革新两种力量作用下，明清医药学则一方面表现为传统的顽强延续，另一方面也出现了革新趋势。

传统的延续表现为中医学理、法、方、药体系按惯性发挥作用，在固有的学术范式中去总结经验和论述问题，同时也表现为对革新趋势的对立和改变方向。

医药学的革新趋势主要表现为三个方面：

第一，药物学透露出近代自然科学的倾向。有三部药学著作可以标志这一倾向：首先是明代李时珍的《本草纲目》，其次是清代赵学敏的《本草纲目拾遗》和吴其濬的《植物名实图考》。这三部著作中虽然大量内容仍然属于传统的实用药学内容，但是在生物分类学、生物进化论、植物学方面都提出了超越前人、异于传统的具有世界科学意义的认识结论。恰是这些内容才受到了国际上的重视。

第二，传染病学出现了近代科学的思想。对传染病的认识，在我国具有千百年的历史，也总结有大量成功的治疗方药。但是在明清以前，传染病的认识都是在传统学术范式内展开的。明末清初的杰出医学家吴有性，在对传染病进行系统观察的基础上，在病因方面一反传统的"六淫"之说，破天荒地提出了"戾气学说"。在戾气学说之下，他提出戾气致病由口鼻而入，戾气不同致生不同疾病，戾气致病具有"人病而禽兽不病"、"牛病羊不病"等特异性，外科化脓性感染与瘟病一样也是由戾气造成的。戾气是物质性的，致病具有传染性。尽管他的《温疫论》一书大量内容也属传统医药内容，但是仅此戾气学说，他已猜到了后来被证实的病原微生物的存在，这是不同凡响的天才创见。可惜的是，后来的人们没有按照戾气学说的方向追究下去，相反，清代温病学说按照传统模式建立起了新热病学体系，戾气学说则只能作为历史现象游离于中医病因学体系之外。

第三，解剖生理学表现了新的医学方向。在中医学历史上，并不乏解剖记载。然而，在中国传统自然观支配下，在中医学有机整体观引导下，中医学理论没有建立在解剖学基础上，却建立起了另一种超越解剖学的理论。

然而，人体的解剖结构是客观存在的，它毕竟是生理和病理过程的决定性基础。因此，一种生理和病理学说，如果缺少解剖结构的证明，无论如何也会遇到困难。总会有说不准、说不清、说不透的问题。

清代王清任有感于《内经》解剖记载的错误，于是发愤研究解剖生理，用几十年时间著成《医林改错》一书。在书中他大力倡言解剖，并试图以自己的解剖发现说明人的生理现象。实事求是地说，由于时代局限以及他的研究方法的限制，他的解剖生理研究是充满错误的，整体水平也不高，不足以在其上建构生理病理学说。这里，重要的不是他的研究水平，而是他的研究方向。因为从解剖开始建构医学体系终究是大异于传统学术范式的。但是，王清任的研究方向没有改变中医学既定的学术范式，这也反映了传统对革新的作用力量。

五、中西医交汇撞击时期

西方医学是不同于中医学的另一种医学文化模式，不论从观念系统，还是从理论系统乃至技术系统，二者都有重大差别，以至于至今仍无法通约。

西方医学早在明代就已传入中国，但是当时没有构成对中医学的冲击，因此也未能引起国人的重视。鸦片战争之后，西方医学大规模进入中国，并以开办医院、学校、出版书刊等形式迅速传播开来，这时才出现了中西医的冲突，中西医的关系才现实地提了出来。

西方医学，就其本性而言，它是普遍的和国际性的，可以为全人类服务。然而，由于它大大异于中国传统文化，在此情况下，中西医的学术论争不可避免，而且与政治、思想和文化斗争纠结在一起。

西方医学已进入中国，作为科学，它的真理性内容和实用性效果都是客观的。但是作为一种异质文化模式的医学，对传统的中国又是新鲜的和陌生的。都是医学，那么中西医究竟是什么关系，又该如何认识和处理中西医的关系，在这样深刻的问题上，近百年来，展开了中西医的交汇与撞击。对这样的问题，近代中国曾出现过国粹主义、虚无主义和改良主义等不同的观点和态度。国粹主义和虚无主义因其过于偏激和极端，不能认识和解决中西医的关系。改良主义虽然态度平正，然而因其没有充分认识中西医关系的本质，所以到底也没有解决中西医的关系。在改良主义引导下，近百年来的中国医学界产生了中西医汇通派，出现一批主张中西医汇通的医家。但是，限于中西医汇通派的思想和知识，他们没能指出处理中西医关系的正确方向和途径，也远远没有完成他们汇通中西医的任务。中西医的关系仍然现实地摆在我们面前，需要我们继续探索和研究。

第二节 中医学的历史成就

中医学在漫长的发展过程中，曾取得过许多伟大的成就，这是足以使我们引以自豪的。这些历史成就对我们而言，都是古的；而相对于外国而言，很多都是早于洋的。对此，我们应该感到骄傲，也应该由此激发我们的民族自信心。同时，也应该坚定我们的信念：既然在遥远的古代，我们的祖先能够做出领先世界的贡献；在今天，我们自己也理应有所发明和创新。

只要认真探索历史，我们就不难发现，中医学的历史成就是多方面的。

一、周代至三国时期

早在周代，我国就出现了医学分科。在《周礼·天官》中就明确记载有疾医、疡医、食医和兽医的医事分工。在距今3000年左右就有这样的医学分科，反映了当时的医学发展水平。

关于药物麻醉，在我国应是春秋战国时的扁鹊最早提出。《列子·汤问》记载了扁鹊让病人喝下毒酒，令人无所觉，然后施以手术，这是后世麻醉药的先驱，虽未标明具体的毒酒内容，但是从后世麻醉药的出现，这种探索还是可信的。

1975年在湖北省云梦睡虎地出土的秦简中记载有"疠迁所"，这是世界医学史上最早的麻风隔离病院。有这样一段原文："疠□爱书：某里典甲诣里人士伍丙，告曰：疑疠，来诣。讯丙，辞曰：以三岁时病疕（bǐ），眉突，不可知其何病，毋它坐。令医丁诊之，丁言曰：丙无眉，艮本绝，鼻腔坏，刺其鼻不嚏，肘膝□□□到□两足下踦，溃一所，其手无月友；令号，其音气败，疠也。"另一条秦简写道："城旦，鬼薪疠，何论？当迁疠迁所。"根据前一条描述的症状和体征，可以断定患的是麻风病。后一条所说的城旦、鬼薪是两种刑罚名称。意思是说受到城旦、鬼薪处罚的人患了麻风病怎么办，回答是送到疠迁所。这里记载的诊断和处理都是正确的。到了唐代,麻风病院改称为疠人坊,而且男女分别设坊。

在云梦秦简中还记有"封诊式",从其内容看,是法医检验鉴定的标准格式。秦国重法,所以秦简中法律内容占秦简的很多竹片。"封诊式"记载的检验内容比较详细,包括死者死因的推测、伤口、身高、周围现场情况等内容。这是世界历史上最早的法医检验鉴定书格式和样本。

在战国时代,我国就施行了外伤创口的药物和酒剂的清理消毒,这些内容在出土的《五十二病方》中有明确的记载。《五十二病方》中还记载有用水银制剂治疗癣疥等外科病的内容,这在世界医学史上也是最早的。

在《五十二病方》中还记载了三联律脉搏,并认识到了这种脉象的预后严重。原文如下:"揗温如三人参舂,不过三日死。"这是世界医学史上关于三联律脉的最早认识。

《五十二病方》中还记载有手术治疗痔瘘病的内容,原文如下:"牡痔……系以小绳,剖以刀。""巢塞直者,杀狗,取其脬,以穿籥,入直中,吹之,引出,徐以刀去其巢。"前一条原文是说用小绳子把痔疮结扎起来,然后用小刀把它割掉。这是世界上最早的结扎割除痔疮的手术。后一条原文是说肛门瘘管的治疗方法。把狗杀死后,取出其膀胱,套在竹管上,把竹管插入大肠(直肠),然后向管中吹气,随后把管子慢慢抽出,再用刀把瘘管割掉。这也是世界医学史上最早的记载。

马王堆出土帛书中还有《胎产书》,这不但是最早的妇产科著作,而且书中还详细记录了胎儿在母体中的发育情况,对十月怀胎不同阶段的胎儿形态变化都进行了描述。从一月为"流形"到九月胎儿出现胎毛,描述生动。

马王堆三号汉墓出土的帛画导引图,图中共有44幅人物图像,分为4排,每一排11人,有的图有注释,有的则没有。图中的人物,有的全身着衣,有的则裸出背部,有老年、有中年、有男性、有女性。根据图注内容,这是一套防病健身的医疗体育方法,能治疗多种疾病。这是世界上最早的医疗体操图。

《黄帝内经·灵枢·四时气》记载了用腹腔穿刺放腹水的内容。原文是这样的:"徒㽲先取环谷下三寸,以铍针针之。已刺而筩之,而内之,入而复之,以尽其㽲"。㽲,在古代指的就是腹腔中单纯性水肿。原文的意思是在腹壁上用一种大针穿刺,然后套进一个筒针,放入腹腔,把其中的水都放出来。这也是世界医学史上最早的记载。

在出土简牍中,《武威汉简》载有《治百病方》,其中记述了大风方,制作工艺是把一些矿物药置于瓦器中密闭后以火加热,然后就可得到外科用的丹药。这一记载与东汉郑玄注《周礼》的描述十分近似。郑玄的注释说:"今医方有五毒之药,作之,合黄堥(即有盖瓦盒),置石胆、丹砂、雄黄、礜石、磁石其中,烧之三日三夜,其烟上著,以鸡羽扫取之以注疮,恶肉破骨则尽出"。这里的"五毒之药"实际就是化学腐蚀药,是后世外科白降丹的前身,而工艺则为化学升华法。这应是化学制药的最早记载。

三国时的华佗,曾以外科成就名彪青史,他发明的麻沸散,是世界医学史上最早的全身麻醉药,它要比《列子》的记载更可信。

东汉时的张仲景在其《伤寒杂病论》中,曾用蜜煎导法治大便秘结,应用了人工呼吸法抢救自缢之人,还记载了胆道蛔虫症及其治疗。这在世界医学史上也是相当先进的。

二、晋代至唐代

到晋代，大医学家葛洪曾做出了一系列领先世界的发明发现。如在《肘后备急方》记载"治大便不通，土瓜根捣汁，筒吹入肛门中，取通"。这是器械加药物灌肠疗法。"若唯腹大，下之不去，便针脐下二寸，入数分令水出，孔合需腹减乃止"。这是符合现代腹腔穿刺要求的放腹水穿刺法。在本书中葛洪还最早记载了天花病、脚气病、恙虫病和疥虫以及食道异物治疗。而且还提出了利用狂犬脑浆免疫狂犬病的方法，这种技术不论疗效如何，但这一思路却是免疫疗法的先驱。

南北朝时期，《僧深集方》载有"五瘿丸"，它是鹿的甲状腺制成的，用以治疗甲状腺肿大。如用来治疗甲状腺素缺乏的甲状腺肿大，这是有效的。这是最早的也是有效的脏器疗法记载。除此之外，梁代《类苑》中还记载了世界上最早的药物牙粉配方，用于牙齿保健。

隋朝，在《诸病源候论》中记载有多项发明发现。如记载了肠吻合手术和漆过敏症，鉴别了天花和麻疹，还记载了结扎血管止血等等。

唐代，《外台秘要》中记述了消渴病人尿甜、黄疸的尿检验法、金针拨障治疗白内障。此外，唐代还能制作珠制的义眼，还开创了世界最早的大型医学专科学校——太医署，编撰颁行了世界上第一部国家药典——《新修本草》。

三、宋代至元代

至宋代，我国开办了世界上最早的药局管理药事。其中包括有制剂管理的和剂局，收购检验和鉴别药材的药材所，销售药物的卖药所以及慈善机构惠民局。宋王朝为了刊行医书，还成立了世界最早的国家卫生出版机构——校正医书局。在医学教育上，宋代还发明了世界最早的医学教学模型——针灸铜人。在医药研究方面，宋代还做出了诸多发明发现。如用烧烙断脐和烙脐饼子贴敷防止脐风，从人尿中提取秋石（即性激素，有学者不同意秋石为性激素，并按历史记载的方法进行实验。但是从历史文献记载其功效判断，其作用与性激素相同）。用全兔脑制作药物以催生（实际上应用了垂体后叶激素）。另外，宋代还产生了世界上最早的法医学著作——《洗冤集录》。

元代，在骨伤科和外科方面，我国发明了脊椎骨折的悬吊复位法和外科缝合用的缝合曲针。

四、明代至清代

明代，我国发明了预防天花的人痘接种术。据传，在我国宋代就有峨眉山"神人"给丞相王旦的儿子种痘，但是缺少确实可靠的材料。可靠的材料表明，最迟在明代隆庆年间（1567～1572），在安徽太平县就开始种痘，并逐渐推广到全国。这是十分重要的科学发明，对人类的健康是贡献极大的。后来，人痘接种流传到国外。1798 年，英国的琴纳才发表了牛痘接种成功的报告。

明代末期，有《白猿经》一书，记载了能提炼出纯白结晶的乌头碱，这是清代赵学敏在《本草纲目拾遗》中载录的。其实，提取乌头碱的记载早在宋代的《日华子诸家本草》

中就有了，当时的名称为"射网膏"，乌头碱的含量很高。这大概是世界上最早提取生物碱的记载了。

从以上中医学的历史成就中，我们可以发现，中医学确实是一个伟大的宝库，其中包含的科学奥秘几乎是无穷无尽的，等待我们去发掘的内容也是极其丰富的。在这一伟大的宝库中，我们揭示明白的内容仅仅是极少的一部分。随着科学技术的不断进步，我们会从中获得更有意义和更有价值的矿藏。

第三节　中医学的学术特点

中医学具有完整的理、法、方、药学术体系，这一体系与西方医学相比，具有鲜明的差别，这说明中医学术体系具有自身独到的特点。我们只有认识了这一特点的本质，才能更准确地理解、把握和应用这一学术体系。那么，这一学术体系的本质特点是什么呢？任何一门成熟的学术，尤其是已成体系的学术，都有它的观念系统、理论系统和技术操作系统。中医学既然具有完整的学术体系，就不能不具备这三个系统。而既然具备了观念、理论和技术操作系统，那么它的特色本质就必然在这些系统中存在，并要在这三个系统中表现出来。

一、中医学的观念系统及其特点

一门学术的观念系统，是指处于这一学术深层的、具有程式设计意义、而表现在理论系统和技术系统之中并对其起支配作用的思想性内容。它有韧性持久、作用广泛和深刻且不易改变的性质。

中医学体系中具有这种意义和作用性质的观念有哪些？这些观念内容又有什么特点呢？

（一）超越结构的整体观念

整体观念确实是中医学的重要观念性内容，它指的是，中医学是把人体视作一个不可分割的整体，因此，疾病的发生和诊断治疗都必须从整体着眼，从整体入手。

中医学的整体观念不仅把人体自身看作是一个有机的整体，而且也把人与自然、身与心、人与社会等各种因素统一联系起来。所以在分析、认识人的生命现象和诊治疾病时，往往要从这种广泛的相互作用关系中去把握。

值得强调的是，仅仅认识到了中医学的这一整体观念的内容是不够的，还必须要认识到这一整体观念的独到特点。那么，中医学的整体观念具有什么样的独到特点呢？

第一，这一整体观念认为万物连同人自身都是由一元之气化生的，这一整体超越了结构，因此，认识整体不太考虑局部，也不必探究结构。由此我们可以体会到，为什么学习中医学的理论可以不必需要解剖学为基础。

第二，气的运动变化是连续而非间断的。这样一种连续的气化运动整体，从过程而言，不能截取任何一段加以个别认识，个别片断完全服从于整体，不能独立存在。所以不论认识生理现象还是认识病理现象，都只能从这一整体的全过程出发，不能通过其片断的认识连接实现整体认识。

第三，气作为万物始基，它是无限的，充塞宇宙的。因为它是无限的，所以无法选取有限的内容加以认识。因此，要认识人的生命和疾病，都要考虑各种内外联系。否则，某种生命和疾病现象，它的原因和本质就难以得到彻底的说明。正由于此，中医学对任何一个生命和疾病现象的认识，都要从整体的内外无限性给以说明。

（二）顺应天地的自然观念

崇尚自然，顺应自然，最后达到天人合一，这是中医学始终贯彻的思想。它的主要内容有两个方面：其一是强调与自然的统一和谐，其二是强调自然而然的状态，不主张施以人为的干扰。这一自然观念的特点和作用结果也有二个方面：

第一，与自然的和谐统一是以顺应自然为前提的。中医学认为，人生存于自然环境中，自然环境对人具有绝对的制约性。因此人必须顺应自然，顺应自然的做法则是顺自然之道，循自然之理，用自然之物，尽自然之力，全自然之功。中医学的运气学说，子午流注针法就是顺应自然的理论和技术；而应用自然药物，应用夹板固定骨折脱位则是顺应自然的药物和器材；而四时养生，尽其天年也不过是顺应自然的标准结果。这里，积极的思想是按自然规律办事，消极的意识则是压抑了对自然改造的要求。

第二，顺应自然以达到天人合一及天人同构目标。人是自然的产物，因此人必须顺应自然，顺应自然的最高目标则是与自然同一。中医学在这里有明确的表达："气交之分，人气从之"。不仅如此，在模式上，人也必须与自然一致，最后达到"人身一小天地"，"人身一小宇宙"的标准。"天圆地方，人头圆足方以应之；天有日月，人有两目；地有九州，人有九窍；天有风雨，人有喜怒；天有雷电，人有声音；天有四时，人有四肢；……天有冬夏，人有寒热；……地有十二经水，人有十二经脉……"。这里，值得肯定的是突出了人与自然相互联系并具有共性的思想。然而，它忽视或淡化了研究对象的特殊性，而对特殊性缺少足够的认识，就不利于弄清和解决特殊性问题。

（三）临证价值的实用观念

中医学从开始到现在，都一直贯彻着临证实用的思想原则。从对医学的传统定义中我们可以意会到这一点。如传统的医家都这样表述："医乃仁术"，"医者，除疾疢保性命之术也"。这里都注重了医学的实用功能。

中医学的实用观念是表现在多方面的。

第一，中医学历史上，只有临证的名医名垂史册，而少有那些研究纯粹生理、病理、病因、药理等学问的学者。为什么会出现这样的局面呢？原因就是这些纯学问研究不能解决临证需要，不能直接治病，所以不受提倡和重视。

第二，在中医学发展的历史上，没有分化出独立的生理、病理、病因、药理等基础研究学科。中医学的理论都是切近临证问题的，都是和临证直接相关的。病因学和生理学一旦与临证分离，就会变得毫无意义。

第三，在中医学发展历史上，医与药一直合一，从未独立出纯粹的药学。按一般原则，药虽为治病而设，但是应该可以独立研究，它有独立的研究对象。然而在中医学传统体系中，不懂医者则无法研究药学。历史上的任何一本药学著作，几乎都是临证医生写出来的。

为什么会如此呢？原因在于传统的药学理论与传统医理是完全合一的，不针对临床病证，就无法建立药物的性味、归经、功能、主治等理论概念。

第四，在中医学的发展历史上，所有的医药著作，论述的都是临证问题，或是与临证相关的问题。《黄帝内经》和《难经》似乎是理论著作，然而充满其中的内容都是如何认识疾病的。《诸病源候论》有论无方，并由此遭到谤议。但是其论述的都是病证，并不是纯粹的生理、病理和药理。

强调实用性，有其积极意义。正由于此，才使中医学积累了大量的临证经验，总结出了丰富多彩的方药和非药物疗法。然而，因为缺少独立的基础研究，致使中医学对生命和疾病认识不够深入准确，对很多医药经验的科学机理没有揭示出来，至今还保持着古朴的面貌。

（四）自由灵活的直觉观念

重体悟参验，是中国认识和思维的深刻传统。在中国历史上，很多学问家大都强调内省工夫，如曾子讲"三省吾身"，道家讲究"静观玄览"，佛家强调"直指本心"和"顿悟"。各家各派都不注重思维的逻辑形式的建构，著书立说多以格言式的语言去表达，而忽略知识的逻辑体系。因此，即或认识掌握了事物真理，也从不以逻辑形式去表述。正是这一点，才形成了"只可以意会，不可以言传"，"知其然而不知其所以然"的结果。

中医学的直觉观念特征也是表现在各个方面的。如说"医者，意也"，这是主张在学习医理时要善于体悟。又说"方者，仿也"，这是主张在制方时可以由其他方剂或其他事物相似性中寻求立方依据。再如诊脉，认识到"心中易了，指下难明"。学习医理要"默而识之"，"寻思妙理"，诊断治疗要"胆欲大而心欲小，智欲圆而行欲方"。强调"运用之妙，存乎一心"。反复主张"学者，心学之也，悟者，心悟之也。心学之而心悟之，夫而后其心即上天好生之心"。"审脉，辨证，处方，全赖以意为主"。这种表述充满了直觉体悟的风习，体现了强烈浓厚的内省色彩。这里重视的是个人的悟性，而不是普遍的理性。其中不乏启迪之智慧，然而，一定的理论要有相对一致的理解。从科学对象的客观性而言，科学理论的表述要求无歧解，如不然，则难以对同一问题取得一致的认识。

直觉悟性或可有助于创新思维，但是这毕竟是个别而不循常规的，不求逻辑形式的严整系统，对认识客观对象和发展学术终究是有弊端的。

（五）人物互通的人伦观念

中国作为文明礼仪之邦，具有重视伦理的深刻久远的传统，因此伦理文化盛行。在古代中国，伦理文化不仅发达，而且渗透一切；不仅支配了人们的思想品德修养和行为习惯，而且也制约规范着人们对世界的认识探索和改造世界的态度及其方法。

人伦观念在中医学体系中具有广泛而深刻的渗透，具体表现极为丰富。

第一，以伦理喻医理。《内经》之中就有十分丰富的以伦理喻医理的论述。如将人体的十二个脏腑，按社会官职的职能赋予其生理功能。"心者，君主之官，神明出焉。肺者，相傅之官，治节出焉。肝者，将军之官，谋虑出焉。……脾胃者，仓廪之官，五味出焉。……肾者，作强之官，伎巧出焉。……"其后以伦理喻医理者代不乏论。如以君子小人分阴阳，谓"阳为君子，阴为小人"。以道德修养等同养生方法，谓"养生之道不贵求奇，……三纲五常现成规模，贫富安危且据见定"。"养生当养德，……不以计巧谋生，不以外物扰心"。甚至还有人强调"寿虽天定之数，而人之所以能延者，德也。善养生者，当以德行为主，以调养为佐，二者并行不悖，体自健而寿命自可延长"。还有以道德伦理因素说明传染病传染的，认为传染病能否传染由道德决定，明确说"染与不染，系乎人心之邪正"。

第二，以伦理喻药性。在中医学历史上第一部药学专著《神农本草经》中，就直接以汉儒董仲舒提出的人性三品学说对中药进行分类，这就是中医学史上的第一个中药分类法。它把全部药物（365 种）分为上、中、下三品。上品为养生补虚，中品可补虚也可治病，下品均为猛烈有毒药物。《本草经》之后，以伦理喻药性，借伦理原则影响用药原则的现象更加浓厚。如明代温补学派以阳热主生，阴寒主杀，所以便主张温补，痛戒寒凉，以此体现上天好生之德。

第三，以伦理喻组方原则。一个处方往往由多种药物组成，各个药物之间的关系是什么呢？中医学把社会政治伦理的君、臣、佐、使关系借用来比喻药物关系，从而组成一个方剂。

第四，以伦理喻治法。中医治病讲究攻补治法。对虚弱病人要用补益的方法和药物，而对一些病情反应激烈的病人，主张用攻邪的方法和方药。这在原则上是不错的。然而，由于中国传统伦理的影响，很多医家对攻与补的价值评价出现了偏倾。认为"攻之一字，仁人深恶"，攻法治病，只算善战者，而补法治病，乃是善善者。并借用孟子的话贬斥用攻法治病者，谓"善战者服上刑"。正由于这种伦理作用，中医历史上，补药广为流传和使用，而攻病之方药则流传使用不广。至于外科手术疗法，因不合伦理精神，所以就逐渐萎缩了。

第五，以伦理强化医德。中医历史上历来强调医德修养，曾流传许多医德名篇。如《大医精诚》、《医家五戒十要》等。对医学的定义就已充分反映了对医德的要求，"医乃仁术"这一定义隐含了对医生的道德要求。历代医家授徒，都十分重视品德培养，在品德标准方面都有严格的要求。

值得提出的是，中医学的伦理观念并不只是外在地影响医生的道德修养，而且也内在地渗透在中医学体系建构过程中。中医学认识目标的设定、认识对象的选择、认识方法的应用、对象意义的理解等，都有伦理的约定限制。可以说，中医学体系的特殊性，在相当程度上是受其伦理观念模塑的。

（六）重视传统的法古观念

厚古薄今，崇古抑新在中医学中具有突出的表现。实际上，直到今天我们还要以古代经典医籍原封不动地作为现实教材，就已经说明了这种法古观念的表现和作用。我们今天学习的主要医学原理、诊断治疗方法、药物、方剂等内容，与古代有多少不同呢？正由于古今差异不多，所以才说我们在继承一门历史遗产。

法古观念是影响中医学发展的最重要的观念因素之一，打开任何一部中医药书籍，几乎都有对古籍经典的征引。一般的医药著作，在基本内容和学术精神方面，很少能超出前人的范围。其法古观念最突出的表现有如下几方面：

第一，论述医药理论必引经据典。这是延续整个历史过程的传统，直到今天，只要是论述中医学的著述，几乎必须引证几条经典医籍的原文，或是引述几段前人的观点，这方面的实例是不胜枚举的。从文献被征引率而言，怕是任何文献都不如中医学古籍。

第二，注释古医籍为重要治学方式。反复注释古代经典医药书籍是中医学领域的一大文化景观，从南北朝开始，直到今天，注释经典，甚至注释同一经典医籍，不但从未完结，而且出现日益繁盛之势。即愈到后代，注释者愈多。经典都是前人所著，为什么会把研究的注意力都引向过去的著作，而不是集中到现实问题上来呢？是因为现实的问题在古籍里都有答案呢，还是离开了古籍现实问题就没有解决办法呢？这绝不是客观需要单方面决定的，法古观念的深刻影响似乎应是更重要的原因。

第三，崇圣尊贤是法古观念的精神内容。引经据典也好，注释经典也好，其内在精神都是认为古人或古圣贤写下的著作包容了无限的内容，足以为万世垂法立极，后人只需用心学习研究他们留下的书就足够了。

第四，假经说法是陈述自我思想的方式。事实上，古人并没有穷尽医理药性，很多现实问题古籍里并没有现成的答案，所以每一代人都要面对新问题。然而由于法古观念的限制，后人往往在阐述自己新思想内容时不得不假借注经的形式。如此，在对古代经典中界定说明不清的命题进行解说时，就加进了自己的新认识。陈述新思想，研究新问题，却要以古代命题的形式展开，而不能直接表达出来，足以证明法古观念对中医学的历史作用。

二、中医学的理论系统及其特点

中医学的理论系统是中医学术体系的核心内容，它以独到的表达方式反映和描述生理、病理、病因、病机、诊断、治疗以及药理现象及规律。其主要内容有阴阳五行学说，脏腑经络学说、气血津液与精神学说、病因病机学说，以及预防养生和治则、方药学说等。值得强调的是，中医学理论系统的这些基本内容，在反映对象及其规律时，不论基本概念还是基本原理，都表现出了鲜明的特殊性。

（一）超越实证的形态结构

这是中医学理论系统最突出的特点。理解中医学基本理论，不能追究表达内容的形态结构方面的实证依据。不论阴阳五行，脏腑经络，精、气、血、津、液，还是病因病机，气味归经，君臣佐使，抑或是扶正祛邪，调整阴阳等，它所表达的功能意义，都很难从实证性的形态结构方面找到说明的依据。阴阳五行，原本属于普遍的哲学范畴，其内涵不可能限定在医药学的特殊对象中。脏腑，虽从名称上有对应的器官，然而中医学所赋予脏腑的机能意义，却与实际的器官相距甚远。至于经络，纯然是中医学特有的概念。气，是中医学最重要的生命物质概念，具有无限的转换变化能力，可以用来说明各种现象。可是它却是无形无象的，虽然无处不在，却不能给以实证性的揭示和测量。血与津液，虽有实物所指，但是其功能意义却难以准确定位在实物之上。至于精，虽作用至关重要，却也不可确定在某一具体存在物上。病因学中的六淫，虽然在理论说明上有其实指之物，可是对这些实指之物却不能进行医学意义的实证研究。而药物学中的气味归经、方剂学中的君臣佐使，其理论意义都很难找到确切无误的物质性证明。至于扶正祛邪、调整阴阳等治则更是属于思维把握的原则，是找不到实验室里能够给予测证的物质内容的。

历史上，从远古到晚清，中医学关于形态解剖的描述，不乏记载。然而由于历史文化的复杂原因，中医学的理论系统，却超出了形态解剖的限制，走上了另一种认识方向，概括总结出了另一种类型的机能理论。由是，便必然地给中医学理论带来了实证研究的困难。这是医学史上重大的科技文化之谜，直到现在仍困惑着中国医学界。

（二）生理与病理有机合一

在中医学的理论系统中，不主张区分独立的生理学和病理学。其基本理论中，不论是阴阳五行学说，还是脏腑经络学说，抑或气、血、津、液、精学说，既用以说明生理现象，又用以说明病理现象。可以说，它既是中医的生理学，又同时是中医的病理学。与西方医学相比较，其独到特点是极为鲜明的。对西方医学体系而言，必须首先研究生理，才能研究病理，在不了解生理的情况下，病理是无法研究的。

一方面，中医学理论系统中，生理学不脱离病理而独立存在，因而也很难对中医学的生理问题进行独立研究。

另一方面，中医学的生理似乎是为了说明病理而存在的。一切脏腑经络，气、血、津、液、精等生命器官和生命物质，只有它们的功能不正常时，它们的正常功能才能显示出意义。人们习惯体会出，中医学的生理是从病理现象反向推导出来的，这很符合中医学实际。

（三）病因依病证性质而确定

中医学为了说明疾病的发生和表现，也有系统完整的病因学。但是，中医学所述的病因与西医有极大的区别。对西医而言，各种病因，尤其是外在的物质性病因，不论物理的、化学的、还是生物学的各种因素，它们都是独立而客观存在的，不论它们导致疾病与否，都可以对其进行独立研究，分析其结构，测验其作用等。然而，对中医学而言，无法如此研究病因，尤其是"外感六淫"之邪，不论风、寒、暑、湿、燥、火，如果离开了病证，独立研究其客观存在的物质性因素，就失去了医学意义。风、寒、暑、湿、燥、火都确实客观存在着，但是如果脱离了病人，这种客观存在就已基本与医学无关了，研究结果也不再属于医学范畴。

为什么如此，就是因为中医学的病因是审证之后，依其病象借助传统的取类比象方法概括出来的。一个寒证病人，并不一定真正受到了寒冷刺激，一个风证病人，也绝不是单纯的风吹所能导致的，而只是因为有寒象和风象。复杂的生物学乃至社会心理过程的结果，不可以简单地还原于物理因素的作用结果。反过来，真正地受到了风吹、雨淋等刺激，反而不一定会出现风证、寒证，也可能出现热证或其他病证。

正因为中医学的病因并不是简单的外部存在因素，而是包含了特殊的内涵，所以中医学的病因，其致病作用与西医学的病因大不一样。对西医学而言，物质性的病因，不论是物理的、化学的，或是生物的，都不会因某种体内原因而互相转化。如病毒不会因治疗无效而变成细菌，细菌也不会无端地变成原虫，如此等等。而中医学则不然，感受寒邪，郁久可以化热，而热盛又可以生风，风胜则可化燥，燥又可伤阴。而化热、生风、化燥、伤阴后，初始的寒邪致病对治疗而言就已失去了意义，用药便不可以再针对原初的寒邪。中医病因学的特殊性由此可以体现出来，它主要应是通过临床征象按传统的取类比象反推出来的，与客观自然存在的风寒暑湿等因素不一定存在实证的联系。

（四）发散开放的智慧启发性

在中医学领域，不懂中医学理论，就不会应用中医学方法去诊断和治疗疾病；可是另一方面，从同一中医理论原则出发，并不能必然地得出同样的诊断结论和治疗方案。

中医学的理论不是如西医那样以实证为主建立的，而是以中国传统哲学概括临床经验得出来的，从整体而论，中医理论更富于智慧性启发引导，对于中医理论的理解和应用水平，往往要凭借非逻辑的体悟工夫，而不是靠知识性的逻辑规则。如中医学所说的"风为百病之长"、"百病皆因痰作祟"、"百病生于气也"等命题，虽都属于逻辑上的全称判断，但是事实并不如此，临床诊断治疗也不可以如此理解和操作，治风、治痰、治气显然不能对所有疾病都有效。

还有一点，就是中医学理论中，人文形式比较突出，比如药物理论中的三品分类、七情关系，方剂理论中的君、臣、佐、使学说，基本是以中国传统人际关系比喻药物关系，并不是药物之间的客观真实的物质关系，以此帮助理解是可以的，但是在药物之间是无法找到高低贵贱和臣服隶属关系的，这只是以人文形式所作的外部类比，并不是对客观对象所进行的内部揭示，二者分别属于不同领域，不可以互相替换。再如治则治法中增水行舟、逆流挽舟、提壶揭盖、培土生金、补母泻子等，亦均属外部类比的结论，可用以启发思维，帮助理解问题，激发创造性思维。可以认为中医理论是一种不受形式逻辑限制的发散式的智慧性理论，而不是逻辑严格的知识性理论。

（五）意象概念、直觉判断与类比推理

任何理论都存在其内在的思维逻辑结构，没有这一结构，任何理论都会丧失其运演功能，由此也就无法用以认识世界。中医学有完整系统的理论，并用以说明医学的各种问题。然而，透过其丰富多彩的陈述表层，就会发现其内部思维逻辑的诸多独到特点。

首先，在概念层次上，中医学的概念多属意象概念。最明显的是中医学的概念多有物象的影子作为依托，如阴阳，就与冷与热、干与湿、高与低、内与外、阴暗与明亮等物象相联系；五行则与木、火、土、金、水的形象特征相联系；而气则与风、云、雾、霭的形象相联系。中医学的诸多概念，人们都可以凭生活经验给以感悟，很复杂的医药原理，往往也可以用直观生动的生活经验给病人说明的心服口服，坚信不疑。这对西医而言则是很难做到的。

其次，在判断层次上，中医学的判断往往多是直觉判断。其判断结论并不强调充足的逻辑根据。比如：中药中有"诸花皆升"和"诸子皆降"的判断，但是却有"旋覆花独降"和"蔓荆子独升"的例外。为什么会这样呢，并不需要足够的理论逻辑依据，凭借的只是经验直觉。而像"气盛自能生血"、"血脱者益气"这种治则判断，也不需要足够的逻辑根据，事实上也不能用"气能生血"而取消补血药。这里凭借的则是思辨直觉。因为在中国的宇宙论中，气是化生万物的始基，而血则是一种具体物，当然只能由气而化生，由此"血脱益气"便有了根据。

再进一步，在推理层次上，中医学缺少从个别推出一般的归纳推理，也缺少从一般推出个别的演绎推理，支持中医学思维过程的多是"类比推理"。如从"天有五行化五气，以生水火燥湿风"，推出"人有五脏化五志，以生喜怒悲忧恐"；再从天大地小，日实月缺，推

出人体总是阳有余而阴不足；另从向阳者向生，向阳之花木先荣，推出治病就要扶阳抑阴。如此等等，都是从天地、日月与人相应相参的类比结论。类比推理只需找到事物间的相同或相似点就可以运演开来，所以在中医学中，总会出现从同一前提，凭借不同的类比对象，推出不同结论的现象。如都从天地日月与人相应相参的前提，却推出了扶阳温补与凉润滋阴两种相反的结果。这在西医学中既很少出现，也很难被人接受。

三、中医学的技术系统及其特点

中医学的技术系统是中医学得以实施诊断和治疗的操作系统，没有这一系统，中医学就只能对生命和疾病给出认识和说明，却无法进行实践的诊断和治疗。中医学具体的技术内容是极其丰富的，而有些技术的奥秘至今也未能破解。中医学的诸多"千古不传之秘"，一般都属于其技术系统的内容。总的说，中医学的主要技术内容，其一为诊断技术，其二为治疗技术。其诊断技术中又可再细分为望、闻、问、切和辨证分析等内容，而治疗技术内容则更为丰富，如配方技术、制药技术、针灸技术、按摩技术、整复固定技术等。如果对这些操作性的内容掌握应用不当，即使理论认识正确，也收不到理想的实践效果。

中医学的技术操作系统最根本的特点有哪些呢？

（一）诊疗活动的个性化

在中医学的实践过程中，其技术操作总是表现出个性化特点，不论是在诊断中还是治疗中都是如此。比如在诊断中，虽然在四诊的理论规定中都有明确的描述，但是医生能否诊查出正确的诊断意义，在很大程度上都依赖历练经验的厚薄。如神色、面色、舌质、舌苔，都是客观存在，对任何医生都是同一的，但是并不是每个医生都能看出问题。如脉象，其体状、主病都有明确说明，也不是每个医生都能触摸体悟出来。再如整复、固定，能否判断出骨折的具体情况，能否用正确的手法进行复位和正确的方法固定，都需要深厚的经验积累。至于针刺配穴、操作手法、针刺深度，也不是每个医生都能取得同样效果的。制药方法等等，也都需要个人经验作基础，绝不是每个医生对同一病人都会一样操作，更不会都取得一样效果。对这一特点，古代医家也有深切的体验，如说"医者，意也""方者，仿也"。甚至对脉诊明确指出"心中易了，指下难明"。清代张雨三在其《医樧》中说道："前贤治病，多属经验，经验属工夫，不能以传人。"清代名医徐灵胎在谈到外科用药时说过这样的体会：疮疡用药，必有家传，徒恃读书无益也。这都说明，中医学的技术多半强调个性化，而不是普遍性的技术。因此，要真正掌握实用的诊疗方法，除自身努力历练外，应重视经验丰富的个体间的技术传承。古人所说的"医不三世，不服其药"，对这种个性化的技术而言是不无道理的。

（二）技术操作的灵活性

个性化的技术，经常可以达到很高水平，也能取得出人意料的效果，但是却难以制定出精细确定的可供人们统一遵循的操作标准。比如，半个多世纪以来，在中医诊断中，我们一直追求四诊客观化，但是直到目前，尚未出现能被普遍认可和应用的操作标准。这样的实例很多，比如面色是红、是白、是黄、还是黑，舌色是淡、是绛、是红、还是紫，并不可以用比色方法确定；而脉象的浮、沉、滑、涩、弦、紧等，虽有形状描述，但并没有制定出确定的标准；煎药时规定有文火、武火的操作方法，但是没有温度和时间标准；炮制药物时有"烧灰存性"等要求，但是也没有操作的准确标准；炼制外用膏药时，有"滴水成珠"的要求，但这也不是可严格测量的标准。如此等等，虽然都有明确的要求，却不强调准确的操作标准。尤其在组方时，中医虽有因证立法、以法系方的规则，制方时也有君臣佐使的要求，但是对同一病人，不同的医生并不一定开出完全一样的处方。而对同一治法指导下的方剂，药物的种类和数量，每种药物的用量，以及随证变化时的加减，都不强调严格的标准约束，不同的医生之间，往往会出现很大差异。

在诊断中，形神色脉等因素在不同人之间是有生理差异的，正常人之间也不会完全齐同，因此，在确定病色和病脉时也就难以制定严格的正常标准作为参照，医生必须因地、因时、因人而异，所以四诊客观化研究才会出现困难。在中医学的技术操作过程中，类似情况是随处可见的，尽管几十年来人们一直追求辨证规范化、证候客观化、诊断标准化，但是直到现在似乎离此目标距离尚远，一些强行标准化的做法，其结果好像离真实情况更远。这可以鲜明标志出中医技术操作的灵活性特点。

（三）强调技术间的融通性

随实践的发展和认识的进步，科学技术内会出现不断的分化，许多原本混在一起的内容，也会根据对象内容和方法目的的区别而分化开来，各自走上独立发展的道路，最终形成各自独立的不同技术。

但是在中医学体系中，却强调融通，而不是分化，其表现是有多方面事实根据的。

从总体而言，医、药、护是属不同科技内容的，对西医而言，医、药、护之间很早就已各自独立发展，各自都需要不同的专业人员去承担工作内容。然而，对中医学体系而言，几十年来从未出现这样的分化，一直呈现医、药、护一体化状态。医生不但承担诊疗任务，同时也兼任护理及其指导工作。尤其是药物问题，对西医而言，这是一门独立的学术，一般很难由医生兼任，医生只是使用药物者。然而对中医学而言，中药一直离不开中医，中医不但负责用药，而且还负责采药、炮制、配方，甚至还要栽培种植。在中医学历史上，差不多每部药书都是由医生编著的，医学家往往同时也是药学家，很少有知医不知药或知药不知医者。

再有，在医药器械方面，也强调共用，专门性的器械不多。比如所用的火罐，煎药的药壶、药罐，固定骨折的夹板、裹帘，都可以用日常生活用品替代，即便是针刺用的九针，与日常用的刀针也区别不显著。

另外，在诊疗方法方面，除针灸、按摩、骨科整复固定、外科割除等方法之外，四诊方法基本一样，很少有各科的不同诊断指标。在用药方面，因统一的辨证论治，内服药物也很少有各科单独使用的特殊药物，均按照同样的阴阳、表里、寒热、虚实证候遣方用药，某科某病专用、而他科他病不能用的药物并不多见，这与西医不同科系有不同检查方法、不同器械、不同的用药等情况也存在鲜明的对比。这种技术的融通性，可能与中医强调整体观念相关，因为整体观更强调共性，在天人合一、天人同构观念支配下，特殊性的意义是突现不出来的。

（四）技术的自由变通性

中医学既有完整系统的理论，也有内容丰富的操作技术，按照近现代科技的一般规律，理论与技术的联系是十分紧密的，任何理论都应该、也可能以某种方式物化为某种技术，任何技术也必有其理论依据。

中医学的理论和技术之间，在相当程度上则表现出一种相当自由的关系。二者不是毫不相关，但是这种相关性是弥漫而松散的，强调灵活变通而不是严格的一一对应。理论对技术的指导多呈现一般的原则性，其作用是启发性大于规范性；而技术对理论的需要也不是那种契合的依赖，而多表现出一种对技术的解释和说明。

在多数情况下，中医学的实用技术多是实践需要激发下产生和发明的，产生和发明之前，并没有明确的理论作指导，也不是根据理论原理进行设计作出的。而在技术成功应用之后，也只是对其进行固有理论的说明和解释，并没有对技术的本质进行另外的理论研究。比如，多数有效方剂，并不是在确定的理论约束下创制的，也不能从某种理论前提必然地演绎推导出来。再比如，像辛温解表、温阳利水等治法，并不能必然地推导出某一固定方剂，这样治法，不能从理论原则出发，给出严格的药物种类、数量及用量等的准则。某种治法究竟由哪些药物组成，这些药物都应该用多大的药量，超出了这一标准便不属于此治法，从理论上是给不出这样的规范和约束的。

还有，辨证论治过程中，对某一病人，虽然同一病人的表现是客观同一的，但是不同的医生却可以用不同的辨证方法进行辨证，从而得出不同的辨证结论；即便对同一辨证结论，不同医生也难以给出完全一样的处方；即便同一处方，药物用量也会有很大差异。这一切差异，都不能从理论上给出事先设计。

（五）技术不依赖构造性认识

中医学的技术内容，没有构造性理论作为依据，所以技术也不需要给出构造性证明。中医学所描述的是一个由一气化生的整体，这一有机整体是不能分割分解的。所以，中医学不是从结构角度去认识把握人体，由此决定了中医学的技术在对人体施加影响时，也就不依对象的结构秩序去操作。基于此，中医学实践中的技术操作内容，举凡望颜色、察脉象、煎煮药物、炮制药物、配制方剂等，才会表现出个体间的差异。中医学不强调解剖，不发展外科手术技术，整骨强调手摸心会等，都与不依构造性认识密切相关。

另一方面，由于不以构造性认识为基础，中医学对疾病的认识，只进行整体辨证，这就出现了这样的现象：不同疾病的同一证候用同一方药能否获得一样疗效？某种病证究竟要求多少种方药治疗？某种方药又究竟能适用于多少病证的治疗？这些问题都不能给出硬性的规定。正由于此，在诊断中，中医学多有确定证候的定性指标，却少有病证的定量指标，尤其少有特异性指标。同样的证候，疾病的局部损伤尽管严重，却一定要依据整体的伴随表现才能给出证候性质的确认。

近现代科技活动，都要经过受控实验，以求找出变量之间的关系，排除偶然因素造成的误差，揭示出本质和规律。这样的技术才能成为社会化的技术，不再是个人私密，也才能够广泛重复，被共同应用。相比之下，由于缺少受控实验过程，未经过受控实验环节，中医学才会有无法估计的宝贵经验淹没民间，未能转化为社会普遍应用的技术资源，以至于中医历史上才形成了"知其然而不知其所以然"、"医学心悟"、"医法心传"、"只可意会不可言传"、"千古不传之秘"的相当普遍的共识。究其实质，这种状态特点正是非受控实验技术所必然带有的。

　　当然，中医学术体系的具体特点是极为丰富而复杂的。这些技术的本质在未得到准确揭示时，就只能呈现出个性化的特点。应该承认，这种技术的实用价值是十分可贵的，也必然包含了重要的科学原理，然而其科学内涵的显现也必然是一个复杂的过程。

第一章

医药的起源

（远古～公元前 21 世纪）

中国是世界上发现早期人类化石和文化的重要地区之一。考古发掘研究证明，早在 170 万年前，我们的祖先就已劳动、生息、繁衍在这片广阔的土地上。在漫长的岁月中，他们在认识自然、改造自然的实践中，创造了远古文化，创造了人类的文明。

原始群是人类最早的社会组织形式，是原始社会的低级阶级。这一时期，人类按其体质形态进化的程度，分为"猿人"和"古人"两个阶段。

这一时期的人类除了能够使用天然火外，还逐渐形成了语言。语言是适应劳动和生活的需要而产生，同时对人与人之间的交流沟通和原始人思维的发展起了很大促进作用。

距今 20 万年至 5 万年前的"古人"阶段，是原始群到氏族公社的过渡时期。这一时期的人类，已经根据不同的用途制作出不同类型的石器工具，并受打制石器中摩擦生热的启发，发明了人工取火。

距今约 2 万年前，人类社会进入母系氏族公社时期。母系氏族公社是继原始群之后形成的以血缘为纽带的人类共同体。这一时期，妇女在公社中居于支配地位，血缘群婚与知母不知父是其婚姻家庭形态新具有的两个最基本的特点，人类的体质形态进化到"新人"阶段。

母系氏族在新时期，人们已掌握了钻孔、磨制、刮挖等修制石器的方法，做出了不同类型的砍伐器、尖状器和刮削器等生产工具。山顶洞人遗址中，有制作精细的穿孔骨针出土，表明人们已能用兽皮缝制衣服。弓箭的出现，标志着古人已能将长兵器用于狩猎中，是人类征服自然的一大进步。

距今 7000～5000 年左右，母系氏族公社进入繁荣时期，人类逐渐增多，其活动范围不断扩大，原始畜牧业与原始农业已经出现，制陶、纺织、编织、木工等原始手工业也随之出现，人们已普遍建筑了房屋，过着安居的生活。

距今约 5000 年左右，众多的氏族部落，先后进入父系公社时期。社会经济方面，原始农业和畜牧业取代了采集与狩猎而成为主要的经济形式。手工业发展为独立的生产部门，制陶技术的改进和冶铜业的出现，是其突出成就。婚姻形态从族外群婚逐步发展为相对固定的对偶婚，男子由于经济生活中取代妇女而占有重要地位及对偶婚的出现，使其在氏族公社中占有支配地位，形成了世系按父系计算，财产按父系继承的父权制家庭。

原始社会末期，社会生产力发展到一个新阶段，劳动产品有了剩余，成为私有制产生的物质基础。同时以直接交换为目的的商品生产的出现，又推动了社会分工和私有制的发展，最终导致原始社会的消亡和阶级社会的产生，人类历史进入阶级社会。

第一节　考古与神话传说

原始社会是人类脱离动物的初始阶段，也是人类共同经历过的童年时期。由于年代的久远，更无文字的记载，对原始人的生产生活情形，我们难以给予确切地论述。所幸的是，众多的考古发掘研究成果及古籍中记载的远古时代的神话传说，跨越时空，从不同方面再现了我们的先民探索、征服大自然所走过的艰苦历程。

一、考古发现

迄今为止，我国发现的最早的古人类化石为云南元谋盆地出土的人类牙齿和上肢骨化石。距今 170 万年，同一文化遗址中发现的动物骨骼化石及黑色炭屑状物质，证明元谋人不仅会制作工具，而且已学会用火和保存火种。在蓝田猿人、北京猿人、和县猿人遗址中，皆有经敲击打制的简陋石器出土，反映了旧石器早期人类制作使用工具的情形。

已发现的距今一二十万年前旧石器中期人类遗址有陕西大荔人、广东马坝人、湖北长阳人及山西丁村人等，其出土的石器有三棱器、尖状器、多边圆型刮削器等。河套人、广东柳江人、北京山顶洞人遗址中发现的穿孔骨针、加工过的兽牙、海蚶壳、鱼骨等，表明人们已初步掌握了磨、钻、挖、穿孔等技术，属考古学的旧石器晚期。

距今 8000 ～ 5000 年前，人类遗址已遍及全国各地，长江流域的河姆渡遗址和黄河流域的半坡村遗址是其典型代表。河姆渡遗址中出土了骨耜和成堆的稻谷、彩陶、纺织用的木机件。半坡村遗址则是半地穴式的房屋建筑形式，周围还有多个储藏物品的窖穴和豢养家畜的圈栏，这一时期相当于传说中的伏羲和神农时代。

距今 5000 ～ 4000 年的山东大汶口遗址中，出土的陶器，有黑陶和白陶两种，乌黑光亮的黑陶和胎薄质硬、色泽明丽的蛋壳陶，反映了制陶工艺的显著进步。

远古人民在与疾病斗争的实践中，逐渐学会应用石制或骨制工具在身体上实施治疗，这便是砭石。现已出土的砭石其形状有多种。1963 年内蒙古多伦旗头道洼新石器时代遗址中出土了一枚经过加工磨制的尖状石器，一端有锋，呈四棱锥形，另一端扁平有孤刃。山东日照两城镇龙山文化遗址中出土的两件锥形砭石，一为灰色鑱石，器身为圆柱体，一端为三棱锥体，一端为圆锥体；另一种为绿色鑱石，器身亦为圆柱体，尖端为三棱锥体，长而锐利。这些砭石既可浅刺身体各部位，又可割治痈疡，甚至还曾用来实施某些外科手术，近年来考古发现的做过穿颅术的头骨便是佐证。

1995 年山东广饶傅家大汶口文化遗址出土了一具距今 5000 年人类骨骼，其颅骨右侧顶骨有一 31mm×25mm 的圆洞，周围有明显的刮削痕迹和骨组织修复迹象，经专家考证，该男子曾做过成功的开颅手术，术后至少存活两年以上。同墓葬还出土有钻孔的石斧、骨制的梳子和带针鼻的骨针，据此专家分析，当时已有超过颅骨硬度的刮削刻凿工具和缝合条件。这是我国目前新发现的开颅手术成功的实例。另外，在青海民和、大通，河南安阳和黑龙江泰来等地出土的人类头骨上，也显示了比较清晰的手术迹象。如青海民和县阳山出土的距今

4000 年前的头骨上，有一凿开的钝三角形大孔，从开孔的创缘生出骨刺及"晕圈"状刮削面已显模糊来看，术后病人依然存活了一段时间。

二、神话与传说

神话是在原始人类有了一定的劳动生产能力，思维能力和语言表达能力的基础上产生的。人们由对大自然的无知、恐惧到敬畏崇拜，于是萌发了神的观念，有神就有讲述神活动的故事，这便是神话。

随着生产力的提高，人类有了多种发明创造，人们往往将这些分别附会在一些历史人物身上，于是原始神话的神与部落英雄的事迹相互混合，为人们广泛传颂，出现了历史的传说化和神话的历史化。因而，最初的传说与神话一样古老，且两者经常混同，故统称为上古神话传说。

远古先民从蒙昧无知到企图通过神灵的帮助去认识世界是一大进步，凡是人们想达到而没有能力达到的便企图借助想像去实现。透过荒诞离奇、神迷鬼怪的表象，神话折射出远古人类认识自然、征服自然的愿望。因此，神话是原始思维的产物，是原始社会生活的曲折反映，包含了原始社会科学思想的内涵。同时，从某种意义上说，后世的诸如宇宙整体说、阴阳说、元气说、天人相应说等思路又无不滥觞于远古神话传说。

远古神话传说，以其虚构的色彩、想像的魅力，构成了一个人神相依、人神相通、神为人形的神秘世界，我们正是通过这个五色绚丽的神界，去窥视那逝去久远的远古社会。

"遂古之初，谁传道之？上下未形，何由考之？冥昭瞢闇，谁能极之？"（屈原《天问》）面对这一极大又极难解释的问题，上古人民以其丰富的想像力，创出了盘古开天辟地的神话。

传说最初天地混沌未开，像一个鸡蛋，盘古就生在其中。经过 18000 年，天地分开，阳清之物上升为天，阴浊之物下沉为地，盘古在其间"一日九变"，最后长成一个无限高大的顶天立地的人。到他死的时候，呼吸化成了风云，声音化成了雷霆，左眼化为太阳，右眼化为月亮，头颅和四肢化成了五岳，血液化为江河，肌肉化为田地，皮毛化为草木，身上的虫子则化成了人类。

原始初民根据直感与推测，去探索人类自身的起源。于是，由女神造人，到男女神结合造人，人类起源便成为创世神话的基本主题。

传说女娲是人面蛇身的女神，在开天辟地没有人类之初，她用一团团黄泥捏成人，后来加快进度，她便拿了一根绳子伸入泥土中，蘸满泥浆在空中挥舞，星星点点的泥浆洒在地上变成人，很快大地上布满人类的踪迹。显然女娲的人首蛇身形体及造人的材料黄土，是母系氏族公社时期人们图腾崇拜与土地崇拜意识的反映。而伏羲女娲的人类再生说，则是上古时代血缘婚姻状况的折射。

传说太古混沌初开之际，有伏羲、女娲住在昆仑山上，那时天下还没有人类，他们欲结为夫妻，又觉得羞耻，便登山顶祷告上天：天若要我们俩人结合，那就让烧柴的两股烟合拢，否则就让烟散开。于是烟合拢了，两人便成了婚。这则传说证明人类确曾经历过血缘群婚的阶段，故其中之所以以一对兄妹的婚配出现，无非是对同辈互婚的一种象征或概括。

正因为远古先民的这种婚姻状态，故母系氏族社会给我们留下了许多"圣人无父，感天而生"的传说。

原始社会中，随着生产力的提高，出现了多种发明创造，体现了上古人民的智慧和才能。这些往往被附会在多时期的历史人物身上，创世英雄神的传说便由此而生。

用火是远古人类最伟大的发明。传说上古时燧明国有棵大树，名遂，盘根错节，占地万顷。有圣人漫游到此在树下休息，看到有鸟啄树，发出火光，圣人受到启发，也用树枝钻木取火，此人便被叫做"燧人氏"。另一说上古时期南方有一火神祝融，人面兽身骑着两条龙，能显现天地之光明。由于灶是用来烧火做饭的，古代灶神亦是火神。传说中炎帝、黄帝都当过灶神，炎帝的"炎"即火，亦被称为"火师"，意为火的掌握使用者。

我国古代社会以农为本，关于农神的神话很多，并多与医神联系在一起。传说神农炎帝居于姜水（今陕西岐山一带），牛首人身。神农见大家吃兽肉饮生水，难以长久维持，便到处寻找可以果腹的植物，有时一日便中很多次毒，他的精神感动了上天，得到神灵的帮助，天降种子，供他种植。神农还制造耜具，教给人们按时令下种。正是在找谷种的过程中，神农中毒又解毒，从而发现了草木的药性。他还用红褐色的鞭子鞭打百草，尽知其平毒寒温之性味，教给人们认识了植物药。后更有传说神农中毒多次，幸亏事先备好茶来解毒，最后他尝到断肠草，刚一咽下肠子便寸寸断了，来不及喝茶解救而死。这一传说更突出了神农发现药物的艰险及人们对其献身精神的敬仰。

上古时代，瘟疫曾是对人类生存最大的威胁之一。人们把其原因归咎于妖魔鬼怪作祟，并企图借助超自然的力量去抗击疫鬼的侵袭，逐疫神话表达了人们的这一愿望。传说的伯强是最可恶的疫鬼，所到之处无不伤人。颛顼氏的三个儿子死后也都当了疫鬼，所以人们请来方相之类的神将加以驱逐。方相，手掌长着熊一样的皮，四只眼睛发出金光，穿着黑色上衣，红色裙子，手拿大斧，并用桃弓棘箭，像飞石骤雨百发百中。方相还举着火把，流星般飞驰，把疫鬼逐往四方边远之地。于是，阴阳之气交相融合，万物健壮生长。方相逐疫的神话影响深远，至奴隶社会时期，民间形成的每年大傩逐疫的习俗便是逐疫神话在现实中的体现。

黄帝，上古神话传说中最著名的英雄神。据史书记载，黄帝生长于姬水之滨，以姬为姓。传说他是大地之神女儿附宝所生，自幼聪慧过人。其身体似黄龙，长了四张面孔，能驭百神，役禽兽，主司风雨雷电。他能使阴气和阳气相互交感，震动为雷，激荡为电，交和为雨，发怒为风，乱而为雾，凝结为霜，分散为露，聚拢为云，升腾为虹、霓。黄帝作为神话形象，奇异荒诞，有超自然、超人的本领，传说中的一切发明，更是集中在黄帝和他的臣子们身上，如创造宫室舟车、衣服、冠冕、陶器、发明文字、律吕、算数、调历、音乐等。特别是黄帝作为医药之神，整理了神农所尝试过的百草性味及治病经验，与其臣子讨论医学理论，创制医经，成为医学始祖。

传说黄帝之臣俞跗，有高超的医术，能"割皮解肌，抉脉结筋"，实施外科手术，他的医道，可谓妙手回春，能使出丧的车子往回走，使准备埋葬的死人起死回生。

岐伯，相传亦为黄帝之臣，又是黄帝的太医，奉黄帝之命尝味各种草木，典主医药。他还与雷公研讨经脉。《黄帝内经》即黄帝与岐伯讨论医理而作。相传岐伯曾乘由12头白鹿拉的绛云车，遨游东海中的蓬莱仙山，奉黄帝之命向仙人求不死之药，十分浪漫。

神话，包含着远古先民信仰的内核，寄托着先民们对宇宙奥秘的认识理解和对自己命运的执着追求，透过神话，使我们看到了一部神异的上古社会发展史。

第二节　卫生保健

有了人类，就有了卫生保健活动。人类为了生存下来，就要采取一些保护自己的措施，这便是人类最基本的卫生保健活动。

一、居处

早期的人类刚从动物中分化出来，为保护自身躲避风雨及野兽之害，构木为巢，栖身于树上，即传说中的"有巢氏"时代。后来由于大自然的变迁，气温下降，巢居难以御寒，人类开始迁居天然山洞，过着"冬居营窟，夏居橧巢"的生活。考古发现的北京周口店龙骨山洞穴、广东韶关马坝乡狮子山洞穴、湖北长阳赵家堰洞穴等，都是原始人类穴居过的遗址。

在天然山洞中居住，初步改善了人们的生活环境，但"穴而处，下润湿伤民"（《墨子·辞过》），"未有宫室，则与禽兽同域"（《新语·道基》），仍严重威胁着人们的生存与健康。随着生产力的提高，距今40000～50000年前，人们开始发明建造一种半地穴式的房屋，如《淮南子·氾论训》所述，"筑土构木，以为宫室，上栋下宇，以蔽风雨，以避寒暑，而百姓安之"。后经不断改进，建立起了完全的地面屋舍，这种房屋"高足以辟润湿，边足以围风寒，上足以待雪霜雨露"（《墨子·辞过》）。由于南北方地理环境、气候及建筑材料的不同，北方多为半地穴式建筑形式，以西安半坡村遗址为代表，室内地面土质干燥，有取暖防潮、烧煮食物的灶坑，透光通风的天窗。而南方湿热的沼泽地带，则是将居住面架设在木桩上的干栏式房屋，考古发掘的河姆渡遗址便是这种建筑形式。现代我国云南及东南亚等地区还可见到这种高脚木舍。

原始人从巢居、穴居到建筑房屋居住，生活安定下来，既可防御野兽侵害、又可避风雪严寒，对其身体发育是有益的。

二、衣着

原始人曾经历了相当长时期的裸身生活。后来由于气候的变化，为了御寒，将树皮或兽皮覆盖在身上。《礼记·礼运》中记有"昔者先王……未有麻丝，衣其羽皮。"《白虎通·号》也有"太古之时……衣皮韦，能覆前而不能覆后"的记载，表明这一时期人类已由裸身进而为半裸身。

考古发掘出的山顶洞人遗址中的钻孔骨针，表明这一时期的人类已能用兽皮缝制衣服，尽管简陋，却是人类最早的真正意义上的服装，比披兽皮、树皮要保暖便利多了。

进入原始农业经济时期，人们开始用野麻作材料编织出来平纹麻布缝制衣服，《淮南子·氾论训》中所述黄帝时代衣裳"缘麻索缕，手经指挂，其成犹网罗"，表明早期的织物经纬线疏朗，状似网罗一般。尽管如此，麻制衣服的出现，是衣料和制衣技术的重大革新。至新石器时期，人们不断改进纺织技术，能织出平纹细麻布，用来缝制衣服。考古发现全国各地的新石器遗址中，都有纺轮出土，河姆渡遗址还出土有纺织机件，表明当时人们已能用织布机织布了。

原始人由赤身裸体到穿上纺织而成的衣物，既可抵御严寒，又可防蚊虫叮咬，从而增强了对自然界气候变化的适应能力，减少了疾病的发生，因而是卫生保健史上的又一进步。

三、食物与用火

远古人类对火的认识和使用经历了一个相当长的历史阶段。考古研究证明，最早的古人类元谋人已能使用火。距今 50 万年前的北京猿人洞穴中，有厚达 6m 的灰烬层，表明当时人们不仅使用天然火，而且能有意识地对火控制使用，保留火种。后来在长期制作工具的过程中，人们受摩擦生火的启发，逐渐发明人工取火的方法，时间上大约在山顶洞人之前。我国历史文献中关于燧人氏"钻木取火"的传说，正是这一历史事实的反映。

火的使用，特别是人工取火的发明，对人类的文明进步具有巨大的推动作用。它是人类第一次掌握支配一种自然力来改善自己的生存条件，它可用来烧山打猎，照明驱赶野兽，取暖御寒，改善生活居住环境，减少因寒冷潮湿引发的外感病与风湿病。除此之外，火的使用在人类卫生保健史上的重要意义还在于它改变了人类茹毛饮血的生食习惯。《韩非子·五蠹》记有"上古之世……民食果蓏蚌蛤，腥臊恶臭，而伤害腹胃，民多疾病。"使用火可以"炮生为熟，令人无腹疾"（《礼含义嘉》）。由生食到熟食，可对食物起到一定的消毒杀菌杀虫作用，减少了许多消化道疾病和寄生虫病的发生。熟食较生食可缩短人体消化食物的过程，以吸收更多的营养，提高人体的素质。熟食还扩大了人类食物的范围，使一些肉类及难以下咽的鱼鳖蚌蛤之类成为可口的食物，这些肉类食物所含的优质动物蛋白被人体吸收后，在人类体质发育完善过程中起到了重要作用，特别是人类脑髓在发育过程中获得必要的高蛋白营养而更加完善起来，促进了智力的发展，从而加速了人类的进化，最终摆脱猿类的特征。正如恩格斯所说："火的发明，有解放人类的意义。"

火的发明，还为一些原始的治疗方法如热熨法、灸治法的产生提供了前提条件。因此，火的使用在人类卫生保健史上具有极其重要的意义。

四、导引

导引是一种医疗保健形式，起源于原始社会时期，是远古人民按照医疗保健需要而创编的"摇筋骨，动肢节"的活动锻炼方法。导引是由原始舞蹈演化而来的。

舞蹈是上古人民最早创作的文艺形式之一。最初的舞蹈动作，是模仿动物的飞行跳跃姿态或集体劳动的动作加以编排而成。人们每在狩猎前后，劳动之余或收获之后会尽情歌舞一番，藉以宣泄欢乐的情绪。随着神灵观念的产生，人们认为舞蹈有一种神奇的力量，企图凭藉歌舞，博得神明的保佑，求得驾驭自然的力量。

在长期的实践中，人们逐渐发现，舞蹈不但可以振作精神、解除疲劳、锻炼体魄，而且身体原有的一些痛楚不舒，经过舞蹈以后，会减轻以至消失。相传在尧舜时代，人们已知舞蹈的健身作用了。据古籍记载，尧舜时期，洪水经常泛滥成灾，水湿淹渍，空气湿冷阴郁，使人们心情很不舒畅，筋骨不舒，腿脚肿胀。人们在生活实践中，编创了一些类似跳舞的动作，常作这些活动，可以运动身体关节，宣畅气血，以祛除水湿之气，犹如宣通积水、疏导江河，故曰："宣导"。

《黄帝内经》中也有类似的记载，说上古之时，人们从实际经验中总结出"导引按跷"的方法，可见当时舞蹈已发展成为一种医疗保健的方法了。

古代导引疗法是在原始舞蹈基础上发展而来的。由于它对防治某些疾病确有一定功效，故流传至今，成为体育医疗的重要内容之一。"导引"的出现，为古代医疗卫生保健增添了更为积极的内容。

五、婚配

婚姻家庭是人类社会发展到一定阶段才出现的社会组织形式。

远古时期，人类曾经历过漫长的混沌杂居阶段，过着毫无限制的杂乱的性关系生活，正所谓"男女杂游，不媒不娉"（《列子·汤问》）。此时，任何意义上的婚姻家庭都是不存在的。

随着生产的发展和人类思维的进步，至母系氏族公社，开始改变原始的杂交状态，向血缘群婚制过渡。群婚制的早期阶段是族内群婚，婚配只能在同辈的兄弟姐妹之间进行，父母与子女之间不得婚配，由这样的婚姻关系而结合成的社会组织叫做"血缘家庭"。远古神话传说中的伏羲与女娲、犬戎国的先祖盘瓠子女间的兄妹婚配，正是上古时代存在过的族内群婚的反映。

后来，随着人类的逐渐增多，活动范围的扩大，各氏族部落之间的接触相应增多，客观上需要加强氏族部落之间的联系。再者，两个不同血缘集团间男女结合所生育的后代，要远比实行内婚制生育的后代发育健壮，这一状况逐渐引起人们的关注。于是婚姻形式开始由族内群婚过渡到族外群婚。考古发掘出的半坡村遗址中，没有男女合葬现象，而是男女被分别集中埋在一起。传说中五帝之一的舜，同时娶了尧的两个女儿娥皇与女英，他的弟弟象想谋害他，娶两个嫂嫂为妻，这种一群兄弟以另一群姊妹为妻的婚配形式，表明舜的时代尚处于群婚制的高级阶段。由于群婚状态下，孩子的母亲同时有多个性对象，使得父亲与孩子血缘上的关系难以确认，故远古社会给我们留下了那么多上天神灵赐子的传说，黄帝、炎帝、颛顼、契、稷的诞生，无一不是如此。

父系氏族公社时期，男子开始替代了妇女在经济生活和氏族公社中的支配地位，婚姻形态也由交互群婚过渡到相对固定的对偶婚，成对配偶在或长或短时期内相对稳定的同居。到原始社会解体阶段，随着生产力的发展和私有财产的积累，父亲要求由确定的亲生子女继承财产，对偶婚制也最终让位于一夫一妻制为特征的单偶婚。

由野合到血缘群婚再到对偶婚，这种婚姻形态的演变和进步，大大减少了遗传性疾病的发生，有利于人类身体素质的提高和健康繁衍，因而也是原始社会时期人类卫生保健活动的重要组成部分。

第三节 医药知识

原始人在生产生活实践中，逐渐发现了一些解除病痛的方法和药物，经过不断地探索总结积累，从而形成原始的医药知识。

一、药物

关于药物的起源，历史上流传着各种传说。如伏羲氏"尝味百药而制九针，以拯夭枉焉"（《帝王世纪》）；神农"尝百草之滋味，水泉之甘苦，令民知所避就"（《淮南子·修务训》），"黄帝使岐伯尝味草木，典主医药，经方、本草、素问之书咸出焉"（《帝王世纪》）。尽管这些传说带有浓厚的神话色彩，但它从侧面反映了远古先民通过尝试认识药物的实践过程。

远古时期，人们在采集野果、种子和挖取植物根茎过程中，往往会误食一些有毒的植物，从而引起呕吐、腹泻，甚至昏迷死亡。但与其相反，有时也会因食用了某些植物，使身体原有的痛楚不适减轻甚至消失，或同食一种植物，因量的不同而产生或中毒或减轻病痛的不同效果。这些现象的反复出现，使人们逐渐认识了这些植物的性能及毒性与药性之间的关系，从而有意识地选择食用以减轻病痛。这便是人类最初积累的植物药知识。

与此相同，原始人在食用动物的过程中，也逐渐发现了一些动物的肌肉、脂肪、血液、骨髓及内脏的治疗作用。《山海经》有许多关于动物药的记载，如"河罗之鱼……食之已痈"和"有鸟焉……名曰青耕，可以御疫"等，便是古代先民从食用动物过程中发现其药性的佐证。

原始社会末期，随着采矿冶炼业的出现，人们对矿物的性能有所了解，并认识到某些矿物对疾病的治疗作用，如发现了盐水明目、芒硝泻下及硫黄壮阳、水银杀虫的作用。

由此可见，植物药、动物药和矿物药的知识，是我们的祖先在长期生产生活实践中逐渐认识和积累起来的，经历了一个由感性认识到理性认识的漫长过程。

二、针灸

根据先秦时期一些文献资料对远古往事的追叙和现代对考古出土实物的研究，人们一般把针灸术的起始，定在新石器时代，然其端绪可追溯到数万年乃至数十万年前的旧石器时代。

远古时期，恶劣的生存环境使人们经常受到创伤，创口部位往往感染化脓，一些外科疾病如疮疖痈疽，也会导致脓肿。在疼痛难忍时，原始人可能会用石块的锐利部位刺破患处，排脓放血以减轻疼痛。同时，原始人对一些剧烈的疼痛，如关节、头部剧痛难忍时，很可能会下意识地用随手可得的石块等器物去敲打撞击甚至刺破这些部位。有时这些无意识的动作竟会出现意想不到的使疼痛减轻的效果，类似情形重复多次时，便会引起人们关注，从而有意识地用一些石块来刺身体的某些部位，用来减轻病痛。到新石器时代，人们掌握了磨制等技术，便能够制作出一些比较精致的、适合于刺病的石器，这就是"砭石"。砭石可谓最古老的医疗工具。《说文解字》曰："砭，以石刺病也。"砭石在古代除用来刺病外，还较多地用于外科化脓性感染的切开排脓，故又称针石或镵石。《素问·异法方宜论》载："东方之域……其病皆为痈疡，其治宜砭石。"唐·王冰注："砭石，谓以石为针也。"《灵枢·玉版》中也有"故其已成脓血者，其惟砭石铍锋之所取也"的记载。

近年来考古发掘出形态各异的新石器时代的砭石，其形态有刀形、剑形、针形等多种。山东龙山文化遗址中还出土有灰黑色陶针，山东平阴商周遗址中出土有骨针，这些一端有锋、另一端无孔的针具，很可能是当时被用作刺病的工具。山东微山县两城山出土的汉画像石中，有半人半鸟的神物，手持一针形器物，对着来人的肢体的画面，据考，这是带有浓厚神话色彩的针灸行医图，半人半鸟的神医形象，来源于原始社会东夷人的鸟图腾崇拜，与传说中神医扁鹊的形象相吻合。

灸法即通过对人体某些部位进行固定的温热刺激以治疗疾病的方法。

人们推测，原始人在烤火取暖、煮食或点燃篝火防兽时，有时可能会被迸出的火星烧灼烫伤皮肤。但人们发现，有时局部的烧灼会减轻某些疾病的症状，这种情形的多次出现，给原始人以启发，使他们有意识地选用一些干枯的植物茎叶作燃料，烧灼体表。由于艾叶具有易燃、气味芳香、遍地生长且易于加工贮存等特点，故被后世作为灸治的主要原料。

三、外治法

原始社会人兽杂处，环境险恶，人们在寻找食物及与野兽搏斗中，经常会遭到伤害，跌打损伤及部落间的厮杀格斗造成的伤痛也是经常发生的。

原始人遇到外伤如何处理，现已难查证，根据现代某些民族中保留的一些较原始的敷裹创伤的方法推测，他们在出现体表创伤出血时，很可能用一些随手可得的诸如泥土、灰烬、树叶、草茎、苔藓、树皮等涂敷伤口，从而发现有些东西可很快地止血止痛，由此认识了一些适用于敷治外伤的外用药，这便是原始的止血法。

人们在出现伤痛时，很可能会不由自主地用双手去抚摸患处，有时伤痛比较严重，也会使周围其他人在受伤者身上进行按抚，以减轻其痛苦。这些动作虽然简单，但有时能起到散瘀消肿止痛的作用。人们消化不良腹部不适时，用手抚摩也有一定的疗效。这些便形成了原始按摩疗法，后世的按摩推拿术就是在这基础上发展而来的。

原始人在烤火取暖过程中，有时可能将烧热的石块用兽皮包裹捂在身上作局部取暖以驱寒，时间长了，人们便发现这种烧石附在身体某些部位，除舒适外，还能减轻疼痛。如对因受寒引起的腹痛及关节痛有一定的疗效。这便是热熨法的起源。考古工作者在北京猿人居住过的山洞中发现大量的火烧石块，认为是原始人局部取暖用的。后来这种方法不断得到改进，用于熨法的石块形状亦有球形、扁圆形等多种。

随着制作工具技术的进步和与疾病斗争经验的积累，原始人还逐渐学会用燧石刀切除脓肿，施行剖腹产、穿耳鼻及穿颅手术等。

第四节 多种医药起源论

在医药起源问题上，存在着各种不同的观点。

一、医源于圣人

世人所称圣人，多指伏羲、神农和黄帝等。如前所述，在我国远古神话传说和古籍记载中，有许多圣人发明医药的内容，如《淮南子·修务训》和《通鉴外记》就提出，由于"圣人出"才有"医方兴"和"医道立"。

毋庸讳言，人类历史上曾出现过许多杰出英雄，他们以其智慧才能和创造性，在历史的文明进程中起到了推动作用，被人们所崇拜和敬仰。原始社会中，人类在生产生活实践中有了多种发明创造，但与原始社会的对部落英雄的崇拜相适应，人们往往将这些发明分别附会在某些传说中的历史人物的身上，进而将其神化。如传说中的伏羲、神农最早掌火、教民渔猎耕种、饲养家畜、服牛乘马、冶制铜器、种桑养蚕、造作货币、创制乐器、编制八卦、建立天文学、地理学、数学等，人们简直将上古历史上的一切发明及至后世的某些发明创造，统统汇集在伏羲神农名下了，他们被塑造成了无所不能的万物的创始之神。对五帝之尊的黄帝更是如此。上古时代及后世的重要生产成就、文化科技成果、政治典章制度的创立，都统统加在黄帝头上，甚至连黄帝的臣宦也都个个成了发明家。

如果我们遵循神话描写的特殊规则去分析这些传说，可以看到，远古神话传说中的英雄，往往不是某一个具体历史人物的专称。伏羲、神农应是原始畜牧业和原始农业时期的代表，黄帝则是黄帝部族的简称，所谓黄帝时代，实际上是广泛的概念，至少包括了整个新石器时期。

圣人发明医药的传说，在一定程度上反映了人类早期医药活动的情形。医药知识的积累，是人类在漫长的岁月中，经过无数次痛苦的探索失败，甚至以多少人的生命为代价获得的，而不可能是靠任何个人的聪明才智和短暂的一生所能实现的。

由此可见，"医源于圣人"之所以错误，就在于将神话传说中集中与升华了的文化英雄神与个体人物混同，将古人按他们的思考方式描述的历史（即神话）简单地作为历史史实，因此必然夸大了作为个人的力量。

"医源于圣人"之说，在历史上产生了颇为深远的影响，后世一些医药著作托名于黄帝、神农，如《黄帝内经》、《神农本草经》等，正是受了这种思想的影响。

二、医源于巫

这种观点认为医学发展史上最早的医术是巫术，因此医源于巫，源于宗教。

人类的疾病现象是与人类一并俱来的，有了人，便有了人的医疗活动。原始社会的医学又被称为"经验医学"。何为"经验医学"？"神农尝百草"便是典型的例证。这一时期的医学知识是靠原始人的长期经验积累起来的，而"巫"则是一定历史时期的产物。

原始社会的早期，人刚脱离动物状态，处于蒙昧阶段，因此不可能有什么"神灵"之类的意识。氏族公社时期，人类有了一定的劳动技能和经验，生活较前安定，特别是语言和思维能力的发展，为"神灵"观念的萌生提供了条件，人们开始对自然界观察理解并赋予独特的想像。大自然可以为人类造福，但也可以对人类的生存造成威胁，像雷击、地震、火山、洪水都会给人们带来难以预料的灾难。人们由对自然界的恐惧、敬畏以至崇拜，幻想有一种超自然的力量主宰这一切，并希冀借助这种力量控制自然界，这便是人类最早的宗教迷信和鬼神观念。

但神灵是人们幻想出来的，怎样才能与神沟通，让神明白人的意思，人也能领会神的意志呢？随着原始社会末期社会分工的出现，出现了这样一部分专掌沟通人神之间联系的人，这便是"巫"。而巫医的产生则是基于两个原因：一是人们认为疾病是因鬼神作祟，而驱鬼又是巫的职能之一；二是巫在当时既是巫术的施行者，又是远古文化的继承者，通过实践巫医掌握了一些原始的医药知识。《山海经》中描述的十巫在灵山"从此升降，百药爰在"，实际上是巫医到险峻高山采药的神话化。

如同早期的医学与宗教有密切关系一样，医学史上曾有过医巫混淆的阶段，这是符合人类早期的认识规律的。但医学毕竟需要建立在理性基础上，而巫从本质上则是信仰主义的，巫虽或懂医，但这医学知识绝不是从其巫的意识和活动中产生的。医学的发展是一个逐渐排除迷信与荒诞的历史，随着人们对病因的认识和医疗实践经验的积累，附着在它身上的巫术成分一定逐渐被抛弃，医巫一定最终分离。

三、医源于动物本能

持这种观点的人认为，人类患病寻求医治是最原始的本能，这种本能的医疗行为同动物在伤病时自我保护的本能反应是一样的，是以动物行为为基础的。

自然界中的动物进行自我救护的现象是存在的。如有人观察，蝮蛇头部被其他蛇咬伤后，即大量地喝水，两小时后头部的肿胀逐渐消退，如同人类抢救危急病人大量输液一样。野兔患肠炎后，四处奔波寻找马莲草吃，将肠炎治愈。猫患肠炎则跑到野外大吃嫩草，而后大吐一番，以吐治泻，疗效显著。热带猿猴患上疟疾会嚼食金鸡纳树皮，如人类服用奎宁。这些确与人类的原始医疗有某些相似之处。

我们知道，"本能"是指有机体在内外多种刺激下，为了适应环境，求得生存而作出的某种自然反应。就动物而言，这种本能只是条件反射，是简单地利用自然界，是一种被动行为。而早期医学是一种经验医学，经验的积累属于无条件反射行为，具有主动性和意识性。动物的本能不能真正导致经验的产生，也就不可能发展为医学。人类患病也要寻求自我医治，但人类大脑具有超出动物的思维功能，人通过创造性的劳动去认识和掌握某种医疗方法，可以将本能的医疗行为上升为经验医学，这正是人与动物的本质区别。

"本能论"无视人与动物的根本区别，混淆了动物的本能救护行为与人类医学之间的界限，因而否定了生产生活实践在医学起源中的决定作用。

四、医食同源

这种观点是基于人类寻找食物发现药物的史实而提出的。

我们知道，食物的摄入是人类赖以生存的首要条件，人们常说"民以食为天"。最初人们对植物药的认识是在寻找食物时，由于饥不择食，误食某些有毒的植物，导致一定的机体反应，从而注意到这些植物。后来随着人口的增加，仅靠狩猎不足以维持生存，需要开拓其他食物来源，因此继渔猎经济之后而来的便是农业经济的产生。传说中神农为了寻找适于种植的谷物，尝百草之滋味，"一日而遇七十毒"，体现了找谷种之艰苦。神农尝百草的目的，是为了寻找粮食种子，正是在这一过程中，发现了草木的平毒寒温等性能。从这个传说中我们可以看到，医药的发明是寻找谷物的副产品。传说中的神农首先是农神，由于开创原始农业与发明医药相联系，他又被奉成医药之神。

因此，医食同源似乎有一定事实成依据，然而，这一观点是不彻底的，它没有回答一个最根本的问题：即认识食物也同样要追溯其起源过程，况且某些矿物药、外治法、针灸法等并不一定与寻找食物有关。鉴于此，医食同源论仍不能完整解释医学起源问题。

历史事实证明，只有马克思主义的历史唯物论能给医学起源问题作出完整和本质的说明，那就是医学只能产生于广大人民群众的生产生活实践。

人们在生产生活实践中得了病，只有通过反复的生产生活实践才能认识它，也只有通过生产生活实践才能找到解决办法。就本质和规律而论，医药实践不过是从生产生活实践中分化出来的，正如恩格斯在《自然辩证法》中所说："科学一开始就是由生产决定的。"

第五节 中医学起源的地域与人文因素

历史唯物主义认为，人们的社会存在决定人们的社会意识。人总是在一定环境中生产生活的，在与环境的交互作用中，其对世界的看法就不能不受到所处环境的限制和影响，人类的早期因交通和交流受限，尤其如此。

中医学是具有民族特色的医学，这种民族特殊性不是在某一时期突然形成的，必然要经历一个漫长的过程，是在各种因素的模塑中逐步形成的。因而，在医学起源的早期过程，必有诸多因素对其后来的鲜明特色产生过最初的作用。

一、中医学起源的地域因素

一定的自然环境始终是人类生存的依托条件和制约条件，尤其在人类的早期，人类对自然的依赖和自然对人类的制约，决定了人类如何开展生产和如何进行生活。这就使人类的早期文明不可避免地打上了自然环境的印痕。

马克思主义认为："不同的公社在各自的自然环境中，找到不同的生产资料和不同的生活资料。因此它们的生产方式、生活方式和产品，也就各不相同。"（《马克思恩格斯全集》第23卷）"人的思维的最本质和最切近的基础，正是人所引起的自然界的变化，而不单独是自然界本身，人的智力是按照人如何学会改变自然界而发展的。"（《马克思恩格斯全集》第 3 卷）"人们不能自由选择自己的生产力——这是他们的全部历史的基础。"（《马克思恩格斯全集》第 4 卷）

我们国家在亚洲东部，太平洋西岸。西部的山岳及西南部的青藏高原，是天然的屏障；渤海、黄海、东海和南海环抱着东部和东南部；蒙古高原雄踞北部。这使我们的先民在早期难以与外界交往，所以古代文明才长期保留了自己的特色。富有河流水源以及亚热带气候和平原地理，使我们很早就发展起了农业为主的经济活动。而这一切都对包括医学在内的科技文化发生了深刻的影响。

中医学之所以形成了以阴阳五行理论思想为骨架、以突出的自然倾向为理论技术特征、以强烈的直接实用取向为动力、以不可分析分割的整体认识为规范的学术体系，无一不以这种地理环境和农业经济为基础条件。中医学的顺应自然，与天地日月相应相参的观念，调整气血的针刺疗法，利用自然竹板木片为骨科固定器材的技术，以及至今仍以自然物产为主的药物等等，都是中医特有的。追溯其终极根源，都只有从其赖以产生和发展的环境因素去寻求答案。不同的自然地理环境，不仅支配人们创造出不同的物质文明，也同时支配人们创造了不同的精神文明和相应的文化产品。

二、中医学起源的人文因素

中医学的起源，不仅有地域方面的影响，就其文化形式而言，也同样有其人文因素的作用痕迹。

据考古发现证明，在新石器早期，人们就已发展了农业为主的经济，此后，农业不断完善，已普及到黄河、长江和珠江流域各地区。这是模塑人们社会观念和社会关系的最强的力量。正是在这样的现实压力下，才形成了带有民族特色的世界观和方法论。历史留传下来的诸多英雄神话，既体现了先民的愿望，也透露了先民认识世界的方向和方式。

中医学中之所以充满了天圆地方、顺应四时、天人相应、人象天地等观念，正是农业文明给医学带上的印迹。而中医学中把肾与脾确定为极为重要的先天之本和后天之本，这并不是医学本身的发现，而是农业文化对水与土依赖的折射。

原始氏族，以血缘为纽带组成的公社制度，在中国农业自然经济的支持下，从未彻底中断，乃至组成国家时也把这种血缘关系带进了整个历史过程。以血缘关系为核心的社会制度，不能不强烈地制约着人们的意识形态。因此，中国才产生了特有的忠孝节义、三纲五常、三从四德等系统的人伦思想，并由此建立起了完善的礼制。这些观念都对中医学产生了深刻的影响，以至于中医理论中会出现以人伦关系比喻说明脏腑关系，并以此去制定用药组方的君、臣、佐、使法则。甚至还有以道德修养方法等同养生保健方法的倾向，以及以传统道德去解释传染病的原因，以人伦关系去说明治疗方法等等。

中医理论层面充满了中国特殊的人文精神，相反，纯粹的自然科学精神则明显不足，以至如今现代科技也无法与中医理论融通。

中医学之所以形成了独到的鲜明特色，只有从这赖以产生的各种因素和条件中才能清理出来，为了清楚认识中医学特色的本质，我们就不得不从那逝去的遥远过去寻求答案。

第二章
早期医药经验与中医学术方向

（夏~春秋 公元前 21 世纪~
公元前 476 年）

公元前 21 世纪，夏代建立了国家。400 多年以后代之而起的是商朝，公元前 11 世纪进入西周时期，经济繁荣昌盛，其势力和影响远远超越了商代。春秋时期，随着生产力水平的不断提高，出现了历史上不可逆转的社会大变革。我国的夏、商、西周三代及春秋时期，经历了这一社会制度从兴起到衰亡的历史发展全过程。

夏代已使用少量的铜制工具，但仍处于"金石并用"阶段。商代冶铜技术不断提高，青铜器的制作规模也随着社会生产和生活的需求而不断扩大，其生产种类、技术、工艺均达到较高水平，并且广泛应用于社会各个领域。西周时期，青铜器的制作达到全盛阶段，同时手工业生产也因种类多、分工细而有"百工"之称。商周时期手工业生产的进步丰富了人们的物质生活，但是在社会各生产部门中，农业生产始终占有十分重要的地位。

商周时期，随着社会物质财富的不断增长，出现了脑力劳动和体力劳动的社会分工，产生了士、农、工、商和贵族不同的社会阶层。部分以经验科学为特点的科学知识也逐渐从生产技术中分化出来。从卜辞的研究可知，商代人已经掌握运用了数千个文字，成为记述和总结生产技术和文化知识的重要条件。在天文、历法知识的积累和发展方面，夏代是以"天干"纪日，十日一循环；商代出现了"干支"纪日法，十天干与十二地支相结合，六十日一循环；周代发明了用圭表测日影，确定冬至与夏至等节气。这些进步，源于农业生产的实践，也与人们的生活息息相关，对于人们认识气候的变化与人体疾病的关系有着积极意义。

在思想文化方面也有显著进步。夏商的早期，以人格神"天"为代表的宗教神学有着不可动摇的地位，"天帝"至高无上，王是受命于"天"的人间统治者。随着社会生产力的提高和科学文化的进步，在意识形态领域逐渐产生了变化，人们开始注重自然与现实，虽然没有完全脱离宗教神学的束缚，但思想内容却日渐丰富起来。商周之际，由于朝代更替所经历的激烈动荡和变化，人们通过西周的注重"德"治而民心所向，从而产生了"敬天保民"的思想，这是具有历史意义的进步。与此同时，阴阳、五行、八卦等朴素唯物自然观和辩证法思想也渐酝酿而成，并越来越多地被人们用来认识世界万物及人类社会，在意识形态领域中起到了不可忽视的重要作用。

在这 1000 多年里，医药的产生与发展，经历了从长期愚昧状态脱胎出来的历史过程，处于医药卫生知识水平的积累与提高阶段。这一时期的医药状况主要有这样几方面特点：第一，由于物质生活水平不断提高，人们在环境卫生、清洁卫生、饮食卫生等方面有了明显进步；第二，早期的哲学思想，在医学理论和医疗经验的整理中有着潜移默化的影响和作用；第三，人们在长期与疾病作斗争的过程中，对疾病的认识和诊疗经验不断丰富，在病因认识和预防医学思想方面出现了对后世颇有影响的成就。同时，药物知识的掌握和积累不断丰富，酒和汤液的应用，进一步补充了用药经验；第四，在宫廷与民间分别出现了专职医生。周代宫廷建立了明确的医疗卫生制度，既有医学分科又有相关的医疗行政和管理体制，一定程度地代表了这一时期医药发展的水平。

总之，夏、商、周时期，社会生产力水平不断提高，医药经验逐渐丰富，为此后中医学术体系的建立创造了条件。

第一节　对疾病的认识和诊治

认识是在实践基础上产生的，而实践又是在认识指导下进行的，在实践和认识的活动中应能探求出中医学早期实践和认识对后来的影响。

一、对疾病的认识及其反映的学术方向

这一时期对疾病认识的最早记载，目前所知是现存最早的古代文献甲骨卜辞。据有关资料表明，殷墟出土的甲骨约 16 万余片，其中与疾病相关的有 323 片，415 辞。甲骨文（卜辞）中保存了殷商时期对人体、疾病及其诊治的部分认识。由于甲骨文多数是象形、会意文字，当时对人体和疾病的了解自然地反映到文字中，如首、耳、目、鼻、口、舌、齿、项、肱、臀、趾、心等，而心字则是甲骨文中所见的唯一的脏器名称。这一特点，表现了以直观的外部形态为主，由表及里地对人体的了解与认识的发展过程。对疾病的认识也是以人体部位命名者居多，如疾首、疾耳、疾目、疾自（鼻）等，达 40 多种，严格地说这不能称作病名。但是甲骨文中也出现了个别如疟、疥、蛊、龋等专门的病名，或个别关于疾病症状的描述，如耳鸣、下痢、失眠，以及病软（身体软弱无力）、病骨、病旋（眩晕）等。近年来在对甲骨文的研究中，有人重新归纳出 34 种病证和病象。

值得注意的是，甲骨文中还有关于"疾年"、"降疾"、"雨疾"、"疾疫"等记载。"疾年"指多疾之年，"降疾"、"雨疾"表示一次有许多人染病，就像降雨一样。这些可能是我国最早关于传染病、流行病的记载。这类内容的出现，说明传染病和流行病在当时已经引起了人们的注意。当然，甲骨文不同于一般文献，对疾病的记载有极大的局限性，不涉及广大劳苦大众与平民的疾病情况，所以不能代表认识的全部。

西周时期对疾病的认识有了较大进步，在现存的早期文化典籍如《周礼》、《诗经》、《山海经》、《左传》中，就有相关的记载。

《周礼》"医师"中载有肿疡、溃疡、折疡、金疡、疟疾、疥、瘑痤等疾病；《诗经》中涉及的病名和症状达 40 余种；《山海经》中记载了 38 种病名和症状，基本是根据疾病的特点命名的。其中固定的病名有瘕、瘿、痔、疥、疸、痹、风、疟、狂、瘘、疣、蛊、疠、厥、疫疾等 23 种，还载有胕（胕肿）、腜（大腹）、腹痛、呕、聋等症状；《左传》中记述

了如骨折（折肱）、伤疾、瘈咬病（瘈者，狂也）、发秃（孙叔敖突秃）、远视（陈豹望视）、佝偻（黑而上偻）等疾病。《尚书》、《周易》等文献中也有关于疾病的记载。这些记载虽然分散而欠详，但是足以说明这一时期人们对疾病认识较商代有了明显的进步。

随着对疾病认识的提高，在诊治上自然产生了初步的区分。从《周礼·天官》来看，当时内科注重传染病，"春时有痟首疾，夏时有痒疥疾，秋时有疟寒疾，冬时有漱（同嗽）上气疾"；外科则分为肿疡、溃疡、金疡、折疡四类，并有专职医生进行治疗，这无疑是十分重大的进步。

以上内容反映了商周时期对疾病认识的部分情况。这一时期对于疾病的认识，从甲骨文中笼统的记述到西周时期固定病名的出现，经历了长时期的认识和实践探索的过程。总体而言，这一时期对于疾病的了解仍处于感性认识和经验积累的阶段。

医学认识不能完全脱离其他认识而独立进行。它既决定于社会物质生产，也受其他文化因素的影响。在中国当时社会各种因素制约下，中医学对疾病的认识也显示出独到的学术方向。

从此时期文献记述的内容看，多为身体某部位的异常、疾病表现特征等。病名记载已很丰富，症状描述也比较生动形象。但是全部记载均缺少对人体结构的探究，这与大致同时期的其他国家的医学差别是鲜明的。如埃及第一王朝时期就曾编著过解剖学，埃及的外科学家已知重要血管的分布和经常实施手术的器官构造。犹太医学在公元前5世纪时就有关于解剖和生理的记载。古印度医学中也有解剖学的研究，而且外科手术内容丰富，公元前1000年《妙闻集》就主张好的外科医生必须进行尸体解剖。尤其是古希腊医学，早在荷马时代，关于解剖的知识就已达到相当水平，至公元前500年左右，就发现了咽鼓管，区分了动、静脉，并提出了生物是多数单个器官组成的认识。希腊医学的这种结构认识，后来成为西方医学一贯遵循奉行的方向。

比较中即可以发现，中医学早期发展中就已经确立了整体观察，注重外部现象联系，而忽略以结构探索去认识疾病的方法，少有研究疾病的实证精神。这一学术方向在后世发展演变中得到了充分的展现。

二、对疾病的诊治及体现的文化特点

夏商周社会后期，对于疾病的诊治已初具雏形，有关内容散见于先秦时期的文化典籍中。《周礼·天官》中记载了西周时期的"疾医"（相当于内科医生）："掌养万民之疾病"，"以五味、五谷、五药养其病，以五气、五声、五色视其死生。两之以九窍之变，参之以九脏之动"。说明当时治病已能运用五味（醯酒饴姜盐）、五谷（麻黍稷麦豆）、五药（草木虫石谷），诊断已能从病人之气味、言语之声音、容貌之颜色等方面，判断病人的生死吉凶，并且知道反复观察其九窍的变化和脏腑的反映。这是关于疾病诊治的较早记载。文字虽简，但也揭示了当时医家已注意到从味、音、貌等多方面的观察来诊断疾病，不是单纯地强调某一依据，而是从多种因素作出综合的思考和判断。这是十分突出的进步，为诊断学的产生奠定了重要的基础。

在临证治疗方面，古人不断总结治病的实践经验，探讨治疗疾病的各种有效方法，已有酒剂、按摩、砭法、针刺、火灸、食养、药疗等多种疗法并行于世，这也反映出早期临证医疗的特色。甲骨文中就有关于使用按摩疗疾，艾灸治病、止痛、砭法刺病的记载。据《史记·扁鹊仓公列传》记载，扁鹊治病的方法多种多样，不仅善用汤药，也用砭法、针灸、按摩、熨贴、手术等多种疗法，往往是斟酌病情采用相应疗法。出现了金属医针后，促进了针刺疗法的发展和进步。从河南、山东、内蒙等地出土的砭石来看，砭法的使用具有地域的广泛性。从《内经》所追述的古代九针（铍针、镵针、锋针、员针、锃针、大针、长针、圆利针、毫针）来看，针刺法不仅广泛使用，而且针具还呈多样化，人们可以根据病情的需要而选择使用，从而达到增强和提高疗效的目的。

对药物的认识与使用在进入周代社会以后，更有了突出的进步。《周礼·天官》中载："凡疗疡，以五毒攻之，以五气养之，以五药疗之，以五味节之。凡药，以酸养骨，以辛养脉，以甘养肉，以滑养窍。"说明了当时对药物的气、味、自然属性等方面的掌握与认识。而其中的"五毒"，据郑玄注曰："五药之有毒者……合黄堥，置石胆、丹砂、雄黄、礜石、慈石于其中，烧之三日三夜，其烟上着，以鸡羽扫取之，以注创，恶肉破骨尽出。"可见当时不仅能够使用五气、五味、五药调养和治疗疾病，而且还出现了专门用来治疗疮疡的外用腐蚀药，这也是目前所知我国使用化学药物的最早记载。

《左传》中记载有"病入膏肓"的典故，认为这种病"攻（灸）之不可，达（针）之不及，药不至焉，不可为也"。这实质上提出了比较系统的"攻"、"达"、"药"治法规范。

从这一时其记载的诊治资料中，可以看出其明显的文化走向，五行观念已渗透到诊断和治疗过程中，五味、五谷、五药、五气、五声、五色均为五行具体规范的结果。人们总是按照一定的世界观去认识世界的。中国古代的农业经济决定了人们对自然的顺应态度，天人相应乃至天人同构就是建立于这一社会存在之上的社会意识。天地由五种元素演化而成，人也必有"五"的规律性。这种五行意识内在地约定了中医生理病理认识，也约定了诊治规范。

从这一时期诊治方法所反映的内容考察，此时期的医学文化指向已显露出许多明显的特点。其一是顺应自然，人象天地；其二是强调实用；其三是重视外部现象的相互联系。闻气味、听声音、视颜色、察形貌的诊病方法，是由外揣内，而不是通过内部结构的了解去认识外部征象的意义。虽然后世四诊内容不断丰富，但这一认识方向却一直在延续着。而各种治法也都表现了突出的自然倾向，针刺、火灸、食养、用药也都多属于用自然之物，尽自然之力的做法。虽然"五毒之药"是人工炼制的，但是这一方向在后世并未得到发扬，相反，倒是天然药物和自然疗法占据了主流。这一自然倾向使中医学积累了宝贵的保守治疗经验，但是在诊治技术上也压抑了人工发明。因之，中医学在其后几千年中，专门的医疗器械以及人工自然药物都较少出现。

第二节　医药学理论的萌芽

经验积累到一定程度，人们就会追溯原因和本质，这就进入了理论领域。中医学理论的产生，不仅有实践根源，也有多种因素的作用。

一、相关的哲学思想

有什么样的世界观，就会有什么样的世界图景描述。中医学之所以对生命和疾病形成了特殊的理论认识，与中国古代的哲学是密不可分的。

（一）气、精、神

这是中国古代的宇宙本体论思想，几乎渗透在一切认识之中。古人对气的认识，由自然之气、呼吸之气而发展为万物生成的始基物质，认为世界上一切有形的物质，都是由无形的气变化而来的。据《国语·周语》记载，早在西周末年伯阳父就认为"天地之气，不失其序"，说明气是充满于天地之间并有规律地运动着。在《老子》的哲学体系中，提出了"万物负阴抱阳，冲气以为和"，"天下万物生于有，有生于无"的思想，从此增加了气的生命内涵和模糊性。《管子》对气的论述则比较清晰具体："气者，身之充也"，"有气则生，无气则死，生者以其气"。管子还进一步凭借自己的想像，描述了人体是由男女之精气相结合，构成水样的流体物质，经过10个月的变化成长而出生的过程。

"精"与"气"相比更为精微，也称"精气"。《管子》云"精也者，气之精者也"，"精存自生，其外安荣，内脏以为泉原。浩然和平以为气渊，渊之不涸，四肢乃固，泉之不竭，九窍遂通"。说明精微之气是生命的渊源，是人体内脏、四肢、九窍等正常生理功能活动之根本。

"神"与"精"密切相关。《易·系辞》云："阴阳不测谓之神。"《说卦》云："神也者，妙万物而为言也。""神"在古人眼里虽无形无质且不易测知，但它是有生命的一种神秘力量。从某种意义上讲，"神"与"气"、"精"为同类物质。《管子》谓："一物能化谓之神，一事能变谓之智，化不易气，变不易智。"说明"神"与"气"是同一类物质。

古代思想家在探索世界本原的过程中，关于气、精、神的论述较多，都不同程度地反映了构成世界的这些基本元素是事物发展变化的物质基础和内在动力。

（二）阴阳、五行、八卦

阴阳学说和五行学说是我国古代朴素唯物主义的自然观和朴素辩证法的集中体现。

阴阳的记载，始于《周易》。该书的"系辞"部分，对阴阳的性质和变化等论述，起到了确立事物的规律和法则的作用，使之成为当时世界上一切事物均可应用的普遍规律。

阴阳产生于人们对日光向背的认识，逐渐引申并发展为事物对立的两个方面。世界上任何事物都有两个方面，因此都可归为阴、阳两大类。阴阳根结于气，其"相摩"、"相推"，造成了事物的发展与变化。最早使用阴阳解释自然界现象的人是伯阳父，他说："阳伏而不能出，阴迫而不能蒸，于是有地震。今三川实震，是阳失其所而镇阴也"（《国语·周语》）。人们能用阴阳来解释地震、陨石等罕见的自然现象，反映了这一时期天道自然观的演变。《周易·系辞》云："一阴一阳之谓道。"阴阳在这一历史时期受到人们的高度重视，由在自然界的广泛应用而逐渐被概括化、系统化，从而衍生出阴阳的对立交感、互根消长、变化发展等多重性质，不仅可以用来解释各种自然现象，而且也可以用来阐释人类社会，渗透于政治、经济、文化、技术等各个领域，具有普遍性意义。

最早记载五行的是《尚书·洪范》："一曰水，二曰火，三曰木，四曰金，五曰土。""水曰润下，火曰炎上，木曰曲直，金曰从革，土爰稼穑。润下作咸，炎上作苦，曲直作酸，从革作辛，稼穑作甘。"五行是人们所认识到的大地构成的最基本物质，生产和生活所需均与此有关。《尚书·大传》关于"水火者，百姓之所饮食也；金木者，百姓之所兴生也；土者，万物之所资生，是为人用"的记载，说明了五行是不可缺少的生活资料。人们分析了五行具有的五味及其功能作用，并将这五种功能属性概括出来，用取类比象的方法将各种事物归属于五行之下加以说明，此后逐渐产生了五行的相生相克学说，成为认识事物不可缺少的思维规范之一。

随着五行学说的不断完善，五行学说成为一切事物的归纳方法和推演事物互相联系及其变化的一种思维模式。人们用来说明人体五脏的五种属性，生物生、长、壮、老、已过程的五个阶段，以及它们之间相生相克、相乘相侮的规律，并且与阴阳学说互为补充，构成中医学基础理论的重要组成部分。

八卦学说也是古老的哲学范畴之一。八卦由阳爻（—）和阴爻（- -）构成，即乾、坤、震、巽、坎、离、艮、兑。相传伏羲画八卦，文王演八卦。详细论述八卦内容并得以流传于后世的典籍主要是《周易》。八卦以卦象物，即乾象天，坤象地，震象雷，巽象风，坎象水，离象火，艮象山，兑象泽。八种物象，并不是平列的八种物质要素，而是以乾坤的物象为本根，其他六卦的物象为枝蔓的本末关系。由八卦而演绎出天地、男女、人体、动物、颜色、疾病、稼穑、器物等物象，仅《周易·说卦》所论及的物象就达100余种。随着人们对八卦的认识与运用，进一步发展为依据具体事物的特性和功能引申为以卦象意。《说卦》："乾，健也。坤，顺也。震，动也。巽，入也。坎，陷也。离，丽也。艮，止也。兑，说也。"卦象由象物向象意的转移，说明由偏重直观转向注重直觉，反映了人们思维水平的变化。

《周易》八卦的象数体系的基本符号是阴爻和阳爻，其宗旨始终没有离开阴阳。由于八卦互相组合而成为六十四卦，六十四卦的物象，演绎出世界万物各种错综复杂的关系，包括排斥与吸引、相反与相成、原因与结果、相克与相生、交感与背离等等，这些构成了八卦学说具有生命力的重要原因。正是八卦的这些朴素辩证法的思想内容，成为阴阳学说不断充实和发展的渊源。

气、阴阳、五行、八卦学说，构成中医学自然哲学理论的核心，为中医学理论的总结准备了充分的哲学思维基础和方法等条件。

（三）天人关系

天人关系是中国医学始终关注的，先秦诸子大都讨论过这一主题。综合各家观点，天人关系的主流思想内容有两个方面，其一为人顺应天地，其二为天人合一达到天人同构。这两方面内容都极深刻地影响了中医学的理论与实践。如在理论认识上，中医学强调人象天地，天有五行，人有五脏；地有十二经水，人有十二经脉；最后则为人身一小天地。在功能上，脏腑应五方四时，气血运行遵循日月运行规律。在实践上，讲养生必按自然规律调节饮食活动，诊断也必要审天时地理，治疗用药更讲求用自然之物，尽自然之力，最后目标也是全自然之功。天人合一观念一直影响着中医学理论与实践的各个方面。

（四）中国哲学特点对医学方向和目标的设定

哲学本体论决定了对事物的认识方向和认识方式。中国古代元气本体论，天人同构的模式论强有力地模塑了中医学术体系。气的无形性、无限性、连续性、无内在结构性，决定了中医学认识生命和疾病不可能从结构入手、从片断入手和从局部入手。由此，中医学理论就不可能建构在实证的结构分析基础之上。因之，中医学理论也就必然地缺少西医那种解剖学、生理学、病理学、病因学、药理学等成分及学术性质。

而天人合一的天人同构模式，又决定了中医学必然以天地万物的共性作为自身理论的基本构架，所以阴阳五行学说不仅是外在的哲学指导思想，而且是中医学内在的理论组成部分。如此，中医学对自身对象的特殊性就不太注意进行深刻细致的探究，把一切生理、病理、药理问题都一并纳入阴阳五行的架构内，并以此建构了理论系统。

在此时期已树立起来的强调实用的观念，也渗透在医学活动过程中。即便在神话观念中，也都表现出了实用的性质，各种神灵都有实际应用的技能，而缺少对纯粹知识的追求。如此，影响到医学目标，中医学就形成了把临床实用当作基本目标，而缺少基础理论探索的热情。发现了病，只想到如何找出有效办法去治疗；遇到药，也只去想它的功用能治什么病。所以在以后数千年中，中医历史上才出现名医辈出如星光灿烂，而病因、生理、病理、解剖、药理等学者则寥若晨星，甚或找不到一个代表的现象。

二、病因学

随着社会生产力的发展，天命鬼神观念的动摇和科学文化的进步，出现了病因学说的萌芽，虽然早期的文化典籍中保存的有关病因方面的记述并不多，但是也足以看出病因学说的端倪。

（一）各种病因说描述

殷墟出土的甲骨卜辞作为现存最早的文献记载而具有重要价值。其中对病因的认识基本以天神所降、祖先作祟或蛊惑为害为主，反映了早期的思想文化特色。其中比较突出的是关于"蛊"字和"龋"字的记载。甲骨文中"🐛"（蛊）字，象征腹中之寄生虫，《说文解字》释为"蛊，腹中虫也"，这也是将虫与人体相联系的最早记载。"🦷"（龋）字，表示牙齿窟窿是因虫蚀而引起的，这在世界医学史上也是很有意义的重要发现。

《周礼》载有："天有五星，故有五行，以为寒暑，以为阴阳风雨晦明，分为四时，序为五节，淫则为灾，以生寒热少腹惑心之疾；人有四肢五藏，化为五气，一觉一寤，吐纳往来，流为荣卫，章为气色，发为声音，以生喜怒爱恶欲之情，过则有伤。夫天之寒暑阴阳风雨晦明，即足以伤形；而人之喜怒阴阳，运于荣卫之间，交通则和，有余不足则病。"既阐明了四时气候的变化与疾病发生的关系，又提出了情志过极可损害健康，招致疾病。《礼记·月令》记载的"孟春行秋令，则民大疫"，"季春行夏令，则民多疾疫"，"仲夏行秋令，则民殃于疫"，说明气候出现异常变化，是引起疾病流行的原因。

《左传·成公六年》载有："土薄水浅，其恶易靓。"说明当时人们已经认识到不同的水质和居住环境，直接影响人体健康，水质不好可以导致多种疾病。

《左传·昭公元年》中有一段关于公元前 541 年秦医和为晋侯诊疾的记述。晋侯有疾，"求医于秦，秦伯使医和视之。曰：疾不可为也，是谓近女室。疾如蛊，非鬼非食，惑以丧志……公曰：女不可近乎？对曰：节之……天有六气，降生五味，发为五色，征为五声，淫生六疾。六气曰阴、阳、风、雨、晦、明也。分为四时，序为五节，过则为菑，阴淫寒疾，阳淫热疾，风淫末疾，雨淫腹疾，晦淫惑疾，明淫心疾。"这就是著名的"六气"致病说，《国语》中也有类似的记载。医和的这段论述表明，在当时已将六气、四时、五节等季节、气候变化作为主要致病因素，"晦淫惑疾，明淫心疾"的情志为病也纳入病因的探讨中。从而脱离鬼神致病说，从对疾病真实认识的实际出发，形成了对后世有重要影响的病因概念。

此外，在其他文献中还出现了"百病怒起"、"忧郁生疾"等记载。这些认识，对后世病因学说的形成不无影响。

（二）从实物病因到泛化病因的线索

文献记载有这样的一种现象，早期的甲骨文所述"蛊"和"齲"，从字形显示意为由虫致病，蛊为腹中虫，而齲为牙齿中虫。不论正确与否，其所标志的是追求实物病因的探索。然而其后的病因探索却转向了非实物或浮泛的季节时令、地方水土、饮食居处等不确定因素。到医和提出"六气致病说"，便显示了泛化病因性质。后世对外因的探索，虽然也有"痨虫"、"寸白虫"至"恙虫"等实物病因的发现与思想，但最终却让位于"六淫"学说。

这种病因的泛化首先决定于中国传统的元气本体论，而建构在元气本体论基础上的中医学理论又排斥了实物病因，使之无法逻辑化地纳入中医理论系统。因此，千百年来，虽有实物病因记载，但是辨证论治思维却使这样的病因难以有效地被用以分析病情。因为阴阳、表里、寒热、虚实的证候分析，与这种实物病因缺少必然的联系。由此，在中西医结合式的临床中，不论西医病因诊断如何准确，用中医治疗时，仍要以传统的"六淫七情"去分析疾病的证候表现，这样得出的结论才能指导治疗用药。

三、预防思想

防患于未然，这是人们最理想的愿望。面对疾病的种种苦楚，人们渴望能有效地去避免它的发生，由此预防思想就自然出现了。

早期，人们对疾病的恐惧和无法理解，发展为对四时气候变化和人体疾病的关系注意和了解，在长期的历史过程中，人们通过祈禳等行为求助于神明，以求达到除病、驱凶、除邪的目的，继而在思想领域中逐渐产生了某些预防的意识。如《老子》说："其安易持，其未兆易谋……为之于未有，治之于未乱。"《周易·既济》："君子以思患而豫防之。"及至后世，产生了许多相似的论述，甚至从中提炼出"防患于未然"的著名成语。

老子的"无为自化，清静自正"思想，对后世注重养生，追求长寿有着深远的影响。人们清楚，健康无疾才能达到长寿。可见养生的意识与预防思想也相关联。事实上这一时期也开始了对于预防疾病方法的探讨，如《周礼》与《左传》关于"藏冰"、"变火"的记载。《左传·昭公四年》载："其藏冰也，深山穷谷，固阴沍寒，于是乎取之……自命夫命妇，至于老疾，无不受冰……其藏之也周，其用之也遍。则冬无愆阳，夏无伏阴，春无凄风，秋无苦雨……疠疫不降，民不夭札。"以"藏冰"调节四时变化给人带来的影响，从而达到"疠疫不降"的目的，显然是预防疾病的积极的实践活动。《周礼·天官》载："春取榆柳之火，夏取枣杏之火，季夏取桑柘之火，秋取柞楢之火，冬取槐檀之火。"以不同燃料烧燎防疫（或说藉火取暖），姑且不说其效果如何，其预防疾病的思想和目的是显而易见的。

在婚配制度方面，《礼记》载："三十曰壮，有室"；《周礼》载："男三十娶，女二十嫁"，"礼不娶同姓"；《左传》载："男女同姓，其生不蕃"。这对预防遗传病、先天病，是有积极意义的。

《左传·襄公十七年》有"十一月甲午，国人逐瘈狗"的记载，说明当时人们已经认识到狂犬病的危害，可是又无法治疗，只能以驱逐狂犬的方法来预防狂犬病的发生。

《山海经》中记载的药物中有60多种为防病药，多次提到"食之无疾疫"、"食之可御疫"、"食之不蛊"、"服之不狂"等效用，说明当时在疾病的预防方面，人们已经注意到药物的作用，这是一个显著的进步。

预防行为是一种实用目的明确的活动。此时期的"藏冰"、"变火"、驱逐狂犬直至药物预防都体现了重实用的精神。

另外，在养生方面，中医学在早期就体现出了突出的顺应自然的思想走向。不论食养还是药养，或是导引养生，都强调顺四时，适节令，无过不及，动不可过动，静不可过静。这与古希腊的体育健身以求获得超常体能与耐力的目的是截然不同的追求方向。后世发展起来的各种养生方法，虽然目的是防病与长寿，但是几乎无一不遵循顺应自然的原则。

第三节 药物知识

这一时期，人们认识和掌握的药物知识日益丰富，无论是数量或种类，还是用药经验，都为药物学的总结和发展奠定了基础。

一、药物的数量与种类

1973年在河北省藁城县台西村商代遗址中，发现有植物种子30余枚，经鉴定均属于蔷薇科梅属种子。其中以桃仁为主，还有郁李仁、杏仁等，都是剥掉壳后储存下来的。这些种子既可医用，也可食用。

商代甲骨文中未见药物知识方面的明确记载。在现存的先秦文献中，记载药物较多的主要有《周礼》、《诗经》、《山海经》等。《周礼·天官》载有："以五味、五谷、五药养其病"，汉代郑玄注："五药，草木虫石谷也"，这是目前所知对药物进行的最早的分类。

《诗经》是西周及春秋时期的文学作品，反映了当时的人民生活和社会风貌，其中记载了许多动植物，包括植物药50余种，多为后世常见药物。如"春日迟迟，采蘩（白蒿）祁祁"、"四月秀葽（远志）"、"八月断壶"等，均与采集季节有关；"中谷有蓷（益母草）"，"陟彼南山，言采其薇"，"山有扶苏，隰有荷华"等，记载了植物产地，由于诗歌体裁的局限，所载内容文字虽简，但也仍不失为早期记载药物的珍贵史料。

　　《山海经》是以记载我国早期名山大川及地理物产等为主的文化典籍，其中有关医药的内容与《诗经》相比则丰富得多，也是最早记载药物功能的书籍。关于书中记载的药物数量有多种说法，一般认为共 126 种，包括动物药 67 种，植物药 52 种，矿物药 3 种，水类 1 种，不详 3 种。可以分为补药、种子药、避孕药、预防药、美容药、毒药、解毒药、杀虫药、醒神药、治牲畜药等多种不同类别。据统计，书中所载用药物治疗的内、外、妇、眼、皮肤疾病达 31 种之多。大多为一药治一病，如青耕"可以御疫"，栎"食之已痔"，鱣"食者不疣"等；也有 50 多种是数药治一病，如治疗风疾的药物有 6 种，治疗目疾的药物有 7 种，治疗皮肤疾病的药物有 5 种等；或一药治数病，如虎蛟治肿也治痔，肥遗治疠也可杀虫等。在药物的使用方法上也已经多样化，内用法有"服"与"食"，外用法有佩带、坐卧、洗浴、涂抹等。《山海经》中有关药物的记载，显然对后世药物学的发展有着深远影响。

　　由于在药物的种类、性能、毒副作用等方面认识的不断进步，在医疗实践中用药的经验也日益引起人们的注意，如《礼记》中"医不三世，不服其药"，《易经》中"无妄之药，不可试也"的记载，都一定程度地说明了当时人们对用药经验的重视。

　　从这一时期记载的药物内容来看，记载的重点大多为实用内容，而较少对药物的自然属性进行描述，这一实用传统在后世药物学发展中一直延续着。药始终附着于医，并未走上独立的发展道路，药学著作的撰者，无一不是医生或知医者，这是中医学突出的特点。

二、酒与汤液的意义

　　酒的起源应在原始公社时期。从野果或谷物的自然发酵而形成的天然酒，到发明人工酿酒，以至酒成为人们生活中不可缺少的饮品。历史上留下许多传说，部分地保留在传世的文献中。但人工酿酒发明于何时，不能单凭文献记载而定。考古工作者发现在仰韶文化时期就已经开始酿酒，在新石器时代晚期的龙山文化遗址、河南偃师二里头夏文化遗址，均发现专用的陶制酒器。而商代文化遗存中，有数千件种类各异的青铜酒器，足以佐证商代贵族嗜酒成风。酒在贵族中是最奢侈的饮品，在当时人们的社会生活中更多地是用于祭礼和医疗。

　　酒有通经活络、令人精神兴奋的作用，也有驱寒散瘀、麻醉镇痛或消毒杀菌的作用。人们最初发现并饮用自行发酵的酒之后，自然而然地将其兴奋与麻醉作用应用于医疗，这应该说是医学史上的一项重要发明。酒又有挥发和溶媒的性能，所以后世成为常用的溶剂，并且用来加工炮制药物。由于酒对"外感风寒"、"劳伤筋骨"等病有治疗或缓解症状的作用，所以在古代医学挣脱巫术统治的过程中，饮酒治病比较普遍。在用酒治病的长期实践中，人们不满足于单纯用酒治病的疗效，因而发明了药酒。在甲骨文中发现的"鬯其酒"是一种色美味香的药酒，既能用于祭礼、也可用于医疗，是目前所知关于药酒的最早记载。药酒的出现与发展，成为后世药物治疗中的一个重要组成部分。《汉书》中的酒为"百药之长"，《内经》中的"邪气至时，服之万全"，以及"醫"字从"殹"从"酉"的结构，都不同程度地反映了早期对酒与医药关系的重视。

　　汤液即汤剂，又称水药，是中医临证用药的主要剂型之一。一般认为，汤液创制于商代。商以前人们习用单味药，且用重剂，副作用较大。《尚书·说命》中有"若药弗瞑眩，厥疾弗瘳"的记载，一定程度地反映了这一情况。进入商代，随着人们用药经验的积累和丰富，以及对疾病认识的不断加深，出现了汤液。汤液是将所选的多种药物混合煎煮后用于医疗，它的发明与应用，是我国方药学上的一个重大进步。

汤液在临床上的应用，使人们由习惯于用生药而转变为用熟药，由重剂量的使用单味药转为适量的混用复味药，不仅服用方便、可以提高疗效、减少药物的副作用，而且在医疗上也开阔了用药领域，拓展了药物研究和发展的空间，加速了医药学的发展与进步。

伊尹创制汤液，是历史因袭下来的一种传说。《汉书·艺文志》载："《汤液经》又名《伊尹汤液》，"晋代皇甫谧在《甲乙经》序中说："伊尹以亚圣之才，撰用《神农本草》，以为汤液……仲景论广伊尹《汤液》为数十卷，用之多验"。有人认为早在汉代以前就已经有了伊尹创制汤液的传说。

《史记·本纪》载："伊尹名阿衡。阿衡欲干汤而无由，为有莘氏媵臣，负鼎俎，以滋味说汤，致于王道。"人们认为伊尹是一个厨师，善于烹调，根据他的烹调经验创制了汤剂。《吕氏春秋·本味篇》记载了伊尹曾以医理与汤王讨论治国之道："用其新，弃其陈，腠理遂通，精气日新，邪气尽去，及其天年。"说明伊尹有一定的医学知识。自古认为医食同源，了解食物性味转而用来调治疾病也是合乎情理的，因此历史上人们延续了伊尹创制汤液的这一说法。

另有人认为，伊尹创制汤液源于历史传说，直至晋代皇甫谧才根据传说而有了明确的记载，所以不足为凭。汤液的发明，不是偶然的，绝非个人所能为。在商代，陶器的制成与使用的进步、烹调经验的积累、人们所掌握的药物知识的不断增加等，都无疑为汤液发明提供了必要条件。也正是在当时的历史条件下，无数先民在采药、用药与烹调饮食的生活实践中，不断积累和总结经验，从而创制了汤液。

近年来医史界中出现一种汤液并非"汤剂"而是"五谷之液"的观点，源于《素问·汤液醪醴论》，也有一定道理，作为"五谷之液"的酒在古时就是作为药物使用的。

其实，不论汤液是否是汤剂，在中国文化环境中，中医以复方治病是必然的。首先是中国文化讲究"和"，这是方剂诞生的条件；同时由于中医认识疾病，强调证候，而证候形成的原因多样，且在治疗中不断变化，单一药物无法适应治疗要求，这是方剂产生的内驱力量。方剂标志了中医特色的本质。

第四节　卫生保健与医事制度

卫生保健活动与人类共同存在，当这样的活动成为社会问题时，就要求有相应的社会管理措施。

一、卫生保健活动

人类的卫生保健活动与物质生活、精神文明的发展水平密切相关。这一时期，随着生产力水平的不断提高，在卫生保健方面出现了明显的进步。

在环境卫生方面：这一时期，人们十分重视居住环境的选择与饮水卫生对生活的影响。

《诗经·大雅·公刘》有"即景（日影）乃冈，相其阴阳，观其流泉"，是对公刘选择高燥向阳、临水的居住环境的赞颂。《左传》等文献中也有许多关于居住环境的记载，如"土厚水深，居之不疾"，"土薄水浅，其恶易觏"等。相传黄帝时代就已有水井，夏代又有"伯益作井"的传说。水井或沟渠用久必然污染，因此早期文献中有许多关于淘除井中的污泥积垢，疏浚河流的记载，还载有用于保持井水卫生的井盖、井栏等设备，这在考古发掘中已得到证实。对于污水的排泄，埋设地下管道排除污水，也是商周时期的一项重大成就。在商周文化遗址中，曾出土颇具规模的地下排水管道（陶窦）。《周礼·考工记》中就有"窦，其崇三尺"的巨大下水管道的记载。古人对居住环境与人体疾病的关系很早就注意到了。

商代甲骨文中的"牢"（牛棚），"圂"（猪圈）等字表明了人畜分处，也是环境卫生的一个重要进步。甲骨文中的"未丁亥寇"，指丁亥日要对居室清扫和除虫。先秦文献中也有许多关于洒扫、灭虫、堵洞、药熏、除鼠的记载。这些都是早期预防传染病的流行和保护环境的有效举措。

在个人卫生方面：商代甲骨文中有盥洗沐浴（盥、沬、浴、洗）的记载。1953年殷墟的考古发掘中，出土了壶、盂、勺、盘、陶搓、头梳等全套盥洗用具。《礼记》中"鸡初鸣，咸盥漱"等内容，记载了周代的一些日常卫生习惯；"头有疮则沐，身有疡则浴"，说明当时人们认识到沐浴对于疮疡具有一定的医疗意义。

人们也十分注重饮食卫生，《周礼》中专门载有适宜四时的肉食品种、调味宜忌、饭食与菜肴的搭配、服食方法等许多饮食卫生方面的内容，说明当时人们已经养成了一些良好的卫生习惯。冷藏食品有着悠久的历史，"藏冰"的发明至少有三四千年的历史。早在《夏小正》中就有"颁冰者"的记载。周代专设掌管藏冰、用冰的官职（"凌人"），还有讲究的冰室建筑（如"凌阴"）。《论语》载"鱼馁而肉败不食，色恶不食，臭恶不食，失饪不食，不时不食"。强调食物贵在精细、适时和新鲜卫生，不能食用肉败、色恶、臭恶之变质食物。这一时期在饮食卫生方面的突出成就，对后世产生了深远的影响。

二、医事制度建设

进入夏商周社会的中后期，随着社会经济文化的进步，社会分工进一步扩大和专业化，医学也逐渐摆脱了巫术的羁绊，走上独立发展的道路。

周代已经建立起较为完整的医政组织和相当严格的考核制度，对于后世医学的发展有着积极的促进作用。据《周礼·天官》记载，当时的宫廷医生分为食医、疾医、疡医、兽医四种，其中食医近似今日之营养医生，负责掌管帝王膳食的营养卫生；疾医近似今日之内科医生，不仅为王室服务，也"掌养万民之疾病"；疡医近似今日之外、伤科医生；兽医则"掌疗兽病，疗兽疡"。这是最早关于医学分科的记载，是医学进步的一个突出标志。

医政机构的设置。《周礼·天官》载："医师掌医药之政令，聚毒药以供医事。凡邦之有疾者，疕疡者造焉，则使医分而治之。"医师总管医药行政，又设士、府、史、徒等专职人员，各司其职，协助医师进行卫生行政管理。医师负责对医生的年终考核，根据他们诊治病人的疗效判定等级："十全为上，十失一次之，十失二次之，十失三次之，十失四为下"，并以考核结果确定其级别与俸禄。

《周礼·天官》载："凡民之有疾者，分而治之，死终则各书其所以而入于医师。"这是最早关于病历记录和死亡报告的记载。说明古人对于积累原始的病案资料已经重视，不仅有利于总结经验教训，也有利于医疗行政管理。特别是对医治无效者作出说明原因的死亡报告的制度，更是历史上突出成就。

医事制度建设的成就，对提高医学水平、促进医学发展，无疑起到了积极作用。

第三章

中医学术体系的建立

（战国~三国　公元前 475 ~公元 265 年）

战国至三国是我国封建君主专制制度建立、巩固和发展时期。

战国持续 250 余年，此时期中，各国相继摆脱了周王朝统治，建立起了自己的独立政权。其中后进的秦国通过变法改革，迅速强大起来，于公元前 221 年结束了割据局面，统一了全国，建立了中央集权的封建君主专制国家。

后因统治的腐败和残暴，激起社会动乱，导致陈胜、吴广领导的农民起义，最终推翻了秦王朝，由两汉取而代之。

西汉初年，政治开明，经济发展，国家强盛，对外交流扩大。到西汉末年，朝政腐败，公元 9 年王莽篡权，改国号"新"。其结果更加重了社会危机，随即爆发了绿林、赤眉等农民起义。公元 23 年，王莽覆灭，刘秀即帝位，史称东汉。东汉前期，因采用开明的政治、经济方针政策，国家得到了发展，各方面都有所进步。然而，到东汉末年，因政治黑暗，民不聊生，随之爆发了黄巾军等农民起义，其结果出现了各地方拥兵割据，形成了魏、蜀、吴三足鼎立，中国进入了三国时期。直至公元 265 年，西晋王朝建立，并于公元 280 年灭吴，中国才实现了暂短的统一。

先秦两汉时期，我国的科学文化发达，在各方面都取得了显著的成就。

战国出现了"诸子蜂起，百家争鸣"的局面，诸子百家纷纷著书立说，对中国思想史、科技史、文化史都产生了深刻影响。秦代"焚书坑儒"专尚法家，汉代"罢黜百家，独尊儒术"，这对中国以后的历史发展都起到了极大而深远的作用。

在生产技术上，发明了耕犁、耦犁，在水利上出现了都江堰工程，造纸上出现了蔡伦的技术改革，天文历法方面产生了浑天仪，地震预报方面发明了候风地动仪，数学方面有《周髀算经》、《九章算术》、《海岛算经》，农学方面以《氾胜之农书》为代表，文学上有《离骚》和汉"乐府诗"，史学名著有《史记》、《汉书》等。

在医药学方面，此时期产生了一大批医书，也涌现出了一批医学家。《黄帝内经》的产生，标志着中医学基础理论的初步奠定；张仲景著《伤寒杂病论》，把理、法、方、药体系完整用于临床实际；《神农本草经》是我国药物学第一次系统总结。扁鹊、华佗、淳于意、张仲景等名医，在临床医学方面做出了重要贡献，如华佗发明了以酒服麻沸散的全身麻醉术，并成功施行了有关外科手术，淳于意创"诊籍"，是最早的医案。

总之，从战国到三国的政治、经济、思想、科技、文化环境，为医药学的发展提供了前所未有的条件。由此，中医学才出现了发展高潮，并完成了理、法、方药学术体系的建构。

第一节　诸汉墓出土医书

20 世纪 70 年代以后，从古汉墓相继出土了一批医书，这些医书在一定程度上反映了当时的医学发展水平。

一、基本内容简介

（一）马王堆汉墓医书

1972 年初至 1974 年初，在长沙东郊马王堆发掘了三座西汉古墓，在三号墓出土了一批帛书和竹木简。帛书共 20 余种，12 万字，内容包括哲学、历史、天文、地理、医药学等。其中古医书有 10 种，包括：《足臂十一脉灸经》、《阴阳十一脉灸经》甲本、《阴阳十一脉灸经》乙本、《脉法》、《阴阳脉死候》、《五十二病方》、《却谷食气》、《导引图》、《养生方》、《杂疗方》、《胎产书》；竹木简 200 支，全部是医书，包括：《十问》、《合阴阳》、《天下至道谈》、《杂禁方》等 4 种，其中《杂禁方》是木简，其他皆为竹简。这些医书的成书年代大约在战国至秦汉之际，于汉文帝 12 年（公元前 168 年）随葬的。

（二）江陵张家山汉墓医书

1983 年底至 1984 年初，在湖北江陵张家山 M247、M249、M285 等 3 座西汉前期墓葬中，相继发现了大批竹简。其中以 M247 出土的竹简最多，达 1000 余支。竹简大部分贮藏在竹笥内，保存较完整，字迹清晰。其内容包括法律、历史、历法、算数、医学等。医学方面的著作有两种：《脉书》、《引书》。墓葬年代为汉代吕后至文帝初年，这是继 1973 年马王堆汉墓出土医书后，又一次重大的医学考古发现。

（三）武威汉墓医书

1972 年 11 月，在甘肃武威县旱滩坡发掘了一座东汉早期的古墓，经鉴定，墓主人可能是一位年长的医生，随葬品包括：医药简牍 92 枚，其中木简 78 枚，木牍 14 枚，保存了较完整的医方 30 余首，还有鸠首杖、五铢钱等。初名《武威汉代医简》，但因简中有"治百病方"的字样，遂改名为《治百病方》。

二、出土医书的分析

（一）马王堆汉墓医书

1.《足臂十一脉灸经》、《阴阳十一脉灸经》（以下分别简称为《足臂》、《阴阳》）　全书论述了十一条经脉的循行走向及所主治疾病，是我国目前发现最早论述经脉学说的文献。从两部脉灸经的成书年代来看，《足臂》早于《阴阳》，也就是说前者更为古朴。

在《灵枢·经脉》里，较详尽地论述了 12 条经脉，将《灵枢·经脉》与《足臂》、《阴阳》相比较，发现从内容到词句均有许多相似之处，说明他们之间存在着某种联系。其成书时间，两部灸经比《灵枢·经脉》都早，看来前者是《灵枢·经脉》的祖本，后者是对前者的继承和发展。主要依据：其一，两部灸经只记载了人体 11 条经脉，比《灵枢·经脉》少了 1 条手厥阴经，可以认为《内经》的 12 条经脉是在两部灸经所论十一条经脉的基础上发展而来。其二，脉灸经的循行走向多以向心性为主，彼此互不衔接，无规律可言，而《内经》所述 12 经脉循行走向很有规律。其三，灸经所叙经脉与脏腑之间并无必然联系，而《内经》所载十二经脉均与脏腑有密切联系，而且有规律可循。其四，灸经对经脉的命名尚不统一，如《足臂》称手太阳脉为臂泰阳脉，《阴阳》称手太阳脉为钜阳脉，而《内经》皆以手足三阴三阳命名，十二条经脉的命名是统一的。

2.《五十二病方》　《五十二病方》现存 1 万余字，分为 52 题，每题都是治疗一类疾病的方法，少则 1 方，多则 20 余方。现存医方总数 283 个，用药 247 种。估计原书医方总数在 300 以上，用药超过 260 种，有少部分亡佚。书中提到病名 103 个。

《五十二病方》真实地反映了西汉以前的医学水平。在临证方面，所论涉及内、外、妇、儿、五官各科，外科尤为突出，如书中记载了痔疮的手术方法，"巢塞直（膓）者，杀狗，取其脬，以穿篅，入直（膓）中，炊（吹）之，引出，徐以刀劙去其巢，治黄黔（芩）而娄（屡）傅之。"

3.《导引图》、《却谷食气》　我国很早就有导引术，战国的《行气玉佩铭》是专论导引的，《庄子·刻意篇》也谈到导引，但未见到有导引图流传。马王堆汉墓出土的帛画《导引图》，是我国现存最早的医疗体操图。经复原后，彩图长 100cm，高约 50cm。图上描绘了 44 个不同性别年龄的人在做各种导引动作。他们分 4 排，每排 11 人，人像高 9～12cm。动作姿态大致分为三类：呼吸运动、活动四肢及躯干运动、持械运动。尤为可贵的是，有的图旁还标明了该导引可以防治的疾病名称。如"引聋"，即以导引防治耳聋；"引脾（脾）痛"，即以导引防治痹证或腹痛。而且，《导引图》中还有模仿八、九种动物动作的导引术式，如"信"（鸟伸）、"沐猴讙"（即狝猴喧呼）。这是古代仿生学在医疗体育中的具体运用，对后世影响很大。

《却谷食气》是我国现存最早的气功导引专著。原书约 500 字，现今可辨认者 270 余字，主要记载导引行气的方法和四时食气的宜忌。这些无论对研究我国气功导引的源流和发展历史、还是对指导今人锻炼，都大有裨益。

4.《脉法》、《阴阳脉死候》　《脉法》全书 300 余字，因缺损过甚，内容已无法完全知晓。仅从首尾文义，知为师徒传授脉法之书。是迄今最早提出人体气与脉的关系，并确立治病当取有余而益不足等虚实补泻概念的古医籍。另外，书中提出的"圣人寒头而暖足"，不仅是治病的原则，也是养生保健的宝贵经验。

《阴阳脉死候》是最早的诊断专书，全书约 100 余字。书中提出：三阳脉属天气，主外，主生，三阳病一般不是死症，其中只有折骨裂肤才有引起死亡的危险；三阴脉属地气，主内，主杀，其病有腐脏烂肠者，容易引起死亡。并记载了五种死候的具体症状和特征。但是《脉法》的侧重点是指导灸法和砭法。

5.《养生方》、《杂疗方》、《胎产书》　　《养生方》，原书估计有6000余字，因残缺严重，现存3000余字。所论内容包括两个方面：一是健身补益方，如"春日鸟卵一，毁投蘗糗中，挍（丸）之如大牛戒，食多之善。"一是补益性功能的药方，如"以癀（颠）棘为酱（浆）方"，治"老不起"，即治疗男子阳痿。

《杂疗方》原书约600余字，现残缺严重，根据现有文字分析，内容包括四方面：补益男女性功能法、产后埋葬胎衣法、补中益气方药、蜮和蛇等伤的防治。书中反映出古人讲究强身、抗衰老，强调预防意外损伤。

《胎产书》800余字，现残缺不全，是我国迄今发现最早的妇产科著作。其主要内容有：养胎、埋胞、转胞、求子及产后处理等。书中所载胎教是医学史上最早的论述。

6. 竹木简医书　　马王堆汉墓出土的竹木简书约4000余字，其成书年代可能为秦汉之际。四部简书中，《杂禁方》为祝由方，《十问》、《合阴阳》、《天下至道谈》主要论述了养生学和房中术问题。在性医学、优生学、养生学方面具有积极的意义，可为后世借鉴。

（二）江陵张家山汉墓医书

1.《脉书》　　《脉书》，2028字，63简。其内容大体与马王堆出土的《阴阳十一脉灸经》、《脉法》、《阴阳脉死候》三帛书相当。后三书的缺字，以《脉书》作校对，基本能够补足。如《脉法》原文缺164字，经对照《脉书》补足后，仅缺11字。

《脉书》论述了67种疾病的名称及简要症状，涉及内、外、妇、儿、五官科病证，有些病名如醉、浸、浇、殿等，是马王堆医书和《黄帝内经》未收载的。这是我国现存最早的疾病证候学专论。另外，书中所言："夫留（流）水不腐，户貐（枢）不蠹，以其动。动则实四支而虚五臧，五脏虚则玉体利矣。"比《吕氏春秋》"流水不腐，户枢不蠹，动也；形气亦然"的文字更古老。

2.《引书》　　《引书》，3235字，抄写在113枚竹简上。原简自名《引书》，题于书首竹简的背面，这是论述导引的专书。其内容分为三部分：其一论述四季养生之道；其二论述导引术式及其作用，书中载导引术110种，除去重复者为101种，其中述术式85种，用于治病有50种，仅述功用者16种；其三讨论了致病因素、防治方法以及养生理论。认为疾病的原因是"必于暑、湿、风、寒、雨、露、奏（腠）理启阖，饮食不和，起居不能与寒暑相应，故得病焉"；防治方法是"治八经之引，炊、昫（呴）、虖（呼）吸，吸天地之精气，实其阴，故能毋病"；养生则强调须与自然界相应。《引书》是迄今发现的最早的导引术专著，对研究气功的源流及其发展历史有十分重要的参考价值。同时也是研究养生学的珍贵的文献资料。

（三）武威汉墓医书

《治百病方》保存了比较完整的医方30余个，方中涉及药物约100味。它详细记载了病名、症状、药物剂量、制药方法、服药时间，以及不同的用药方式，还记载了针灸穴位、针灸禁忌，所论涉及内、外、妇、五官各科。该书具有以下特点：其一，体现了辨证论治思想。如对外感和内伤病进行区别，并且运用不同的治法。书中也有同病异治、异病同治，以及根据疾病症状的不同调整用药分量的方法。其二，药物学、方剂学均达到相当的水平。该书所载百种药中，69 种见于《神农本草经》，11 种见于《名医别录》，另 20 余种未见以上两书，说明较之《神农本草经》有所发展。书中以复方为主，每方少则二三味药，多的达 15 味以上，可见当时对中药在复方中的复杂性能已经有所掌握。另外，剂型多样，有汤、丸、膏、醴、滴、栓等，内服药以酒、米汁、豉汁、酢浆汁、含咽汁、淳醢为引子，以助药物充分发挥其药理作用。

显然，武威汉简的出土，不仅是我国考古学上的一个重要发现，它在一定程度上反映了汉代的医药水平的真实情况，对于研究我国古代医学，特别是汉代的医药学具有非常重要的意义。

第二节　四大经典的内容与价值

战国到秦汉期间，在长期经验积累的基础上，产生了《黄帝内经》、《黄帝八十一难经》、《神农本草经》、《伤寒杂病论》这四部经典医书，标志了中医学术体系已经形成。

一、《黄帝内经》

（一）《黄帝内经》的作者与成书

《黄帝内经》简称《内经》，是我国古代早期的一部医学总集。书名首见于《汉书·艺文志·方技略》，该志记载了医经七家，其中包括《黄帝内经》18 卷，《黄帝外经》37 卷。这七家中《黄帝外经》和其他五家均佚，《内经》是仅存者。在《内经》成书前，已有更古的医学文献存在于世，《内经》中所引用的古代医书多达 20 余种，如《上经》、《下经》、《揆度》、《奇恒》、《从容》、《五色》等。可见，《内经》是在其他更古老的医学文献基础上撰成的。

《内经》为"言医之祖"，以问答体形式，托名黄帝与其臣子岐伯、雷公、鬼臾区、伯高等讨论医学问题。书名冠以黄帝，并不是说该书为黄帝所作，大约是战国至秦汉时期，许多医家进行搜集、整理、综合而成，其中甚至包括东汉乃至隋唐时期某些医家的修订和补充，是汇集古代众多医家经验和理论的医学总集。

《内经》包括《素问》、《灵枢》两部分，原书各 9 卷，每卷 9 篇，各为 81 篇，合计 162 篇。《素问》在唐代只存 8 卷，其中第 7 卷的 9 篇佚。唐代王冰注解此书时，从其老师处得到一秘本，补充了"天元纪大论"等 7 篇，仍缺 2 篇。因此，现存的《素问》，虽有篇目为 81，但其中的第 72 篇"刺法"，第 73 篇"本病"，只有篇名，没有具体内容。直到宋代，又补入两篇，附于该书之后，称为"素问遗篇"，显系后人伪托之作。《灵枢》一书，原来只剩残本，北宋元祐八年（1093），高丽献来《黄帝针经》，哲宗随即下诏颁发天下。直到南宋时的史崧，才把"家藏旧本《灵枢》九卷"加以校正出版，这就是现存最早版本的《灵枢》。

（二）《黄帝内经》的基本内容与成就

《内经》较全面系统地阐述了中医学的基本问题，《素问》所论包括人的生理、心理、病理及疾病的诊断、治疗、预防等。具体理论有阴阳五行，脏腑经络，气、血、神、津液、精，病因病机，辨证原则，诊法治则及预防养生等。《灵枢》除了论述脏腑功能、病因、病机之外，还着重介绍了经络、腧穴、针具、刺法及治疗原则等。正是这些重要论述，构建起了中医学基本理论的体系，它为后世中医学的发展奠定了基础。其体现的基本精神和成就可以概括为以下几个方面。

1. 强调整体观念　这是《内经》在论述生命和疾病的各种问题时都贯彻的思想原则。应该指出的是，《内经》在强调整体观念时，其特点是不重视人体的内在结构性，而强调功能的联系性。《内经》的整体观，内容主要有以下几个方面：

（1）人与天地自然是统一的。《内经》明确提出："人以天地之气生，四时之法成"，"天食人以五气，地食人以五味"。这是强调自然对人的制约性。类似的陈述在《内经》中是极为丰富的。正因为自然对人具有这样的制约性，所以当外界条件出现超出正常范围的变化时，就会使人得病。以这一整体观为前提，中医学才提出外感六淫的病因学说。

人不仅受自然的制约，也能适应自然。这方面《内经》也有相关的论述。如说："天暑衣厚则腠理开，故汗出；天寒则腠理闭，气湿不行。"更进一步，《内经》还提出了"提挈天地，把握阴阳"的思想。这就不仅是消极适应自然，而是积极地驾驭自然。正是基于人能适应自然的认识，《内经》才合理地导出"治未病"的预防思想。

（2）人体自身是统一的。《内经》指出人体自身是互相联系的整体，内部脏腑、体表毫毛、五官九窍等，通过经络，互相协调地联系在一起。脏腑间有特定络属，脏腑在体内各有所主，在体表各有开窍。正因为有这种联系，所以局部可影响全身，体表能反映内脏。根据整体观的这一原则，《内经》才说："有诸内必形诸外"，"以表知里"。由此，才形成了中医学四诊合参的诊断学内容。

（3）人的心身是统一的。《内经》在形神关系方面有极为丰富的论述。一方面认为形体决定情志精神，如说"气和而生，津液相成，神乃自生"；"心藏神"、"肝藏魂"、"脾藏意"、"肺藏魄"、"肾藏志"。正因为形决定神，所以脏腑有病时就会出现精神情志的变化。如"肝气虚则恐，实则怒"，"心有余则笑不休，心不足则悲"。另一方面，精神情志也会反作用于脏腑机能。如"怒伤肝"、"喜伤心"、"思伤脾"、"忧伤肺"、"恐伤肾"。再一方面，因情志之间有规律地互相作用，所以调节情志的太过或不及，就可使人从病理状态恢复到生理状态。如"喜胜忧"、"悲胜怒"等。正是根据这一整体观原则，中医学才得出了七情病因学和情志疗法。这些内容在心理卫生学和精神治疗学等方面都有重要意义。

（4）人与社会是统一的。人不仅生活在自然环境中，也生活在社会环境中，因此，社会因素对人的健康和疾病发生有极重要的影响，《内经》对此是有认识的。如在《素问·疏五过论》和《素问·征四失论》中都提出了很符合实际的认识和见解。如说："凡未诊病者，必问尝贵后贱……名曰脱营，先富后贫，名曰失精。""不适贫富贵贱之居……不别人之勇怯"则"治之失也"。疾病的发生与社会条件是相关的，疗效也不纯粹是技术问题。

2. 重视脏腑经络　脏腑学说是以研究人体五脏六腑的生理功能、病理变化及其相互关系为主要内容的。《内经》认为，五脏六腑是维系人生命的重要器官。《素问·五脏别论》说："五脏者，藏精气而不泻也，故满而不能实也。""六腑，传化物而不藏，故实而不能满也。"《素问·灵兰秘典论》还分别介绍了心、肝、脾、肺、肾、胃、胆、大肠、小肠等各自的不同作用，说明人的呼吸、循环、消化、排泄、生殖等各种功能无不与五脏六腑有关。《内经》还提倡对人体进行解剖。《灵枢·经水》说："八尺之士，皮肉在此，外可度量切循而得之，其死可解剖而视之，其脏之坚脆，府之大小，谷之多少，脉之长短，血之清浊，气之多少……皆有大数"。说明古人确实是通过解剖来认识人体内脏形态的。而且，《内经》还认识到经脉在人体内是循环不已的。《素问·举痛论》说："经脉流行不止，环周不休。"这是最早涉及到血液循环的记载。

经络学说是以研究人体经络系统的生理功能、病理变化及其与脏腑的相互关系为主要内容的。《灵枢·经脉》说："经脉者，所以能决死生，处百病，调虚实，不可不通也。"对于十二经脉的名称、循行走向、络属脏腑，及其所主疾病，《内经》均有明确的记载。对奇经八脉亦有所论述。与马王堆出土的《足臂十一脉灸经》及《阴阳十一脉灸经》相比，《内经》不仅由 11 条经脉发展为 12 条经脉，而且其循行走向很有规律，各经之间互相衔接，互为表里。由于每条阴经属于一脏，并与一腑相连络；每条阳经属于一腑，又连络一脏，这就使周身四肢和脏腑紧密地联系起来。每条经脉所主疾病，都和它的循行走向及所连属的脏腑直接相关。这样，在分析人的生理、病理和进行诊断治疗时，就赋予了特殊重要的意义。

《内经》所论述的脏腑经络学说，构成了中医学基本理论的核心内容，也是中医辨证论治最重要的理论基础。

3. 运用阴阳五行学说　阴阳五行学说产生于殷周之际，最初为两种学说，到战国由阴阳家统一在一起，成为影响广泛而深远的哲学思想，为各门学科所用以说明自然和社会的各种问题。在《内经》中，阴阳五行学说既是哲理，又是最基本的医理；既用以说明普遍问题，也用以说明具体问题。

如说："阴阳者，天地之道也，万物之纲纪，变化之父母，生杀之本始，神明之府也"（《素问·阴阳应象大论》）；"阴阳者，数之可十，推之可百；数之可千，推之可万；万之大不可胜数，然其要一也"（《素问·阴阳离合论》）。这是世界观和方法论。

而说："人生有形，不离阴阳"（《素问·宝命全形论》）；"阴平阳秘，精神乃治；阴阳离决，精气乃绝"（《素问·生气通天论》）。这则是对生理病理的最高概括。

在《素问·阴阳应象大论》中，还有极为丰富的以阴阳论述生理、病理、药理、诊断、治则的内容。如论阴阳的生理关系是："阳化气，阴成形"，"阴在内，阳之守也；阳在外，阴之使也。"病理关系则是："阴胜则阳病，阳胜则阴病"。"察色按脉，先别阴阳"，这是诊断的首要原则。而"阳病治阴，阴病治阳"，又是必须遵循的治疗大法。至于"阳为气，阴为味"，则是对药理的最基本说明。

五行学说在《内经》中也有丰富的论述，把五行的性质与相互关系赋予五脏，从而用以说明五脏的生理和病理，指导诊断和治疗。同时也以五味归属五行，说明药物功能。

应该怎样评价阴阳五行学说呢？我们认为，既要承认其合理性，也要指出其局限性，同时也要认识到其中唯心及形而上学的成分。

除以上三个主要方面的成就之外，《内经》对病因、病机、诊法、治则、预防、养生等内容也都有丰富的阐述。这些内容对中医学在后世的发展产生了极为深远的影响。

总之，《内经》全面地总结了秦汉以前的医学成就，并为后世中医学的发展提供了理论指导。在藏象学、经络学、病因病机学、生理病理学、养生和预防医学、诊断治疗原则等方面，都为中医学奠定了理论基础。可以说，《内经》的问世，标志着中医学进入系统的理论总结新阶段。《内经》的影响是深远的，历代著名的医家在理论和实践方面的建树，无一不承接了《内经》的学术思想。

二、《黄帝八十一难经》

（一）《黄帝八十一难经》的作者与成书

《黄帝八十一难经》，简称《难经》或《八十一难》。该书的作者与成书年代，一向说法不一。《难经》书名最早见于东汉张仲景的《伤寒论》自序。书中提到，"撰用《素问》、《九卷》、《八十一难》"。关于本书的作者，有人认为是秦越人，如唐代杨玄操在《集注难经·序》中说："《黄帝八十一难经》者，斯乃勃海秦越人所作也。"但经查考《史记·扁鹊仓公列传》和《汉书·艺文志》均无有关此事的记载。而《四库全书总目提要》说："《难经》八十一篇，《汉书·艺文志》不载，隋唐史始载《难经》二卷，秦越人著，吴太医令吕广尝注之，则其文当出于三国前。"究竟《难经》为何时何人所作，迄今无定论。研究者多认为，《难经》成书于西汉末期至东汉之间。至于作者为秦越人的说法，有待进一步考证。

（二）《黄帝八十一难经》的主要内容和成就

《难经》以问答形式阐释《内经》精义，"举黄帝岐伯之要旨而推明之"，讨论了八十一个"理趣深远"的医学问题，故称"八十一难"。主要内容包括脉诊、脏腑、经络、腧穴、针刺及一部分疾病。其中，一至二十二难为脉学，二十三至二十九难为经络，三十至四十七难为脏腑，四十八至六十一难为疾病，六十二至六十八难为腧穴，六十九至八十一难为针法。

《难经》在脉诊部分，首创"独取寸口"的诊脉法。它认为，"寸口者，脉之大会"，确立了手腕（寸口）寸、关、尺三部，每部又分浮、中、沉为九候的"三部九候"诊脉法。经络部分，系统地论述了奇经八脉的循行、功能、病证，弥补了《内经》在这方面的不足。脏腑部分，首开后世命门学说之先河，《难经·三十六难》曰："肾两者，非皆肾也，其左者为肾，右者为命门。命门者，精神之所舍，原气之所系也。男子以藏精，女子以系胞。"在疾病部分，把伤寒分为中风、伤寒、湿温、热病、温病等五种；提出积聚分属脏腑，认为五脏生积，六腑生聚。在针灸治疗部分，提出了"虚者补其母，实者泻其子"的原则。

总之，《难经》在中医基本理论和临床方面丰富了中医学的内容，正如徐灵胎在《医学源流论》中所言："其中有自出机杼，发挥妙道，未尝见于《内经》而实能显《内经》之奥义，补《内经》之所未发，此盖别有师承，足与《内经》并垂千古。"

三、《神农本草经》

（一）《神农本草经》的作者与成书

《神农本草经》，简称《本草经》或《本经》，是我国现存最早的药物学专书。首载于梁代阮孝绪的《七录》。《隋书·经籍志》也提到《神农本草经》有5卷、4卷本。但前两书均未交代该书的作者与成书年代，关于这个问题一直有所争议。该书为何人何时所作呢？梁·陶弘景《本草经集注》指出："旧说神农本经，余以为信然……今之所存，有此四卷，是其本经，所出郡县，乃后汉时制，疑仲景、元化等记"。北齐·颜之推提出此书系神农氏所作，只是经过后人的增删整理，掺杂了新内容，才乱了本书的原貌。晋·皇甫谧则认为是岐伯或伊尹所撰。上述说法均因文献证据不足，而尚待考。该书的成书年代，有战国说、秦汉说、东汉说。我们从《本草经》的具体内容分析，所记采药时月都是以寅月为岁首的。秦和汉初实行的是颛顼历，当时是以亥月为岁首的，直至汉武帝太初元年改历以后才改成以寅月为岁首。正如陶弘景所指出的那样："本草时月，皆在建寅岁首，则从汉太初后所记也。"另外，晋人稽康、皇甫谧等皆引用或提到过此书的内容，说明本书在西晋以前就有流传。书中又多重视养生、服石、炼丹、还有神仙不死之类的说教，与东汉时期的社会风气颇相吻合。综合有关资料，我们认为，《神农本草经》并非出自一人一时，大约是秦汉以来许多医药学家不断搜集药物学资料，直至东汉时期才最后加工整理成书的。书名冠以神农，其一是因为古代有"神农尝百草"发现药物的传说，其二是受当时一种尊古之风的影响，正如《淮南子·修务训》所说："世俗之人，多尊古而贱今，故为道者，必托之神农、黄帝而后能入说"。

《神农本草经》的原著已于唐代初年失传，现今流传的本子，是后人从《证类本草》及《本草纲目》等书中辑录出来的。流行版本较多，其中以孙星衍、孙冯翼叔侄合辑本较完善。

（二）《神农本草经》的内容与成就

《神农本草经》3卷，也有4卷本（"序例"单算1卷）。它内容十分丰富，反映了我国东汉以前药物学的经验与成就。

1. 创药物的三品分类法　《神农本草经》收载药物365种，其中植物药252种，动物药67种，矿物药46种。之所以收药365种，是为了"法三百六十五度，一度应一日，以成一岁"（孙星衍辑本《神农本草经·卷三》）。

将药物按性能功效的不同分为上、中、下三品。"上药一百二十种为君，主养命以应天，无毒，多服久服不伤人，欲轻身益气不老延年者，本上经。中药一百二十种为臣，主养性以应人，无毒有毒，斟酌其宜，欲遏病补虚羸者，本中经。下药一百二十五种为佐使，主治病以应地，多毒，不可久服，欲除寒热邪气破积聚愈疾者，本下经"（森立之辑《神农本草经·序录》）。这种药物分类方法是中国药物学最早、最原始的药物分类方法。它对指导临床应用有一定的意义。但三品分类法又有一定的缺陷，如分类过于笼统；在同一品中，动、植、矿物混在一起，往往草、木不辨，虫、石不分；上、中、下三品的界限不清，划分标准难以掌握。如瓜蒂是催吐药，应列入下品，却列在上品；龙眼是补养药，应定为上品，却列于中品等。

2. 概括地记述了中药学的基本理论　论述了方剂君臣佐使的组方原则。《序录》写道："药有君臣佐使，以相宜摄合和，宜用一君二臣三佐五使，又可一君二臣九佐使也。"这就告诉我们，任何一个方剂，并非药物随意堆砌，而有一定的组方规律。方中既有君药、臣药，还有协助君、臣药起作用或在整个方子中起调和、控制或引导作用的佐使药。虽然书中所提君臣佐使各药的味数未免有些机械，但作为总的组方原则，却一直为后世医学家所遵循。

提出了药物七情和合的理论。《序录》指出："药有阴阳配合，子母兄弟，根茎花实，草石骨肉，有单行者，有相须者，有相使者，有相畏者，有相恶者，有相反者，有相杀者，凡此七情，合和时（一作视，按；当以视为是）之，当用相须相使者良。若有毒宜制，可用相畏相杀者，不尔，勿合用也。"也就是说，并不是所有药物都可以配合使用。有的药物合用后，能相互加强作用，有的能抑制另一种药物的毒性，适宜于配合使用，而有的药物合用后，会产生剧烈的副作用，则不应同用。《本经·诸药制使》对近 200 种药物的配伍宜忌予以说明。如"丹砂恶磁石，畏咸水"等。

阐述了药物的性味及采集加工炮制方法。《序录》写道："药有酸、咸、甘、苦、辛五味，又有寒热温凉四气，及有毒无毒，阴干暴干，采造时月，生熟，土地所出，真伪陈新，并各有法。"这就是说，医者既要了解药物四气五味及有毒无毒等情况，选择适宜的采集时间，掌握药物的生熟程度，还要了解地理环境对药物的影响。收藏药物时，有的宜阴干，有的宜晒干。还要对药物的真伪新陈及质量优劣善于鉴别。另外，关于药物制剂，《本草经》指出："药性有宜丸者，宜散者，宜水煮者，宜膏煎者，亦有一物兼宜者，亦有不可入汤酒者，并随药性，不得违越。"

3. 记载了临床用药原则和服药方法　在临床用药的指导思想上，主张："凡欲治病，先察其源，先候病机，五藏未虚，六府未竭，血脉未乱，精神未散，食药必活。若病已成，可得半愈。病势已过，命将难全。"并指出药物并非万能，贵在可治之时尽早防治。其临床用药原则，《序录》指出："疗寒以热药，疗热以寒药，饮食不消以吐下药，鬼疰蛊毒以毒药，痈肿疮瘤以疮药，风湿以风湿药，各随其所宜。"在用药方法上，《序录》提出："病在四肢血脉者，宜空腹而在旦；病在骨髓者，宜饱满而在夜。"这些原则和方法，多为后世医药学家所借鉴。

4. 论述了药物的功效和主治　《神农本草经》所记药物的功效基本是正确的，特别是有关植物药的记载，如人参"主补五脏，安精神，定魂魄，止惊悸，除邪气，明目，开心，益智，久服轻身延年。"菊华（花）"主诸风，头眩肿痛，目欲脱，泪出，皮肤死肌，恶风湿痹，久服利血气。"这些认识，在长期临床实践中得到反复的检验，证明是正确的，其中许多药物的药理作用已为现代科学研究所证实，如人参补益、麻黄定喘、黄连止痢、黄芩清热等，至今仍广为应用。并且，该书所载主治病证约有 170 多种，包括内、外、妇、五官（眼、喉、耳、齿）等各科的疾病。如该书《序录》所载："夫大病之主，有中风、伤寒、寒热、温疟、中恶、霍乱、大腹水肿、肠澼下利、大小便不通……"。足见其记载主治病证之广泛。

总之,《神农本草经》是集东汉以前药物学大成之作,它系统地总结了秦汉以来医家和民间的用药经验,不仅为我国古代药物学奠定了基础,对后世药物学的发展也有着重要影响。魏晋以后历代诸家本草学,都是在该书已有成就的基础上发展起来的。书中所载药物大多临床有效,其所述药物学理论、药物功效主治及用药原则方法,至今仍有相当一部分内容是值得继承和发扬的。但是,限于当时的历史条件和科学水平,书中也不可避免地存在一些错误。由于东汉时期谶纬神学盛行,因此,书中也掺杂了一些神仙道教思想的内容。例如,"水银……久服神仙不死","紫苏……久服轻身不老,延年神仙","泽泻……久服耳目聪明,不饥,延年轻身,面生光,能行水上"等。这些都反映了历史的局限性,对后世药物学的发展产生过一定的消极影响。

四、《伤寒杂病论》

(一)《伤寒杂病论》的作者与成书

张仲景(约150~219),名机,南郡涅阳(今河南省邓县穰东镇,一说今南阳市)人。年轻时曾跟从同郡张伯祖学医,经过多年的钻研,医术远超其师,成为汉代著名的临证医学家。据高保衡、林亿在《校正伤寒论·序》中说:"张仲景,《汉书》无传,见《名医录》云:南阳人,名机,仲景乃其字也。举孝廉,官至长沙太守。"说明张仲景曾做过长沙太守。关于他是否做过长沙太守,学术界一向说法不一。由于《后汉书》和《三国志》无传,因而缺乏史料根据。晋代医家王叔和与皇甫谧在论述张仲景时未提到他做过长沙太守的事。但宋代以后的许多文献,如《医说》、《历代名医蒙求》、李廉《医史》、《南阳府志》、《长沙府志》、《襄阳府志》、《邓州府志》等都说张仲景做过长沙太守。传说张仲景做长沙太守时,每逢旧历每月的初一、十五两日,便停止办公事,在大堂上置案给人看病。后世尊称他为张长沙,他的医方也被称为"长沙方"。1981年南阳医圣祠发现了张仲景的墓碑和碑座,碑的正面刻有"汉长沙太守医圣张仲景墓"等字,碑座刻着"咸和五年","咸和"是东晋成帝司马衍的年号,咸和五年即公元330年,有人认为碑刻的年代基本可靠,便肯定张仲景曾经做过长沙太守。但学术界对此还在争论中。

张仲景生活在东汉末年,其时政治极端黑暗,官府加紧横征暴敛,豪族地主疯狂兼并土地,人们生活在水深火热之中。各地纷纷暴发农民起义,统治者派兵镇压,战火绵延,天灾频仍,疾病流行,死亡枕藉。正如曹操在他的《蒿里行》一诗中曾经描写过这种惨状:"铠甲生虮虱,万姓以死亡,白骨露于野,千里无鸡鸣,生民百遗一,念之断人肠"。据张仲景在《伤寒杂病论·自序》中记载,他的家族原有两百多口人,自建安元年(196)以来,不到10年的时间,即有三分之二的人生病死去,其中十分之七的人死于伤寒病。由于统治者不重视医学,社会上迷信巫祝,因此医学得不到应有的发展。一般医生墨守成规,他们"各承家技,终始顺旧",而那些庸医们不但技术低劣,而且医疗作风马虎草率,常常是"按寸不及尺,握手不及足","相对斯须,便处汤药。"结果使许多患者枉送了性命。"感往昔之沦丧,伤横夭之莫救"的张仲景立志发愤钻研医学。他"勤求古训,博采众方",刻苦攻读《素问》、《灵枢经》、《八十一难》、《阴阳大论》、《胎胪药录》等古代医学文献,并结合当时医家及自己长期积累的医疗经验，撰成《伤寒杂病论》。

《伤寒杂病论》问世以后，由于战乱兵燹，原著不久即散佚。其中有关伤寒的内容，经晋代王叔和搜集整理成《伤寒论》，一直流传至今。杂病部分一度失传，直到北宋时，翰林学士王洙才从翰林院的"蠹简"中找到一部《金匮玉函要方》，这实际上是《伤寒杂病论》的节略本。此书分为3卷，上卷论伤寒，中卷论杂病，下卷记载方剂及妇科的理论和处方。林亿等人在校订此书时，考虑到《伤寒论》已有传本，于是删去上卷，而只保存中、下卷杂病和治疗妇人病的部分。又把下卷的方剂分别列在各科证候之下，编为上、中、下3卷。此外，还收集各家方书中转载仲景治杂病的医方及后世一些医家的良方，分类附在每篇之末。因为是节略本，所以书名叫《金匮要略方论》，简称《金匮要略》。

（二）《伤寒杂病论》的内容和成就

1. 提出了辨证论治范例 张仲景继承了《黄帝内经》等古代医籍的基本理论，结合当时的丰富经验，以六经论伤寒，以脏腑论杂病，提出了包括理法方药在内的辨证论治原则，使中医学的基础理论与临证实践紧密结合起来。

（1）《伤寒论》以六经论伤寒：《伤寒论》10卷，397条。张仲景十分重视对《黄帝内经》的研究，所用六经辨证，直接渊源于《黄帝内经》。《素问·热论》说："今夫热病者，皆伤寒之类也……人之伤于寒也，则为病热。"而且，《内经》对于外感发热病提出了六经传变的理论。《素问·热论》言："伤寒一日，巨阳受之，故头项痛，腰脊强。二日阳明受之，阳明主肉，其脉挟鼻络于目，故身热，目痛而鼻干，不得卧也。三日少阳受之，少阳主胆，其脉循胁络于耳，故胸胁痛而耳聋。三阳经络皆受其病，而未入于脏者，故可汗而已。"三阳经传尽，又传入三阴经，"四日太阴受之……五日少阴受之……六日厥阴受之。"

张仲景在《素问·热论》的基础上，考察了整个外感病的发展变化过程。根据病邪侵害经络、脏腑的盛衰程度、病人正气的强弱，以及有无宿疾等条件，寻找发病的规律，并提出了自己的见解。这概括起来即是以六经论伤寒。张仲景参照《素问·热论》六经传变的原则，把外感热病发展过程中各个阶段所呈现的各种综合症状概括为六个类型，即太阳病、阳明病、少阳病、太阴病、少阴病、厥阴病，并以此作为辨证论治的纲领。由于六经包括手六经和足六经，也就是十二经，十二经又络属各个脏腑，因而把疾病的发生、发展、传变与整个脏腑经络联系起来，所以六经辨证，其实质是整个脏腑经络学说在临床上的具体运用。也就是说《伤寒论》的六经，概括了脏腑、经络、气血的生理功能和病理变化，并根据人体抗病力的强弱、病因的属性、病势的进退缓急等因素，将外感病演化过程中出现的各种证候进行分析、综合、归纳，从而讨论病变的部位、证候特点、损及脏腑、寒热趋向、邪正消长以及立法处方等问题。

《伤寒论》除了介绍各经病证的特点和相应的治法之外，还说明了各经病证的传变、合病、并病，以及因处治不当而引起的变证、坏证及其补救方法等。通过六经证候的归纳，可以分清主次，认识证候的属性及其变化，从而在治疗上可以掌握原则性和灵活性。正如《伤寒论》第16条所说："观其脉证，知犯何逆，随证治之。"这是张仲景对辨证论治原则所作的最扼要的概括。

（2）《金匮要略》以脏腑论杂病：《金匮要略》6卷、25篇，以脏腑辨证论述内科杂病为主（占全书的2/3以上），如痉、湿、百合、狐惑、疟疾、中风、历节、虚劳、肺痿、奔豚等30多种病证，兼及外科的疮痈、肠痈、浸淫疮和妇科脏躁、经闭、妊娠病、产后病和其他杂病，还有急救及食禁等方面内容。

张仲景对杂病的论治，以整体观念为指导思想，以脏腑经络学说为基础，主张根据脏腑经络病机进行辨证，开后世脏腑辨证之先河。他对病因、病机及诊断、治疗的论述十分精湛。特别是在病因方面，提出了一个比较完整的病因学说，指出："千般疢难，不越三条：一者经络受邪，入脏腑，为内所因也；二者，四肢九窍，血脉相传，壅塞不通，为外皮肤所中也；三者，房室、金刃、虫兽所伤。以此详之，病由都尽。"这是最早把病因分为三类的论述，后来南宋陈言的三因学说，就是在此基础上进一步发展起来的。

张仲景对外感热病与杂病的认识和临证治疗方法，被后世概括为辨证论治体系，为后世临证医学的发展奠定了基础。

2. 对方剂学的贡献　《伤寒论》载方113首（实为112首，因其中的禹余粮丸有方无药），《金匮要略》载方262首，除去重复，两书实际收方269首，使用药物达214种，基本上概括了临床各科的常用方剂，被誉为"方书之祖"。其方剂学成就主要表现在以下几方面：

（1）提出了较严谨的方剂组方原则：张仲景的《伤寒杂病论》，对方剂组成以及方中药物的加减化裁，均提出了较严格的要求。充分体现了君、臣、佐、使相配合的组方原则。根据病情变化和兼证的不同，处方又有所加减化裁。由此可知，张仲景的组方原则严格而灵活。

（2）创制了多种方剂的剂型：在《伤寒杂病论》中，所用方剂剂型种类超过以往医学文献及简牍所载的医方内容。该书所载方剂剂型有：汤剂、丸剂、散剂、酒剂、洗剂、浴剂、熏剂、滴耳剂、灌鼻剂、软膏剂、肛门栓剂、阴道栓剂等不同类型。这些剂型至今仍广泛应用于中医临证各科，用以治疗各类疾病。

（3）记载了大量有效的方剂：《伤寒杂病论》中所载方，大多切合临床实际。如治疗阳明热盛及暑温的白虎汤，治疗黄疸的茵陈五苓散，治疗痢疾的白头翁汤，治疗胸痹心痛彻背的瓜蒌薤白半夏汤，治疗虚劳和虚烦不眠的酸枣仁汤，治疗妇人经漏的芎归胶艾汤等等，都是直至今天仍在普遍应用的行之有效的方剂。

综上所述，《伤寒杂病论》不仅为诊疗外感病提出了辨证的纲领和治疗方法，也为中医临床各科提供了辨证和治疗的一般示范。它成书之后，一直指导着后世医家的临床实践。历代许多有成就的医学家，无不推崇张仲景的著作，重视对《伤寒杂病论》的研究。从唐宋以后，此书的影响远及国外，足证其学术价值之高。

《伤寒杂病论》虽有许多学术成就值得继承和发扬，但该书毕竟距今已有1700余年，受当时历史条件和科学水平的限制，不可避免地存在某些局限性，并非言言金石，字字珠玑，不许改易一字。况且，由于年代久远，辗转传抄，错误也是存在的。这些有待于我们学习与研究时认真加以分析。

第三节　理法方药体系与辨证论治原则

从战国到秦汉这一历史时期，中医学出现了四部经典著作。这四部经典著作标志了中医学术体系已经建立，中医学的临床学原则——辨证论治也已形成。这是中医学极其独到的认识成果，极其鲜明地标志了中华民族认识和改造世界的智慧特征。理、法、方、药体系与辨证论治原则是统一的，理、法、方、药体系是辨证论治的基础，辨证论治是理、法、方、药体系的实践展示。凡是学习中医的人，都应该对此具备深刻的认识和理解。

一、理、法、方、药体系的内容和特点

"四大经典"所建构的中医学理、法、方、药体系的主要内容有如下几方面：

（一）基本理论

《内经》和《难经》中总结提出的中医学基本理论有阴阳五行学说，脏腑经络学说，病因病机学说，气、血、津、液、精、神学说。这些基本理论内容构成了中医学的生理学、病因学和病理学，用以说明各种生命和疾病问题。

（二）诊治法则

诊治法则构成了中医学体系中"法"的主要内容。在《内经》和《难经》中，对中医学的诊法和治法都有了最基本的论述。

诊法中包括诊查法和辨证法。诊查法中《内经》已有完整的望、闻、问、切内容，望诊中有观神色、望面部、察目、辨经络、望形态、望舌的论述。闻诊中有闻声音气息的论述。问诊强调了发病情况、生活起居、精神状况、病人好恶等。切诊中已有切脉和按胸腹、诊尺肤的论述。而《难经》中对脉诊论述更为全面详细。

在对病情分析的辨证方法方面，《内经》已提出了各种辨证方法的原则，论述了阴阳、表里、寒热、虚实等各种证候内容。《素问·至真要大论》中的"病机十九条"实际上是辨证的示范，《素问·热论》中提出了六经辨证的原形，而对各种疾病根据其表现进行审证求因的论述更为丰富。《伤寒杂病论》则已具体应用了六经辨证和脏腑辨证方法。正是在这样的基础上，后世才不断发展完善了多种辨证方法。

对于治法，《内经》和《难经》中提出了养生预防法则，强调了因时因地因人制宜，论述了治标与治本、正治和反治等原则性内容。而《内经》和《难经》对针刺疗法则提出了各种补泻方法。《伤寒杂病论》中已完整体现了汗、吐、下、和、温、清、消、补八法。

（三）方剂配制

使用组合方剂治病是中医的特色。对于如何配制方剂，《内经》和《本草经》中都提出了君、臣、佐、使的配伍法则。《内经》更进一步提出了大、小、缓、急、奇、偶、重"七方"概念，并对"七方"的不同配制方法作了具体论述。

方剂在中医历史上起源甚早，《五十二病方》中已有283个方剂。但是方剂只是到了

"四大经典"时才真正形成了规范。《伤寒杂病论》中的方剂比起以往的方剂，配伍精到，法则鲜明，说明此时期方剂学才真正成熟，所以被誉为"方书之祖"是恰当的。书中之方不仅疗效显著，且意蕴深刻，是后世制方的典范。

（四）药物规范

用药治病是最基本的方法，因此对药物的论述是中医学理、法、方、药体系中的重要组成部分。

对中药的论述，《内经》和《本草经》中已有系统完整的内容。虽然在《诗经》、《山海经》中已有大量药物记载，但是对药物缺少理论认识。在《内经》和《本草经》中则提出了药学理论。比如药物的四气、五味、功能、主治、采集、用法、用量、七情和合等基本规范在《内经》和《本草经》中都系统论述到了。

"四大经典"建构的理、法、方、药体系在后世千百年中被广泛应用在各科临证实践过程中，通过各科实践，这一体系不断丰富和完善起来。

值得特别强调的是"四大经典"建构的理、法、方、药体系，是中医学术的基本模式，千百年来这种学术体系模式从未发生根本变化，一直完整地保持着鲜明的特色。这一特色的本质就是理、法、方、药的基本内容，都不是建立在实证的结构认识基础上的。中医学的病因、病机、脏腑、经络、气、血、津、液、精等基本理论概念，很少有结构方面的依据，也很难用实证方法去检测。尽管中医学在《内经》或《内经》以前曾有过解剖记载，但是这些记载多为形态描述，而少有结构分析。由此，中医学的机能认识，不论是生理的，还是病理的，也就无法建立在解剖描述基础上。

而各种诊法和辨证方法，因为不是建立在结构性自然观和受控实验基础上，所以在应用过程中无法制定出严格准确的统一标准。至于各种治则、组方原则和药性概念，也都由于非实证性而难以用实证方式给出检验。

另外，因为"四大经典"建构的理、法、方、药体系强调顺应自然，重视中和，而相对不主张改造征服自然和个别因素的独立性，所以在实践过程中，保守的诊疗内容突出而显著。这在养生、预防、诊断、治疗、用药、针灸、制药等各方面都有充分的表现。

正是因为如上这一理、法、方、药体系的本质特点，从而决定了中医学认识和实践的发展方向以及发展方式，同时也决定了中医学认识和实践的发展结果。

二、辨证论治原则的基本精神

中医学的临床实践方式是辨证论治，这是由中医学理、法、方、药体系的特点决定的。因为中医学对疾病现象不是采用实证方法去认识的，所以在临床实践中就无法去针对实证的病因和病理进行治疗。

辨证论治从本质上说是着眼于外在临床表现的有机组合对疾病给出判断，进而针对这一判断进行治疗。某种疾病虽然病因与病理是相对稳定的，但是受内外多重因素的影响，它的外在表现却是变化不定的。因此某种疾病在演进转归过程中，其临床症状、体征的组合就不会不发生变化，在临床上就会出现不同证候类型的先后演替。辨证论治直接针对的对象是不同的证候类型，最终则是通过治疗不同的证候类型完成治病的目的。

辨证论治这一实质过程，可以反映出以下的基本精神：

首先，辨证论治既强调从客观的临床表现出发，这坚持了唯物论原则；同时也强调从临床表现的联系出发，这又坚持了辩证法的精神。从辨证论治的本质要求看，单一的临床症状或体征，无法确定其性质，所以便无法施治。只有把各种症状、体征联系起来，才能反映出规律，也才能为施治提供依据。因为事物不是孤立存在的，总是互相联系的，所以从事物联系出发，才能把握住事物的本质。同时，辨证论治还强调因人因时因地制宜，认为不同的人虽患同一种病，但是病情表现不会完全相同；同一个人在不同时间和地点患同一种病，病情表现也会出现差异；而不同的人所患不同的病，在某一阶段又会出现某种共同表现，如此等等。对此，辨证论治强调从证候的异同给以不同或相同的治疗。在如何处理同一与差异的问题上，辨证论治表现了高度的灵活性和具体针对性，从事物的现象与本质的关系考虑，现象的相同或不同，往往反映的是本质上存在同一和差异，而根据本质的同一和差异给以相同或不同的治疗是合理的。

另外，辨证论治也主张定性与定位结合。"四大经典"提出了辨证论治原则，在这一原则基础上，后世又发展完善了各种辨证方法。这些不同的辨证方法不是孤立的，而是互相补充的。其中八纲辨证是定性的辨证方法，而脏腑辨证、六经辨证、卫气营血辨证、气血津液辨证、三焦辨证等则是不同的定位辨证。只有定性辨证与定位辨证相结合，才能保证诊断的方向正确和具体针对性准确。这体现了原则性与针对性的统一。

再有，辨证论治虽然强调证候类型性质的确定性，但是并不排斥某一证候之下症状和体征的多样性。所以虽然为同一证候类型，但是组合这一证候类型的个别症状和体征却可以互不相同。正由于这样，针对同一证候类型的方剂是可以数量很多的。即使同一方剂，其不同的加减化裁也变化多端。这说明辨证论治这一中医临床学原则不是刻板的教条，而可以灵活应变，其适应范围是极为广泛的。

综合上述，可以看出，辨证论治既是有效治病的规范，其中必有极为宝贵的科学内涵，同时又以其独特性表现了中华民族智慧的鲜明特质。

第四章
医学各科的充分发展
（两晋~五代　公元265~960年）

从两晋至五代的近700年间，是我国封建君主专制社会的上升时期。其间既有战事连绵、分裂动荡的南北朝和五代，也有全国统一、政权集中、社会相对稳定的隋唐两朝，特别是唐朝，更是我国封建君主专制社会高度繁荣的历史时期。

在长达300多年的两晋南北朝时期，随着北方少数民族不断进入中原，使民族间的大融合得以逐步实现。北方汉族的南迁，又把先进的生产技术和文化带到长江流域。隋朝的统一，结束了南北对峙，更促进南北经济的发展和文化交流。唐朝疆域辽阔，政府机构完备，法律制度健全，经济繁荣昌盛，成为当时世界上极为富庶和高度文明的大国。但安史之乱以后，唐朝渐渐衰败，直至五代灭亡。

这一时期，科学文化的进步引人注目。数学家祖冲之求得圆周率为3.1415926和3.1415927之间；创制"大明历"，确定一回归年度为365.24281481日，求出"交点月"的数值是27.21233日，并改进闰法，使之更符合天象实际。西晋裴秀的《禹贡地域图》（已佚）是见于文字记载的最早历史地图集。北魏郦道元的《水经注》，考证精慎，史料翔实，是我国最早的地理专著。东魏贾思勰的《齐民要术》，总结了6世纪以前黄河中下游地区农业和畜牧业的生产经验，是我国现存最早的一部完整农书。南北朝出现的"灌钢法"，明显提高了钢的硬度和韧性，能"斩甲过三十札"，是当时世界先进的一种冶炼技术。大量寺院庙塔和云冈石窟、敦煌石窟、龙门石窟等为代表的建筑物，不但反映了当时匠师的卓越技艺，更是稀世的文化艺术珍宝。隋唐之际，造纸手工业已遍及全国，雕版印刷术的发明，更直接促进了文化的总结与传播。唐朝开明宽容的文化政策，造就大批诗人，其中李白、杜甫等人的作品千古流芳。晚唐、五代的词，可谓开后世宋词的先河。

在意识形态领域，随佛教兴起和道教盛行，两汉时期独尊儒学的局面被打破，形成儒、佛、道并兴格局，并有玄学的流行。凡此丰富了我国的宗教文化，也对医学的发展颇具影响。儒家重生不重死，注重礼乐制度的建构和伦理道德的修养，封建纲常礼教虽有碍医学发展，但其"修身、治国、平天下"及以"仁"为核心的观念对中医医德的形成有较大影响。道教追求长生不老，提倡无欲无为，推崇炼丹，这对社会和医学的发展都有负面效应。但炼丹过程中的发现，客观上积累了丰富的化学和药物学的知识；其倡导的养生思想和方法，也构成传统预防医学的重要内容。佛教宣扬的"因果报应"、"灵魂不灭"、"三世轮回"，对医学发展有消极影响。但佛经传入所带来的外来文化和医药知识，促进了中外文化和医学的交流。玄学，是将道家和儒家思想相糅合，加以改造和发挥而成的一大哲学派别。其"崇尚自然"、"贵无"、"崇有"以及"言、意、象"之辨，对中医理论和诊疗技术曾起作用。然相伴而兴的"服石"之风，却成为医学发展的障碍。

这一时期，医药理论得到比较系统的整理。王叔和整理编次《伤寒论》和撰写《脉经》，皇甫谧编著《针灸甲乙经》，陶弘景撰《本草经集注》，雷敩著《炮炙论》，全元起、杨上善、王冰对《素问》和《内经》的注释以及病源证候学专著《诸病源候论》的问世，都对后世产生了深远影响。注重应用、以记述经验之方为主要内容的方书大批出现，世族大家、朝廷和诸王府竞相搜藏秘方和编撰实用方书。其中葛洪的《肘后救卒方》、陈延之的《小品方》、范东阳的《范汪方》、姚僧垣的《集验方》乃至孙思邈的《备急千金要方》、《千金翼方》、王焘的《外台秘要》等，都代表了当时临证医学的发展水平。临床医学逐渐专科化，相继产生外科、伤科、妇科、儿科、针灸科等现存最早的专科著作。唐太医署中也有明确的分科。隋唐两朝，政府开始组织专人编撰医药学专著，其中以《诸病源候论》和《新修本草》最负盛名，《新修本草》更被作为药典颁行全国。学校式的医学教育肇始于南朝刘宋年间，隋唐则设置太医署，具有一定规模。至唐朝，已形成从中央到地方较完善的医学教育体系，而传统医学数世家传授受，也在此时颇为兴盛，徐氏八代医学世家便是代表。随着丝绸之路的辟通和东亚、东南亚海路的利用，中外医学交流日趋频繁。

第一节　古医籍的整理与注释

《内经》、《伤寒杂病论》等古医籍，文义幽深难解，又经数百年流传，存在散佚和传抄错漏、内容交错不一等现象。有些医家开始着手进行古医籍的整理与编次，同时通过注释的方式，结合当代的医学经验与成就，使原有理论与学说得到充实。

一、《黄帝内经》的整理注释

最早注释《内经·素问》的医家为齐、梁间人全元起，书名《素问训解》，共8卷，惜于南宋佚失。从北宋校正医书局校本中，尚可窥其编次和部分注解。现存最早的《内经》注本，当推隋唐时人杨上善（约585~670）整理、注释的《黄帝内经太素》（简称《太素》）。该书首创分类统纂、注释法，将《内经》原文，分为摄生、阴阳、人合、脏腑、经脉、输穴、营卫气、身度、九针、诊候、证候、设方、补泻、伤寒、寒热、邪论、风论、气论、杂病19大类。大类之下，又复合若干小类，并予以注释，从而加强了《内经》理论与学说的条理性和系统性。此外，杨氏注文，多据《说文》、《尔雅》、《广雅》等著作，并结合医理而阐发，训诂较优，释义也较精当。对传本经文有错讹者，予注文说明，不妄加改动；对传本经文有疑难者，则存疑待考，不牵强附会。该书凡30卷，南宋时散佚。现存26卷本（包括新近发现的3卷）是从日本影抄的23卷而校勘的版本。在《素问》注本中影响较大的是中唐时王冰（约710~805）重新编次并注释的《重广补注黄帝内经素问》，又称《次注黄帝内经素问》，凡24卷81篇。王氏鉴于当时《素问》传本篇目重迭，文义悬隔，及脱简断文、错简碎义、简目坠缺等情况，历12年对该书内容与编次作了调整与注释。《素问》经编次后，重出篇目与内容得到删除与调整，原在第9卷的《上古天真论》、《四气调神大论》等篇移至卷首，改以养生、阴阳、藏象、诊法、病能、经络、治法等类为序，不仅眉目清楚，内容系统，还突出了"治未病"的预防医学思想。王氏因见《素问》第7卷佚失，又取"师氏"秘藏本补之，计有《天元纪大论》等运气7篇。这些文章确否《素问》原文，尚有疑义，但它使"运气学说"得以流传，也对中医理论与临床治疗的发展产生了重要影响。传本《素问》经调整和增补，条理更加清晰，其注释对阐明经旨更有裨益，其间对中医理论不乏精辟的发挥。其注《至真要大论》"有者求之，无者求之"时云："夫如大寒而甚，热之不热，是无火也；大热而甚，寒之不寒，是无水也"。注"诸寒之而热者取之阴，热之而寒者取之阳，反谓求其属也"时提出了"益火之源以消阴翳，壮水之主以制阳光"的治病大法，被后世视为圭臬。

王氏治学严谨，"凡所加字，皆朱书其文，使今古必分，字不杂糅"。然因时代变易，亦可能部分混入正文，其注文也有未当甚至错误之处。但总的来说，王氏注《素问》成绩是主要的，后又经林亿等历代医家的诠注，《素问》始有今日之盛。

二、《伤寒杂病论》的整理注释

《伤寒杂病论》成书后，因战乱频仍，不久已有散佚。其中有关伤寒的内容，经3世纪时王叔和的搜集、整理、补充和编次，而成《伤寒论》一书，计10卷22篇。第1卷有辨脉法、平脉法两篇。第2卷分伤寒例、辨痉湿暍病脉证并治、辨太阳病脉证并治共3篇。第3～6卷共7篇，论述六经病脉证及治疗。7～10卷共10篇，除霍乱、阴阳易差后劳复外，还从正反两方面论述伤寒病的可汗不可汗、可吐不可吐、可下不可下及温、刺、灸、水、火等治法。

后世医家认为，叔和论仲景治疗方法分"可"与"不可"为治法分类研究，较切临床实用。这8篇文章加上卷1的2篇、卷2之伤寒例1篇共11篇文章，均非仲景手笔，疑为叔和所增。辨痉湿暍篇本属杂病，已收入《金匮要略》。因此，自明代方有执以后，多将以上篇幅裁而不录。目前人们所见之《伤寒论》传本，一般只保留了由"太阳病脉证"至"阴阳易差后劳复"等10篇，其他部分已不为一般人所熟悉。

《伤寒论》经叔和编次，得以流传后世，对中医的发展产生了极其深远的影响。但后世医家对叔和之编次，各执己见，褒贬不一，有颂其保存医籍之功者，有责其编次之舛、序例之谬者。王氏距仲景生活年代最近，并任太医令，所编可能较接近仲景原著内容。

整理研究《伤寒论》的医家还有唐·孙思邈。他认为《伤寒论》之大意"不过三种，一则桂枝，二则麻黄，三则青龙，此之三方，凡疗伤寒不出之也。其柴胡等诸方，皆是吐、下、发汗后不解之事，非是正对之比"。因此把太阳病分为桂枝汤、麻黄汤、柴胡汤、承气汤、陷胸汤及杂疗等法；次则阳明、少阳、太阴、少阴、厥阴等病状；再次为伤寒宜忌，如忌汗、宜汗等；最后论述汗、吐、下后诸病状、霍乱病状及阴阳易病已后劳复等所用疗法。既阐发了仲景学说，为后世提供了较好的版本，又开创了以方类证的研究方法。孙氏研究《伤寒论》的具体内容载于《千金翼方》卷9～10之中。

第二节　脉学与病源证候学的总结

脉诊是中医的重要诊断方法，在中医理论体系及诊疗实践中占有非常重要的地位，古代医家在长期的临床实践中，逐步发展了这一诊断方法。

一、脉学的总结与普及

魏晋时期，脉学取得较大成就，不仅有总结性的脉学著作，又有由博返约、便于临床实用的普及性著作。此期的脉学成就，为后世的脉学发展奠定了基础，其代表作是王叔和编著的《脉经》。

（一）《脉经》

我国的脉诊法起源很早，在秦汉以前的古代文献中已有丰富的脉学史料。《周礼》书中有切脉以察脏腑病变的记载；《左传·昭公元年》记述了医和诊治晋侯之疾，以色脉互参详论其病的史实。《史记·扁鹊仓公列传》说："今天下言脉者，由扁鹊也。"可见扁鹊在战国秦汉时期被公认为脉学的鼻祖。《黄帝内经》收载了大量秦汉以前的脉学资料，书中论述 40 多种脉象，又提出了三部九候诊法和气口人迎脉诊法；《难经》对脉理的探讨较为精深，该书论述脉学的基本理论和各种脉象的鉴别，尤其是最早提出寸口诊脉法，"十二经皆有动脉，独取寸口，以决五脏六腑死生吉凶之法"（《难经·第一难》）。《难经》将《内经》的脉学资料系统化，但未形成专书。

两汉时期，脉诊法已普遍应用于临床，成为中医诊病方法的重要组成部分。不过，这个时期的脉学文献大多已散佚。至魏晋时期，王叔和对脉学进行了第一次全面的总结，撰成《脉经》一书，奠定了我国脉学发展的基础。

王叔和，名熙，高平（今山东微山县）人，约生活于公元 3 世纪。他早年曾作过游方医，后因医术精湛，被选任太医令。据宋代张杲《医说》引张湛《养生方》言：王叔和"博好经方，尤精诊处；洞识摄养之道，深晓疗病之源"。唐代甘伯宗《名医传》称其"性度沉静，通经史，穷研方脉，精意诊切，洞识修养之道"。王叔和在临床实践中体会到脉诊的重要性和复杂性，但脉象又缺乏规范和统一，给临床诊病带来诸多的不便。如他在《脉经·序》中指出的："脉理精微，其体难辨，弦紧浮芤，展转相类，在心易了，指下难明。"说明准确体察脉象尤难，若指下有误，必致贻误病人。又由于当时世上流传的上古脉书，多深奥难懂，且零散而不系统，于是王叔和选取《内经》、《难经》及扁鹊、华佗、张仲景等医家的有关论述，并结合自己的临床经验，著成《脉经》10 卷 98 篇。内容包括脉形，诊脉方法，脉象与脏腑关系，脉象阴阳分辨以及妇人、小儿脉的辨识等。该书的主要成就有：

1. 确立"寸口脉诊法"　　王叔和在分析研究古人的"三部九候诊法"、"人迎寸口诊法"等诊脉部位的基础上，明确指出"寸口者，脉之大会，……五脏六腑之所终始，故法取于寸口"，确立了《难经》提出的寸口脉法，并提出寸、关、尺三部脉分候脏腑的理论，即左手寸部主心与小肠，关部主肝胆；右手寸部主肺与大肠，关部主脾、胃；两手尺部均主肾与膀胱等。因此解决了脉诊与脏腑相应定位的关键问题，从而推进了独取寸口脉诊法在临床的实际应用。

2. 归纳二十四种脉象 魏晋以前的医书中，脉名繁多，脉象种类尚未统一，含义亦模糊不清。据有人统计，《脉经》之前医书所记载的脉象名称约 80 种之多。王叔和为了统一其标准，把前代医书论及的易于混淆或类似的脉象，删而并之，规范了 24 种脉象名称，即浮、芤、洪、滑、数、促、弦、紧、沉、伏、革、实、微、涩、细、软、弱、虚、散、缓、迟、结、代、动等。王氏还对这些脉象逐一描述其指感形象，且对一些相似的脉象进行鉴别，以方便临床掌握和运用。如描述"浮脉，举之有余，按之不足"，"弱脉，极软而沉细，按之欲绝指下。虚脉，迟大而软，按之不足，隐指，豁豁然空"等，从而使脉名和脉象特点达到了统一和标准化。

3. 论脉学强调与临床病证治疗结合 王叔和的《脉经》并非孤立论脉，或单凭脉象断病，而是在阐述脉理的基础上紧密联系临床实际，将脉、证、治结合起来。书中对不同脉象的主病和治疗作了大量的论述，不少内容至今仍有指导意义。如"寸口脉迟，上焦有寒，心痛，咽酸，吐酸水。宜服附子汤、生姜汤、茱萸丸，调和饮食以暖之"，"关脉缓，其人不欲食，此胃气不调，脾气不足。宜服平胃丸、补脾汤、针章门，补之"（《脉经·卷第二·平三关病候并治宜第三》）等。此外，王叔和还对危重病证出现的"怪脉"或"败脉"作了描述，如"平杂病脉"篇中有"脉来乍大乍小，乍长乍短者为祟"；"诊三部脉虚实决死生"篇有"三部脉累累如贯珠，长病得之，死。……三部脉如屋漏，长病十日死。三部脉如雀啄，长病七日死。三部脉如釜中汤沸，朝得暮死，夜半得日中死，日中得夜半死"等。病危脉象，有异于常见脉，临床较难辨识，王氏则用"屋漏"、"雀啄"、"釜中汤沸"等形象比喻，使医生易于理解和掌握。

当然，《脉经》个别内容也有不足之处，如所谓"王脉"、"囚脉"、"相脉"等名称，带有时代的局限性，我们在学习中应注意分析批判。

《脉经》是我国现存最早的脉学专著，它总结了公元 3 世纪以前的脉学知识，并充实了新的内容，使脉学理论与诊脉方法系统化和规范化，对魏晋以后中医的脉学发展起了巨大的促进作用。

（二）《脉诀》

《脉经》行世后，由于其文古奥，不便于临床医生的学习和脉理的推行。在这种情况下，托名王叔和所著的通俗本《王叔和脉诀》（或简称《脉诀》）一书，便应运而出。该书一般认为是六朝高阳生所作，但也有认为是五代或北宋人所伪托。《王叔和脉诀》是选用《脉经》中的内容，以通俗的歌诀形式阐述脉理并联系临床实际，文句简明易懂，为习医者的入门书。

《王叔和脉诀》5 卷（或作 6 卷，或作 3 卷），其内容包括脉赋、诊脉候入式歌、五脏六腑脉歌、脉类、左右手诊脉歌、诊生死顺逆歌、察色观病候歌、妇人脉歌、小儿脉歌、诸杂病脉歌等 10 部分，编写长短歌诀凡 200 余首。其中"脉类"部分，高氏把 24 种脉象分为七表、八里、九道三大类。七表是浮、芤、滑、实、弦、紧、洪七脉；八里即微、沉、缓、涩、迟、伏、濡、弱八脉；九道为长、短、虚、促、结、代、牢、动、细九脉。将二十四脉如此分类，使脉象更具条理，易于学习和理解。不过，《脉诀》的二十四脉，减掉了《脉经》的散、数、革三脉，而增加了牢、长、短三脉。后人认为《脉诀》删去数、散二脉实为一大过失。明末《脉诀汇辨》称之"其过非浅"。另者，该书还存在一些文词鄙俗的不足。然而，该书重视脉象与病证的关系，论脉能从临床实际情况出发，如书中所述："病参之脉，可决死生，然有应病，有不相应，此最宜详，不可执定。人安脉病，是曰行尸，人病脉和，可保无危"。高氏既指出疾病和脉象反映有一致和不一致的复杂情况，不能一概以脉象作为诊断疾病的依据，又强调脉象对判断疾病预后具有重要意义，颇为医界所信重。《王叔和脉诀》因借王叔和之名，在内容上深入浅出，文字通俗易晓，且以歌诀形式编写，便于习诵，深受初学者和临床医生的欢迎，故《脉诀》问世以后，便风行于世，流传很广，历经宋、元、明三代约600年，对脉学的普及起了一定的推动作用。故有"《脉诀》出，而《脉经》隐"之说，然其学术价值终不及《脉经》，而《脉诀》书中的讹误之处也屡受宋以后医家的抨击。

魏晋时期，以王叔和为代表的脉学成就，是中医脉学发展史上的里程碑，它标志着古代脉法已进入了一个全新的发展时期。《脉经》全面总结了公元3世纪以前的脉学成就，进一步完善和发展了"独取寸口"的诊脉方法，在规范脉名、确定脉象指标以及寸、关、尺分部所属脏腑等方面都进行全面系统的阐述，使脉诊法成为中医学的专门诊法，从而促进了中医临证医学的发展。

《脉经》对世界医学也产生一定的影响。《脉经》在隋唐时期传到朝鲜、日本后，均被视为医者必读之书。公元808年，日本医家编著《大同类聚方》，书中收载了王叔和《脉经》的内容。公元10世纪，《脉经》传入阿拉伯，著名阿拉伯医学之父阿维森纳（Avicenna，980～1037），在其所著的《医典》中就选载《脉经》的部分内容。其后波斯（伊朗）学者兼医生拉什德·阿尔丁·阿尔哈姆丹尼（Rastid al－Hamdani，1274～1318），在其主持编纂的一部介绍中国医学的百科全书中，也引述了《脉经》的内容及其作者王叔和。我国脉学又由阿拉伯传到欧洲，到了公元17世纪，《脉经》已被译成多种文字在欧洲广泛流传。

二、病源证候学的探索

古代医家对病因的认识，经过长期的临床实践观察，至秦汉时期，已初步形成了"三因致病"的基本病因概念。隋唐时期的医家，本着"医之作也，求百病之本，而善则能全"（《诸病源候论·序》）的精神，在医疗实践中作了新的探索，对临床疾病或证候逐个进行研究，取得了不少重要发现，在病因学和证候学方面均有显著的进步。公元610年，由隋政府组织太医博士巢元方等人编辑的《诸病源候论》一书，是最具代表性的著作。

《诸病源候论》又称《巢氏病源》，主撰者为巢元方。然据《隋书·经籍志》记载有吴景贤撰《诸病源候论》50卷，《宋史·艺文志》始有巢元方《巢氏诸病源候论》50卷，但无吴氏所著之书，惟《新唐书·艺文志》二书并载且书名、卷数均同。《四库全书提要》认为"实止一书"，因该书为"元方等奉诏所作"，并非个人专著，但后世多以巢元方名之。巢元方，隋代医家，生卒里贯不详。隋大业年间（605～616）曾任太医博士，后来擢升太医令，据《开河记》载，开河都护麻叔谋在宁陵（今属河南）久患风逆，起坐不得，帝敕太医令巢元方前往探视，巢元方为其治愈，可见巢氏临证疗效之验。

《诸病源候论》是一部系统论述临床各科疾病的病因病机和症状体征的理论性专著。全书50卷，凡67门，分述病源证候1739论。卷1至卷27为风、虚劳、伤寒、温病、时行以及杂病等内科疾病；卷28至卷36为外科、五官、口腔等疾病；卷37至卷44为妇产科杂病和胎产等疾病；卷45至卷50着重讨论小儿科杂病及传染病等。本书不仅是对秦汉以来临床证候的全面整理和总结，而且对各种疾病的病因进行了深入的分析研究，提出许多新的创见，对后世医学发展有很大影响。《诸病源候论》的主要成就有：

1. 广泛记载临床各种疾病 该书收载的疾病种类包括内科、外科、儿科、妇科、五官科等，其中以内科疾病占绝大多数。内科方面，对临床常见的风病、虚劳、伤寒、温病、热病、咳嗽等疾病详加记载，其中风病记载59种，虚劳记载75种，咳嗽15种，其他如消渴、脚气、黄疸、水肿、虫证等也设专章论述。此外，外科仅金创一类就记载23种病候，又详论丹毒、破伤风、结核性疾患、痈疽、痔瘘、火伤等疾病。妇产科病候收载有140多种，详分为妇人杂病、妊娠病、将产病、难产病、产后病5类，包括月经不调、白带、阴挺、乳痈、妊娠恶阻、难产、产后恶露等多种病证。眼科病记载38种，包括翼状赘片、青光眼、夜盲症等。此外对鼻息肉、兔唇、湿疹、疥疮等也都有详细记载。书中还区分了冷痢和热痢、中风与头风，尤其鉴别天花和麻疹是世界医学史上的最早记载。该书是对隋以前临床出现的各种疾病证候进行的一次系统的整理和总结。

2. 提出病因理论方面的新见解 巢元方等人在阐述病因理论方面，有不少创造性的见解。对有些疾病的病因，巢氏在长期临床观察的基础上，突破前人笼统的三因致病理论，从而发现和描述了新的病源，丰富了祖国医学的病因学说。如在"瘟病候"中，巢氏认为"疫疠"、"时气"传染病，是由于外界有害物质"乖戾之气"所致，而且"生病者多相染易，故须预服药及为方以制之"。指出此类疾病虽有传染的特点，但可以通过服药预防和控制，这在传染病学史上具有重要意义。在记载寄生虫病方面，巢氏能准确描述其病源，如"蛔虫候"论中说："蛔虫者……长一尺，亦有长五六寸，或因脏腑虚弱而动，或因食甘肥而动，其发动则腹中痛，发作肿聚，去来上下……，口喜吐涎及吐清水"；"蛲虫候"论曰："形甚细小，如今之蜗虫状，亦因脏腑虚弱而致发病"；在"寸白虫候"中明确指出，该病系食入生牛肉、鱼肉所致。对于恙虫病，巢氏能准确描述其证候特点和传染途径，如在"沙虱候"中记载："山内水间有沙虱"，"其虫甚细不可见"，"入水浴及汲水澡浴，此虫著身，及阴雨日行草间亦著人"等。巢氏在"水毒候"中还就血吸虫病的病源作了一定的论述，指出血吸虫病流行地区是"自三吴已东及南，诸山郡山县，有山谷溪源处，有水毒病，春秋辄得"。以上说明巢元方对多种寄生虫病的病源已有深入的了解，并作了详细的论述。对某些特殊病因，如疥疮病，巢氏等通过临床的认真观察，已明确认识到疥疮是因疥虫所致，指出："疥者，……并皆有虫，人往往以针头挑得"，改变了前人的"湿邪"病因之论。另外，巢元方已认识到某些过敏性疾病与人的体质禀赋有关，如在"漆疮候"中对漆过敏的描述："人无问男女大小，有禀性不耐漆者，见漆及新漆器便着漆毒，……也有耐漆者，终日烧者，竟不为害也。"这些论述，已超出传统的六淫致病的理论范围。

3. 详细且准确地描述疾病证候 巢氏通过临床的长期观察，能深入了解各种疾病的特异表现，故书中对多种疾病的证候均作了详细而准确的描述，为医生辨识各种疾病提供了可靠依据。如记载麻风病，早期为"初觉皮肤不仁，或淫淫苦痒如虫行，或眼前见物如垂丝"；潜伏期则"入皮肤里，不能自觉，或流通四肢，滞于经脉"，其表现"或在面目，习习奕奕，或在胸颈，状如虫行，身体遍痒，搔之生疮，或身面肿，痛彻骨髓"，甚者"眉睫堕落"，"鼻柱崩倒"，"肢节堕落"，"彻外从头面部即起为疮肉，如桃核、小枣"等。再如巢氏在"消渴候"中能准确描述消渴病的临床特点："夫消渴者，渴不止，小便多是也"，"其病多发痈疽"，"有病口甘者，……此肥美之所发，此人必数食甘美而多肥"，所述与现代医学的糖尿病甚为吻合。书中对脚气病的描述也很详细："其状自膝至脚有不仁，或若痹，或淫淫如虫所缘，或脚指及膝胫洒洒尔，或脚屈弱不能行，或微肿，或酷冷，或痛疼，或缓纵不随，或挛急"，"或有物如指，发于腨肠，径上冲心"等。书中还对赤白痢、中风、黄疸、淋病等的临床表现都进行了详细记载，说明1300年前的中国医家对这些疾病，已有一定认识。

《诸病源候论》虽然是探讨病因证候的专著，但也记载了不少有关治疗创伤的外科手术方法和缝合技术，如"金疮肠断候"记述："夫金疮肠断者，视病深浅，……肠两头见者，可速续之，先以针缕如法，连续断肠，便以鸡血涂其际，勿令气泄，即推内之。"书中另有"妊娠欲去胎候"、"拔齿损候"、"阴中生息肉候"的记述，说明当时已普遍地进行人工流产、拔齿及妇科检查等，反映了公元7世纪临证医学的新成就。

总之，《诸病源候论》是我国现存第一部论述病源证候学的专著，对内、外、妇、儿等临床各科的67类疾病的病因病机与证候特点进行了具体的阐述，并提出了许多新见解，是隋代一部很有价值的医学著作，它对后世医学有深远的影响。

第三节　综合方书的编撰

晋唐医学的发展，还表现在卷帙浩大的综合性医书的问世。如公元7世纪时，隋政府组织编写的《四海类聚方》（已失传）达2600卷。现存对后世医学发展有重要影响的大型方书有《肘后救卒方》、《备急千金要方》、《千金翼方》、《外台秘要》等。

一、《肘后救卒方》及其特点与成就

《肘后救卒方》简称《肘后方》，约成书于3世纪，晋代葛洪（约283～343）著。葛洪是晋代著名的医药学家、道家和博物学家，在中国哲学史、医药学史以及科学史上都有很高地位。他取字稚川，别号抱朴子，以示守其本真、朴实，不为物欲所诱惑之志。他是丹阳句容（今江苏句容县）人，其祖玄，以炼丹闻名，号葛仙公，将丹术授弟子郑隐，葛洪从郑隐学习炼丹术。他13岁丧父，家境贫寒，性寡欲，不好荣利，穷览典籍，尤好神仙导养之法。葛洪向南海太守鲍玄学习丹术，深得老师器重，娶鲍玄女鲍姑为妻。鲍姑擅长灸法。后来他听说交趾（今越南）出丹，要求出任句漏令。在赴任途中经过广州，被刺史邓岳挽留，便去广州罗浮山（今广东增城博罗二县境内）炼丹，并从事著述。葛洪深受道教影响，又

以儒学知名。他一生的主要活动是从事炼丹和医学，既是一位儒道合一的宗教理论家，又是一位从事炼丹和医疗活动的医学家。葛洪敢于"疑古"，反对"贵远贱今"，强调创新，认为"古书虽多、未必尽善"，并在实际的行医、炼丹活动中，坚持贯彻重视实验的思想，这对于他在医学上的贡献是十分重要的。

葛洪读了大量医书，并注重分析与研究，在行医实践中，总结治疗心得和搜集民间医疗经验，以此为基础，完成了百卷巨著《玉函方》。由于卷帙浩繁，难于携带检索，他便将书中有关临床常见、急病及其治疗等摘要简编成《肘后救卒方》3卷，使医者能随身携带，以应临床急救检索之需，故此书堪称中医第一部临床急救手册，后经陶弘景增补，改名为《肘后百一方》，金代杨用道又增补一次，名为《附广肘后备急方》。

现存《肘后救卒方》为8卷本。第1~4卷，即原书上卷，是"内疾"，包括中恶、心腹痛、伤寒、时气、中风、咳嗽、水病、发黄等急性病。第5~6卷，即原书中卷，是"外发"，包括痈疽、疮疥、耳目咽喉头面等病。第7~8卷，即原书下卷，是"他犯"，包括虫兽伤、中毒、百病备急丸和牲畜病等。内容涉及急救、传染病、内、外、妇、五官、精神、骨伤各科及疾病的预防、诊断、治疗等。

其主要成就有如下几点：

对急性传染病有较高认识。书中详细描述了天花病的症状："比岁有病时行，仍发疮，头面及身，须臾周匝。状如火疮，皆戴白浆，随决随生，不即治，剧者多死。治得瘥后，疮瘢紫黑，弥岁方灭。"这是世界医学史上关于天花的最早认识，尽管早在4000年前的埃及木乃伊上就有天花病后留下的瘢痕，但国外直到10世纪才由阿拉伯医家累塞斯（Phazes，850~923）最早描述天花病。书中对沙虱病的认识，也是世界上最早的。葛洪不仅准确地描述了沙虱病的症状、发病地域、感染途径、预后等，还介绍了沙虱病的预防方法。更为可贵的是，观察到沙虱病的发生是由沙虱之一种的红恙螨的幼虫（直径只有0.3~0.4mm）所致，故沙虱病就是"恙虫病"。而国外，直至20世纪初，才逐渐发现了沙虱病的病原是"东方立克次体"（介于细菌和病毒之间的微生物），其寄生于红恙螨幼虫的身体上面传播传染病。另外如对急性传染性肝炎、脑血管意外、心绞痛、外科急症的描写非常具体形象。书中还较早地记载了恶脉（淋巴结炎）、瘭疽（干湿性坏疽）、卒心腹痛（急腹症）等急症。

"以毒攻毒"防治疾病。狂犬病是一种危害剧烈的传染病，春秋时的《左传》中已有"国人逐瘈狗"以防狂犬病的记载。葛洪在《肘后方》中首创用狂犬脑组织敷贴在咬伤的创口上，以防治狂犬病的方法。虽然技术上未必会成功，但是葛洪所创方法，具有免疫思想的见解。德国发现白喉抗毒素的细菌学家贝林（EmilAdolphvon Behrine，1854~1917）对此赞曰："中国人远在两千年前，即知以毒攻毒之医理，这是合乎现代科学的一句古训。"

所载治法"简、便、廉、验"。为适应偏僻之地治疗急症的需要，葛洪在书中大力提倡简易有效的治疗办法，所用药物多为山乡易得之物，如黄芩、栀子、葱、姜、豆等。其治疟疾，取用随处可生的青蒿绞汁饮服，这不仅在当时疗效显著，更为我国现代药理研究提供了宝贵线索，从青蒿中提出高效、速效、低毒的抗疟新药——青蒿素，成为中国医学对世界医学的一项新贡献。

《肘后救卒方》对急症的治疗，明确指出救急措施与病因治疗相结合。急则治其标，症状缓解后，辨证施治，消其根源。书中选方切合实用，疗法简便，药物价廉，疗效可靠。针、药、敷、摩，治法多种多样。书中记载了人工呼吸、止血、腹腔穿刺、导尿、灌肠、清创、引流、骨折外固定、关节脱位整复等急症治疗技术。

二、《备急千金要方》和《千金翼方》

《备急千金要方》和《千金翼方》，简称《千金方》，作者孙思邈。孙思邈（581 ~ 682），京兆华原（今陕西省耀县孙家塬）人。7 岁就学，日诵千余言。年轻时，善谈老庄及百家之说，兼好释典。唐太宗将其召诣京师，将授以爵位，他固辞不受。唐高宗召见拜谏议大夫，又固辞不受。坚持一生在民间行医。唐初知名人士宋之问、孟诜、卢照邻都曾拜孙为师。

孙思邈自幼多病，因汤药费用，罄尽家产。18 岁时立志学医，终生勤奋不辍。他的著作有《备急千金要方》和《千金翼方》各 30 卷。《千金要方》著成于 70 岁之前，《千金翼方》作为前者的补充是晚年所作。据传尚有《枕中素书》1 卷、《摄生真录》1 卷、《福禄论》3 卷、《会三教论》1 卷、《庄子注》、《老子注》、《龟经》、《明堂图注》、《孙真人丹经》、《千金食治》、《玄中房中经》、《禁经》各 1 卷。

《备急千金要方》成书于公元 652 年（唐高宗永徽三年）。本书共 30 卷。卷 1 为总论性质，包括习业、精诚、理病、诊候、处方、用药等一般性论述；卷 2 ~ 4 为妇科病；卷 5 为儿科病；卷 6 为五官科病；卷 7 ~ 26 为内科病；卷 27 为养生、导引、按摩等；卷 28 为脉诊；卷 29 ~ 30 为明堂、孔穴等针灸疗法。全书共 232 门，合方论 5300 首。《千金翼方》约在《千金要方》成书后 30 年成书，是后者的续编。本书亦 30 卷。卷 1 为药录纂要；卷 2 ~ 4 为本草；卷 5 ~ 8 为妇产科病；卷 9 ~ 10 为伤寒病；卷 11 为小儿病；卷 12 ~ 15 为养生、辟谷、退居、补益；卷 16 ~ 17 为中风；卷 18 ~ 20 为杂病；卷 21 ~ 22 为万病、飞炼；卷 23 ~ 24 为疮痈；卷 25 为色脉；卷 26 ~ 28 为针灸；卷 29 ~ 30 为禁经（祝由）。《千金方》详尽地记载了唐以前主要医学著作的医论、医方、诊法、治法、食养、导引等多方面的内容，包括了作为一个医生所必备的各种医学理论和实践知识，堪称我国第一部医学百科全书，显示出如下几方面的医学成就：

重视医德修养，详论医德规范。孙思邈特别强调医家的职业道德。特别是《备急千金要方》中的"大医习业"和"大医精诚"两篇系统地论述了医德。

他论述的医德可以归纳为两个方面：第一是技术要清湛，第二是品德要高尚。较之汉晋医家，孙思邈对医德的论述，可以说是最全面、最具体了。而这些基本医疗道德，至今仍具有重要的现实意义。

重视前人的宝贵经验，但尊古而不泥古。他将《伤寒论》内容，较完整地收集在《千金翼方》中，为后世研究《伤寒论》，提供了较可靠的版本。他创立的从方、证、治三方面研究《伤寒论》的方法，成为后世以方类证的指南。

集唐以前医方之大成。二书中汇集的医方计 6500 余首，既有前代著名医家用方，又有各地民间百姓之验方，如"齐州荣姥方"、"九江散"等。他还虚心学习并吸收少数民族医方和国外传来的医方，如"蛮夷酒"、"匈奴露宿丸"和波斯的"悖散汤"、印度的"耆婆方"等。该书使很多验方得以流传后世，成为现代医生常用的名方，如犀角地黄汤，大、小续命汤，紫雪丹等。他还创设了分证列方的体例，即分科列证，每一证候下，先简述医论，再列对证医方，便利检索，达到了"备急"的目的。这些都为方剂学的发展做出了贡献。

重视妇女、儿童疾病的诊治。孙氏认为："先妇人小儿，……则是崇本之义也"，强调这是关系人类繁衍的大事。故其在《千金要方》中将妇儿病辟为专卷，列于首位，详述妇、儿疾患诊治的特殊性和必要性，讨论了小儿护养的原则和方法，颇具科学性。特别是在《千金翼方》中为妇幼保健大声疾呼，这在当时社会中，是极为难得的。孙思邈的成就，对古代妇、儿科的确立和发展产生了重要影响。

强调综合治疗。孙思邈不仅主张针药并用，并为针灸发展创设了新的穴位，创制彩色经络图，还常配合按摩、灸治。他还是食治疗法的积极倡导者，在书中专列"食治"一门，应用羊、鹿的甲状腺来治疗甲状腺肿，用动物肝脏治青光眼和夜盲，对防治营养缺乏性疾病取得了突出的成就，在世界医学史上也是重要创举。

对药物的深入研究。孙思邈特别重视印度医学中"万物皆药"的思想，努力发掘自然物的药用价值。他周游各大名山，实地采集和考察药物，甚至自种和炮灸药物，进一步把握药物的药性，积累了丰富的药物学经验。《千金翼方》中载录药物800余种，详述了药物的采集时节、加工炮制等，并对一些药的药性进行了修正，如地黄有生、熟之分的认识，始于此时。生地黄经酒蒸灸后，其性寒改为甘平，功效由平宣改为温补。孙氏很注重道地药材，认识到药物的功效与产地有密切的关系，记载了当时133个州所产的道地药材519种。由于孙思邈对药物学发展作出了突出贡献，被后人尊为"药王"。

倡导积极养生，强身长寿。孙思邈反对魏晋盛行的服石求长生的风气，强调积极的养生方法，他说："养生之道，常欲小劳，但莫大疲及强所不能堪耳"；"安身之本必资于食"，"不知食宜者，不足以全生"，必须"非其食勿食"；以及"食勿过饱，睡勿尸卧"，"独卧守真"，"少欲终无累"等。他还总结了一套按摩养生法，使养生学成为有理论、有实践的学术，受到现代人的广泛重视。

《千金方》的成就，代表了盛唐医学的先进水平，这既是中医自身实践经验积累的成果，也是吸收外来文化，取各家之长的结果。它不仅在国内影响极大，而且在亚洲国家广为传播，日本医学界誉《千金方》为"人类之至宝"，并建有"《千金方》研究所"予以研究。公元984年，日人丹波康赖编撰的《医心方》便深受该书的影响。

三、《外台秘要》的成就和价值

《外台秘要》是唐代另一部总结性的医学著作，被《新唐书》赞为"世宝"，整理者王焘因此被誉为文献整理的"大师"。

王焘（约670～755），唐代郿（今陕西省眉县）人，唐朝宰相王珪是王焘的四代祖。王焘本人亦是"七登南宫，再拜东掖，便繁台阁二十余载"的官僚。性至孝，其母患病，经年不解带，亲侍汤药。王焘自己因为"幼多疾病"，故常好医术。由于长期管理弘文馆（相当于国家图书馆），有机会广泛涉猎。凡所采纳的，均注明其出处、来源、书名和卷数。

他认为巢元方《诸病源候论》有论无方，就历经艰辛，于公元752年（唐天宝十一年）编写成巨大的综合性医著《外台秘要》。

《外台秘要》全书40卷，共分1140门（据今本核实为1048门，或有散失）。其中1～20卷记载内科病，21～22卷记载五官病，23～24卷记载瘿瘤、瘰疬、痈疽等病，25～27卷记载二阴病，28～30卷记载中恶、金疮、恶疾、大风等，31～32卷记载丸散等成方，33～34卷记载妇人病，35～36卷记载小儿病，37～38卷记载服食乳石及石发诸病，39卷记载明堂灸法，40卷记载兽伤及畜疾。每门记述，先论后方。其中理论部分以巢元方《诸病源候论》为主，医方部分则选《千金方》者最多。其余所选各书，均注明书名卷第，使后人借此得以窥睹晋唐间许多已经散佚方书的内容。所以，《外台秘要》具有很高的文献价值，具体成就如下：

整理和保存了大量的古代医学文献。共引证方书69种，所引资料注明书名、卷次，便于查核，为医学文献的整理创立了范例。保存了如《小品方》、《深师方》、《崔氏方》等不少今已亡佚方书的内容。故《四库全书提要》评："古书益多散佚，惟赖王焘此编以存。"

搜集、整理并推广大量的民间单、验方。如"许明疗人久咳欲死方"、"苍悟道人陈元膏"等，详述其疗效、治疗范围和来源。

对疾病认识和治疗有新发展。书中最早记述"消渴者……每发即小便至甜"，比西方威尔斯1670年的同样认识早900多年。系统记述了治疗白内障的"金针拨障术"，有"一针之后，豁若开云而见白日"之功效。

记述了某些中药的特异疗效。本书对某些中药临床上的特异疗效作了肯定的描述。如常山、蜀漆（常山苗）治疗疟疾，早在2世纪的《本草经》和《金匮要略》中就有了记载；后来在《肘后方》中所载30个治疟方剂，有14方使用常山，而本书所载82个治疟方中，已有58方使用常山、蜀漆，其中有35方以常山或蜀漆命名。又如用动物肝脏治疗夜盲症（雀目）已经不限于青羊肝一种，而牛肝、猪肝等亦被采用。治疗颈瘿则用海藻、昆布。

书中还首次记载了用观察小便法以鉴别诊断黄疸病之轻重、进退，汇集了唐以前的多种疗法，如灸、薰吸、吹、蒸等，以及多种切实可行的急救法。但由于王焘毕竟不是专业医家，临证实践较少，也有一些片面认识，如重视灸法而否定针法，曰："针能杀生人，不能起死人。"

《外台秘要》很快传到朝鲜、日本等国。《医方类聚》、《医心方》中，都大量引用该书资料。我国唐以后中医教育，也将之选作教科书，认为："不观《外台》方，不读《千金》论，则医人所见不广，用药不神。"可见此书的重要地位。

第四节　药物学的发展

药物学不论从药物数量、临床应用，还是理论认识，都比秦汉有显著的发展。两晋、南北朝以来，随着生产和医疗实践的日益深入，药物品种日益增多，用药经验不断丰富。民族大融合，大量少数民族的内迁，带来了他们的用药经验。隋唐统一，经济发展，临证医学发展迅速，中外交流的日益拓展，大量外来药物传入，晋唐盛行炼丹术，为化学制药的产生创造了条件，这些因素共同作用，使药物学开始出现繁荣和提高的势头，药物著作大量增加。

一、多种药物学著作出现

《隋书·经籍志》记载药物著作 31 部 93 卷，《新唐书·艺文志》载录药物著作达 36 部 283 卷。今存于世者，主要有南朝陶弘景所撰《本草经集注》，可谓继《神农本草经》之后，我国药物学的又一次总结。公元 659 年唐政府修订并颁发《新修本草》，是我国和世界第一部由国家编纂的药典。陈藏器《本草拾遗》和孙思邈《千金翼方》所载的药物，有许多为前人所不录，使药品数量大大增加。此外，孟诜的《食疗本草》、陈士良的《食性本草》，使食疗药物发展成一门专门学问。李珣《海药本草》记载了国外传入的药品。尤其是葛洪《抱朴子·内篇》和雷敩《雷公炮炙论》二书，分别为我国制药学奠定了良好的基础。前者专论炼丹，涉及许多制药化学之实验及炼制药品；后者专论药物炮炙，为后世中药加工处理确立了操作规范。

二、药物种类的丰富扩张

《神农本草经》成书以后，历后汉、三国、两晋至南齐，新的药物品种逐渐增多，经长期临床实践，证明药物性能、主治部分与原有记载有所不同，因此，陶弘景进行了总结，编撰成《本草经集注》3 卷。陶弘景（约 452～536），字通明，晚年又号华阳隐居，为药学家和道家。《本草经集注》取《名医别录》等魏晋以来本草著作中药物 365 种与《神农本草经》原有药物相合得 730 种，使药物品种增加一倍。为使新、旧内容不致混淆，又以朱书表示原有药物，用墨书以示新增药物。

唐代随着新药（如山楂、鲫鱼、砂糖、芸苔子、人中白等）的不断出现，与外来药物、少数民族药物（如密陀僧、郁金、胡椒、阿魏等）的输入，药物品种日益增多。《新修本草》载药已达 844 种（一说 850 种），书中对新增药品，一律标以"新附"二字，以志区别。书中还载有密陀僧、硇砂、银膏等制品，银膏是用白锡、银箔和水银合成的一种制剂，用于补牙。

孙思邈《千金翼方》虽非药物专书，但对本草亦颇有贡献，在卷 1《药录纂要》中，载有备用药 680 种，卷 2、卷 3、卷 4 为"本草"，计收药物达 853 种。

晋唐时盛行的炼丹术，也丰富了对矿物的药用认识。陈藏器《本草拾遗》（713～741）仅矿物药一项，就较《新修本草》新增 110 种之多。虽然该书已佚，难以查考载药总数，但宋《证类本草》引该书药物 488 种，明·李时珍《本草纲目》引该书药物 368 种，比引《新修本草》114 种多 3 倍余。

五代李珣所撰《海药本草》，专载外来药物。李珣，字德润，四川梓州（今四川三台县）人，其祖父是波斯人，世售香药为业。《海药本草》至宋末时亡佚，今之辑本存药 124 种，注明外国产地的 96 种，其中香药有 50 余种，如青木香、甘松、乳香、降真香、没药、荜茇、红豆蔻等。

三、分类方法的进步

分类方法是药物学的重要组成部分。陶弘景鉴于《神农本草经》药物分类"三品混糅，冷热舛错，草石不分，虫兽无辨"之弊，乃改"三品"为玉石、草木、虫兽、果、菜、米食、有名未用等7类，创制按药品自然属性分类药物的方法。陶氏还根据临证用药的需要，创用按药物效用分类的方法，设诸病通用药，具体列举80多种疾病的通用药，如治风通用药有防风、防己、秦芁、川芎……；治水肿通用药有大戟、甘遂、泽泻、猪苓……。这种分类，十分便利医生临证使用。陶氏创制的两种分类方法，影响了本草学千余年的发展。《新修本草》按药物自然属性分类增至11类。孙思邈《千金翼方》按药物功用将药物划分为65类，这些都是在陶氏基础上的发展。

四、药物炮制规范的建立

中药加工炮制，具有减低或解除药物毒性、增强药物功效、缓和药物峻猛之性、防止变质、便于贮藏等作用，所以自古以来就受重视。《内经》、《神农本草经》、《伤寒杂病论》即有许多中药炮制加工方法的记载，如咬咀、去皮、去心、炙、酒洗、水渍、擘、姜制、火熬、蒸、蜜煎、杵为散、姜汁糊丸等，但当时未见专书问世。

我国现存的第一部炮制专著，是南朝刘宋时雷敩所撰的《雷公炮炙论》。全书分上、中、下3卷，载药300种，较系统地总结了5世纪前中药炮制的经验，并初步概括了药物采集、性味、煮熬、修治等方面的有关理论与方法。书中涉及的炮制方法有炮法、炮炙法、焙法、煨法、蒸法、煮法、去芦、去足、制霜、制膏、酒制、蜜制、药汁制等。并对具体操作过程有较详细的记录，如"凡修事巴豆，敲碎，以麻油并酒等煮，研膏后用"。巴豆为剧毒药，其有效成分巴豆油，经上述处理，可部分溶于麻油中，同时还可使巴豆中所含的一种具有溶血和使组织坏死的毒性蛋白变性。又如对大黄提出了"凡使细切，以文如水旋斑紧重者，剉片蒸之，从巳至未，晒干"。这是为了防止在贮存期间，有效成分被共存的酵素所酶解。再如对香薷等富含挥发油成分的药物，指出"勿令犯火"，以防高温失效。对玄胡、吴茱萸等含生物碱成分的药，用醋制使生物碱成盐，可增加其在水中的溶出率。以上炮制方法，对提高药效、减少毒性均有实用价值，1000多年来一直受到制药业的高度重视。后世本草书中所载的炮制17法，如炮、爁、炙、煨、炒、煅、炼、制、飞、度、伏、镑、搅、暾、曝、露等，大多是此书基础上的发展，故后世尊雷敩为炮制业的鼻祖。此书在元以后散佚，现所见为从诸家本草中辑复而成的辑佚本。

五、炼丹术与制药化学

制药化学渊源于古代炼丹术，它是在采矿和冶金技术的基础上逐步发展起来的。先秦方士为追求"长生不死"与金银财富，将部分冶炼技术，用于炼制旨在长生的"灵丹仙药"，由此产生炼丹术或炼金术。以后随着道教的兴起，炼丹术被夸张渲染成神奇的方术。东汉时讲炼丹的书籍日渐增多，魏伯阳《周易参同契》记述了大量的炼丹方，成为现存最早涉及炼丹的文献。书中记述了水银和铅的炼制，所谓"黄牙为根"（汞与硫黄化合）及"胡粉投火中，色坏还成铅"。还介绍了炼丹工具及药剂。一些方士利用物质燃烧、挥发、凝固等不同特性，发明了蒸馏、熔融、升华、结晶等实验方法，并在大量实验中发现了硫酸、硝酸、盐酸氨等化合物，炼制了某些化学成药，用作外科腐蚀剂。《神农本草经》开始收载汞剂和砷剂治病。

炼丹术在晋唐时期得到了较快的发展，著名的炼丹家有葛洪、陶弘景、孙思邈等人。葛洪在继承前人炼丹理论和总结当代炼丹经验的基础上，著成《抱朴子》。其中内篇 20 卷，包括"金丹"、"仙药"、"黄白" 3 卷专述炼丹；卷中载有许多炼丹设备、丹方和有关炼丹炼汞的实验。所用原料主要有雄黄、雌黄、曾青、胆矾、矾石、硝石、云母、磁石、铁、食盐、锡、砷等。发现了多种有医疗价值的化合物和矿物，如铜盐、黄丹等的防腐杀菌作用。陶弘景晚年亦潜心研究道家养生及炼丹，著《合法丹式》4 卷与《集金丹黄白要方》1 卷。孙思邈《千金方》中也有很多炼丹内容，还另著《丹房要诀》讨论炼丹术。所载"太一神精丹"（主要成分是氧化砷）和"水银霜"，可治疗多种疾病，外用可以杀虫、提毒、拔脓，促进伤口的愈合。此外，梅彪的《石室尔雅》、楚泽的《大清石壁记》也对炼丹原料及方法作了重点说明。

上述各家对炼丹术的研究，涉及到重要的化学原理。这一时期炼制的轻粉、红升丹、白降丹等化学药物，至今仍为中医外科所常用，如以轻粉治疗癣疥、红升丹拔毒封口、白降丹治疗疮疽等。

如今世界各国已公认炼丹术起源于中国，并被视为近代化学的先驱。

在炼丹术发展过程中，还出现一种服石倾向。当时所服的"五石散"是将石钟乳、石硫黄、白石英、紫石英、赤石脂五种物研粉作散剂服用，因服用后身体烦热，必须"寒衣、寒饮、寒食、寒卧、极寒益善"，故又称"寒食散"。服石不仅不能"延年益寿"、"点石成金"、"羽化登仙"，反而造成了"石发"或"散发"之类新型疾病。《诸病源候论》专卷论述了 26 种这类病候。这时也有《寒食散方》一类治疗方书，成为一这时期医学发展中的一个特殊现象。

六、国家药典的出现

唐代国家统一，药物知识逐渐积累丰富，并出现了许多新的药物和外来药物。自陶弘景编写的《本草经集注》流传 100 余年后，本身的局限加上传抄讹误，有必要对药物学进行一次全面整理总结。公元 657 年，苏敬（一作苏恭，599～674）向唐政府上表请求重修本草，唐政府令长孙无忌、李勣主持编修工作，由苏敬等 20 余人集体编写，同时诏令在全国各地征集道地药材，绘制药图。编写本着"本经虽阙，有验必书，别录虽存，无稽必正"的原则，对前代药物总结"详采博要"，对当代经验则"下询众议，订群言之得失"。不到两年，于公元 659 年终于撰成图文并茂、能充分反映当时药物发展水平的本草著作，书名《新修本草》（又称《唐本草》），由唐政府颁布流通全国，这是最早由国家颁行的药典，比欧洲著名的《纽伦堡药典》早 800 余年。

《新修本草》卷帙浩博，共 54 卷，分为"正经"、"药图"、"图经" 3 部分。其中"正经" 20 卷，附目 1 卷，主要记述药名、分类、性味、功能、主治、用法等。还包括修订以往内容有错的记载，以及补充新发现的药物和外来药物，如密陀僧、血竭、硇砂、云苔（油菜）、安息香、诃黎勒、薄荷、郁金、阿魏、刘寄奴、鹤虱、蒲公英、龙脑香、胡椒，以及鲫鱼、砂糖等药的治疗作用，是本书开始记载的。全书载药 844 种，比《本草经集注》新增 144 种。"药图" 25 卷，附目 1 卷，首次创造了通过绘图描记药物形态和颜色标准，以作为识药的指导。"图经" 7 卷，是对药图的文字说明，重点记述了道地药材的产地、采药时日、形态鉴别以及加工炮制。

《新修本草》由国家颁布，内容丰富，叙述准确，所以一经问世，就广泛流传。此书不仅成为医学生的必读之书，而且亦成为医生与药商用药、售药的法律依据。邻国朝鲜、日本等对此书也非常重视。公元 10 世纪日本律令《延喜式》中就有"凡医生皆读苏敬《新修本草》"的记载。宋以后此书亡佚，所幸孙思邈《千金翼方》保存了大部分内容。另外现存古代医籍丹波康赖《医心方》也保存了该书部分内容。后至清末，傅云龙在日本又发现了公元 731 年影抄的唐本草卷子残本 10 卷，1899 年敦煌石窟也有该书卷子本残卷问世，现分藏巴黎图书馆与大英博物馆。

第五节　临证各科的发展与特点

在由晋至唐的近 700 年间，中医学的发展主要是在《内经》、《伤寒杂病论》业已初步确立的中医基本理论和诊疗原则的指导下，围绕临证医学进行多方面的探索。病证分类的进步、各科专著的陆续出现、太医署分科教学的确立，则是这一趋向的鲜明标志。它开辟了临证医学发展的新时期。专科医学初具规模，构成了这一时期临证医学发展的主要特征。

一、针灸

针灸术是中医学中独具一格的治疗方法，从原始社会用砭石为工具刺病开始，伴随着生产和制作技术的提高，经骨针、陶针、竹针的发展阶段，在商朝已开始用金属针具了。作为秦汉以前临证实践最常使用的技术，在《内经》、《难经》中已积累了丰富的经验和理论认识，并产生了扁鹊、华佗、涪翁、郭玉等针灸大家。魏晋·皇甫谧对针灸学进行了首次大总结，写成了我国现存最早、并以原本形式传世的第一部专著——《针灸甲乙经》。唐朝，还出现了彩色经络穴位图和独立成科的针灸教学，这些都标志着这一时期针灸学的显著发展。

（一）皇甫谧与《针灸甲乙经》

皇甫谧（215～282），幼时名静，字士安，晚号"玄晏先生"。西晋安定朝那（今甘肃灵台县，一说宁夏固原县）人。其家境贫寒，但从青年始即发愤苦读，每天"躬自稼穑，带经而农"，终成"博综百家之言"的大学者。著有《帝王世纪》、《高士传》、《列女传》、《玄晏春秋》等史学著作，颇有名望。42 岁时因患风痹而潜心研究医学，尤致力于针灸学研究。通过对《素问》、《针经》、《明堂孔穴针灸治要》3 部医书的综合比较，并结合自己的临证经验，将有关内容分类编撰，"删其浮辞，除其重复，论其精要"，大约在 256～259 年间著成《黄帝三部针灸甲乙经》，简称《针灸甲乙经》和《甲乙经》。《针灸甲乙经》共 12

卷，128篇，内容丰富，叙述系统，理论完备，包括脏腑、经络、腧穴、病机、诊断、治疗、禁忌等多方面内容。其主要成就有：

1. 系统整理了人体腧穴　该书参考古医书进行归纳、整理后，共厘定腧穴349个，其中双穴300个，单穴49个，比《内经》增加189个穴位。确定了这些穴位的名称、部位及取穴方法等。

2. 提出了分部划线布穴的排列穴位方法　将人体的腧穴，按头、面、项、肩、胸、背、腹、四肢等体表部位，划分为排列穴位的35条线路，方便临床应用。这一思路方法，对后世有一定影响。

3. 阐明针灸操作方法和针灸禁忌　详述了九针的形状、长度和作用、针刺手法及补泻的方法、针刺深度与灸的壮数。强调取穴要准确，因人、因病制定具体的治疗方案。掌握针刺的时机，即"用针之理，必知形气之所在，左右上下，阴阳表里，血气多少，行之逆顺，出入之合"，对后世子午流注针法产生了一定的影响。并提出了禁针穴8个，不宜深刺穴4个，禁灸穴31个等。

4. 总结了临床针灸的治疗经验，按病论穴　《甲乙经》的7~12卷讨论了内、外、妇、儿等科的多种疾病的病因、病机、证候及腧穴、主治，总结了晋以前的针灸治疗经验。书中依病论穴，针对临床的200余种疾病证候，提出腧穴、治疗500余条。如"顶上痛，风头重，目如脱，不可左右顾，百会主之"。

《甲乙经》的重要成就，对后世影响很大，它既保存了大量的古代医学文献，晋以前业已亡佚的针灸文献，多赖此书而存其精要，又为后世针灸学的发展，提出和建立了规范。孙思邈在《千金要方》中开卷即曰："凡欲为大医，必须谙《素问》、《甲乙》……"，唐太医署亦取此书为教习课本，宋、明、清的重要针灸著作，无不参考遵循《甲乙经》而编成。在日本、朝鲜，均被列为学习中医学的必修教材。因此，《甲乙经》不仅成为中医学宝库中的珍藏，而且由此建立了较完整的针灸理论体系，是我国第一部系统性较强，理论、经验咸备的针灸学专书。

（二）创制针灸明堂图

针灸明堂图，即经络腧穴图，将腧穴部位和经络循行路线以图表示，对针灸的学习和普及推广有积极的促进作用。两晋时期，医家们已经重视经络腧穴图的绘制。据葛洪《抱朴子》云："自非旧医备览《明堂流注》、《偃侧图》者，安能晓之哉？"说明从公元3世纪开始，我国就已经出现了针灸明堂图。南朝秦承祖也有《明堂图》3卷。及至隋代，在针灸学上的贡献虽不突出，但却产生了一部《黄帝内经明堂》（或称《黄帝内经明堂类成》，杨上善著）。该书是以十二经和奇经分卷，从脏腑内景、经络循行到主治证候，颇为系统，是今日仅存的古代明堂书。所惜只见1卷，余皆散佚。

（三）孙思邈对针灸学的贡献

现《备急千金要方》卷29~30及《千金翼方》卷26~28所述针灸部分，即孙氏之《针灸经》。其经穴与《甲乙经》同，只是经穴之外，又增添了一些奇穴。该书贡献在于：介绍同身寸测穴法，以便取穴；明确提出"奇穴"和"阿是穴"，记载了经外奇穴约200余个，如悬命穴、十宣穴等，其中最有影响的是"以痛为俞"的阿是穴，至今仍在临床广泛取用；首创彩色经络穴位图，"十二经脉以五色作之，奇经八脉以绿色为之"，这是我国最早的彩色经络穴图，可惜已佚；强调针灸并用，他说："针而不灸，灸而不针，究非良医也。"对某些疾病还主张结合药物治疗，以发挥协同作用，提高疗效。

（四）灸法的应用与发展

葛洪在其所著的《肘后救卒方》中，记载有诸病灸治法（大多是民间经验），操作简便，很值得重视。其所述72种病中，可用灸治者30余种。并大胆用灸法治疗急症，如对吐泻腹痛为主的"霍乱"和突然昏厥的"卒中恶死"，均选承浆穴灸治。他还最早记载了隔物灸法，详细介绍了隔蒜、隔盐、隔椒、隔面、隔瓦甑等灸治方法以及蜡灸法等，可谓取材广泛，扭转了晋以前重针刺而忽视灸治的偏向，丰富了灸疗法的内容，推动了灸治学的发展。

鲍姑（约309～363），名潜光，葛洪之妻，是中医学史上的第一位女灸家。其用"越冈（在广州）天产之艾，以灸人身赘瘤，一灼即消除无有"，"不独愈病，且兼获美艳"，既能治病又能美容，可见鲍姑灸术之精。后人怀念她的精湛医术和良好医风，在广州越秀山下建有鲍姑殿，立像以奉祀。

唐·王焘的《外台秘要》，认为"针能杀生人，不能起死人"，因此"不录针经，唯取灸法"。王氏对针法的认识显然是错误的，对灸法却作出了一定贡献。该书卷39论明堂灸法，收集了许多名家的经验灸法，也很宝贵。

二、外科

中医外科远在周代已独立成科，当时四科之一的"疡医"就相当于外科，故后世外科医生常因此而称"疡医"，外科也叫"疡科"。从马王堆出土的《五十二病方》中可以看出，秦汉时外科发展已具相当水平，其治痔瘘已有多种手术方法。《汉书·艺文志》所著录的《金疮瘛疭方》，可谓我国最先专述外科疾患的方书，只是久已失传。此后，三国时名医华佗，有外科鼻祖之称，然其著述不传。稍后《隋书·经籍志》所著录的《疗痈疽金创要方》等亦湮没不闻。目前所见最早的外科专书为《刘涓子鬼遗方》。

（一）《刘涓子鬼遗方》

《刘涓子鬼遗方》据说是晋末的刘涓子在丹阳郊外巧遇"黄父鬼"时所遗留的一部分外科方面的专著，又称《神仙遗论》。原书10卷，今流行为宋刻5卷本，经刘涓子后人传与北齐龚庆宣而传世。原书又称《痈疽方》，经龚庆宣整理后，成今本《鬼遗方》。该书记述了金疮、痈疽、疥癣、疮疖、瘰疬等外科疾病，其中对痈疽记载尤详，还引用《灵枢·痈疽篇》的有关原文分析病机。如"营卫稽留于经脉之中，久则血涩不行，血涩不行则卫气从之不通，壅遏不得行，火不止，热盛，热盛则肉腐为脓，故曰痈。痈上皮肉以坚，上如牛领之皮，痛者薄以泽，此其候也。"

在诊断方面，书中介绍了痈疽的辨脓法，如说："痈大坚者，未有脓；半坚薄，半有脓；当上薄者，都有脓。"又说："若外不别有脓，可当其上数处按之，肉便隐痛者……未有脓也；按更痛于前者，内脓熟也。"这些比起《金匮要略》关于"诸痈肿欲知有脓无脓以手掩肿上，热者为有脓，不热者为无脓"的认识，显然更为全面、确切，直至今天仍在临床沿用。对痈疽积脓，当时已能采用引流法，即用火针穿刺排脓，既注意了消毒，又达到了排脓的目的。

在治疗方面，讲求辨证施治，既以外治为主，又重视内治。共收内外治处方140多首。外治有针灸、外用药（如以黄连、大黄、水银等多种药物配成软膏、膏药治疗痈疽）及痈肿的穿刺、切开、排脓引流等。内治则本于清热解毒、活血化瘀和补气生津。这不仅促进了外科病内消治则的形成，并为后世外科"消、托、补"三法的确立奠定了基础。是书对推动外科治疗的专科化，无疑起到了积极作用。日本弘仁时期以此为医学教科书。

（二）其他著作中的外科成就

在隋唐时期的《诸病源候论》和《千金要方》等书中，对外科病的认识和处理，也都作了进一步的研究和探索，并取得了一些新成就。《诸病源候论》提及的肠吻合术、血管结扎术和创伤异物清除等，都清楚地表明当时我国外科学已开始进入专科发展的新阶段，从另一个方面展示了外科的新成就。《千金要方》更对丹毒、瘰疬、带状疱疹、阴疮等许多外科病，作了详细观察与描述。书中写道："丹毒者，肉中忽有赤如丹涂之色，大者如手掌，甚者遍身又痒又肿，无定色"，"凡项边腋下先作瘰疬（淋巴结核）者，欲作漏也，累累然作疬子有核，在两颈及腋下，不痛不热。"另外载有疗三十六瘘方、赵婆疗瘰方、葱管导尿法和以骑竹马灸法治疗痈疽等。特别是唐太医署设置"疮肿"专业，培养专业外科医生，这对中医外科的继续发展十分有利。

三、伤科

骨伤科在我国源远流长。甲骨文中的"疾"即象征人被矢镞射伤而需治疗。周代"疡医"也负责处理"金疮"、"折疡"，当时对不同程度的外伤已有明确界定："皮曰伤，肉曰创，骨曰折，骨肉皆绝曰断"。汉代军中已设有折伤簿，是专门记录官兵折伤的医案。淳于意的《诊籍》中，记述了跌仆与坠马的伤状及其治疗。这一时期医籍，有关骨伤科的内容逐渐增多，诸如对创伤感染的认识，骨折、脱臼的复位固定，以及切开复位手术等，均有所创新。突出成就则表现为唐代成书的《仙授理伤续断秘方》，这是我国现存的第一部骨伤科专著。

（一）相关医著中的伤科成就

晋·葛洪的《肘后救卒方》、《抱朴子》最早论述了开放性创口感染的毒气说，并对骨折、脱臼的整复手法和小夹板局部固定法（下颌关节脱位的复位方法，并创用了竹片作为大小夹板的外固定法）、危重创伤的致死部位及抢救方法，一一作了介绍，从而为中医骨伤科的形成和发展奠定了基础。其后，《小品方》、《深师方》、《刘涓子鬼遗方》、《备急千金要方》等，都有关于骨伤科经验方药的记载。如《千金要方》在"治腕折骨损……方"中首次记载了大麻根的止痛方法，这是有关正骨止痛的较早记载。该书还明确指出，附骨疽（骨关节结核）易侵蚀大关节，成人以髋膝为多，小儿则以脊柱为多见。这一认识十分可贵，已与现代认识基本一致。

（二）蔺道人与《仙授理伤续断秘方》

蔺道人，长安人，约生活于唐玄宗至唐武宗年间，是一位精于骨伤科的道士（一说是僧人）。据文献记载唐武宗时曾下诏拆寺，促僧道尼姑还俗从事生产，蔺道人正是在此情况下，从长安到了江西农村，将自己的理论知识和治疗技术，连同珍藏的骨伤专书《理伤续断方》，毫无保留地传授给一位经常帮助他耕耘的彭姓老者。传艺后，他另觅地隐居，踪影皆无。人们见他忽然消失，便传说他是神仙下凡，将书也更名为《仙授理伤续断秘方》。《仙授理伤续断秘方》约成书于公元841～846年，可谓我国现存最早的一部骨伤科专书，记载了四肢骨折、脱位、颅骨骨折、腹部损伤、内伤、创伤后遗症等的诊断、治疗和方药。该书学术思想源于《内经》、《难经》的气血学说，并继承了《肘后救卒方》、《备急千金要方》、《外台秘要》有关骨伤科的经验成就，进而形成了以整复、固定、活动及内外用药为主体的治疗大法，初步奠定了骨伤科辨证、立法、处方与用药的基础，使辨证论治医疗原则得以具体运用于骨伤科领域。其具体成就有：

1. 系统地记述了骨折的治疗常规 包括局部冲洗、诊断、牵引、复位、敷药、夹板固定等14个步骤，对开放性骨折，主张用快刀扩大创口，然后再清创、包扎。还介绍了关节脱位的常规方法，如"相度"、"忖度"、"拔伸"、"搏捺"、"捺正"（即手摸心会、拔伸牵引、端挤提按）等。

2. 对骨折复位固定，提出了"动静结合"的治则 在保证骨折复位后有效固定的前提下，提倡患肢的适当活动，减少骨折痊愈后后遗症的发生。其小夹板局部固定法，以及提出固定与活动相结合的治疗原则等，都给后世留下了深远影响，至今仍具有重要的临床价值和科学意义。

3. 对肩关节脱位，首次采用了"椅背复位法" 此法简便易行，效果确切。后来的"架梯复位法"和今天仍在应用的"改良危氏法"，都是在这一原理基础上产生的。

4. 书中收载40余方 有外洗、外敷、内服等多种用法，为后世伤科用药奠定了基础。而其一汤、二药、三丸、四丹的用药法，是中医骨伤科用药的典范，具有很高的价值。

总之，这是一部既有文献价值、又能很好指导伤科临床实践的骨伤科专书。

四、妇产科

我国很早就注意到妇女的妊娠胎产问题，并积累了一定的经验。甲骨文中的"育疾"是有关妇女生育疾病的最早记载。战国时已有专治妇女病的"带下医"。长沙马王堆3号汉墓出土的《胎产书》，可谓我国现存最早的胎产书。但作为妇女专科而言，却是南北朝以来医疗实践迅速发展的结果。

（一）相关医著中的妇产科成就

西晋王叔和的《脉经》已注意到有些妇女月经，并非一月一行。他称三月一行的为"居经"，一年一行的，叫"避年"，并详述了"离经"与"五崩"的某些特征。南齐褚澄的《褚氏遗书》，力倡节欲和晚婚，如"精未通而御女以通其精，则五体有不满之处，异日有难状之疾"（《精血篇》），又如"合男子多则沥枯虚人，产乳众则血枯杀人"（《本气篇》)。并主张"合男女正当其年。男虽十六而精通，必三十而娶；女虽十四而天癸至，必二十而嫁。皆欲阴阳充实，然后交而孕，孕而育，育而有子，坚壮长寿"。这是有一定科学依据的。隋代巢元方的《诸病源候论》载有妇人病8卷，总计283论，探讨妇产科多种疾病的病因病机。对月经病（月水不通）、漏下、崩中、带下、阴痒、阴肿、阴痛、阴疮、阴挺等的病因、症状，阐述尤详。此外，还载有人工流产手术，如《妊娠欲堕胎候》云："所谓妊娠之人羸瘦，或挟疾病，既不能养胎，兼害妊妇，故去之。"所惜具体方法未得流传。唐代孙思邈《备急千金要方》还把妇科作了系统归纳，分成十二经、九痛、七害、五伤、三痼等妇女三十六病。并对妇科常见病，如经水病、子宫病、阴道病等作了合理的区分。该书在编排次序上将"妇人方"3卷置于各科病证之首，可见对妇人病的重视。对妇人胎产亦极为关注，在孕期养胎、临产及产后处理和普及哺乳知识等方面，所述均较中肯，至今仍有一定参考价值。《千金翼方》更将妇产一门列于卷首，广泛论述了赤白带下、崩中漏下、求子种子等多方面内容，尤重视孕妇之卫生。书中还收载有关药方557个，灸法30余条，填补了《巢氏病源》有论无治的缺陷。北齐徐之才的《逐月养胎法》，较系统地叙述了胚胎生长发育过程、孕妇卫生保健和孕期疾病的防治。对妊娠各月孕妇饮食起居注意的问题及针灸禁忌，也一一作了说明。他还按妊娠各月由不同脏腑经脉所养的理论，对各月常见疾病，确立了逐月养胎、安胎的18首方剂。所用药物，皆为养血、安胎、益阴补肾之品，对促进胎儿发育、防止流产有一定作用。王焘的《外台秘要》，除分别论述了妊娠、产难、产后、崩中、带下、前阴诸疾外，还提出了若干堕胎、断产法，表明早在唐代已开始注意节制生育。

（二）昝殷与《经效产宝》

昝殷，四川成都人。于852年收集了有关经闭、带下、妊娠、坐月、难产、产后诸证等备验药方378首，撰成《产宝》3卷，现传本作《经效产宝》。

这是我国现存较早的妇产科专书，惜乎一度流失，现今所见已非原书，乃3卷辑佚本。上卷为经闭、带下及妊娠各方，中卷言坐月、难产，下卷论产后各证。全书所辑短论和处方，都较简明扼要，说明亦有可取之处。如论妊娠反应："心中愦愦，头旋目眩，四肢沉重，懈惰，恶闻食气，好吃酸咸果实，多卧、少起，三月、四月多呕逆，肢节不得自举者"，很是详尽。其中所附3方，据今日研究皆由镇静药、维生素和排除代谢物的药品所组成。再如对胎动不安（先兆流产），提出"安胎有二，因母病而动胎，但疗母疾，其胎自安；又缘胎不坚（胎儿先天发育不良），故致（胎）动以病母，但疗胎则母瘥"。此说已与现代认识相类似。又如对胞衣不出的论述与分析，该书以为多由"产时用力过度"，或"产时看生人"（隔离不好），"不用意谨护"及"牵挽胞系断其胞"（粗暴地牵引脐带）所致，亦较科学。而对难产，则强调在服用滋养强壮剂以增强产妇体力的同时，还应借助外治手术助产。此外，该书并论述了"妊娠下痢"、"产后淋病"、"产后烦渴"、"产后乳结成痈"及产后热结便秘等的病因和应用方药。尤其是采用烧红秤砣淬醋熏蒸法，作为产后血晕的应急措施，往往能取得一定效果。

五、儿科

汉代以后，儿科方书不断涌现，据《隋书·经籍志》、《七录》记载，已有《疗小儿方》、《疗少小百病方》、《疗少小杂方》、《疗小儿药方》、《小儿经》、《疗小儿丹法》等10余种。虽说随着时间的流逝而相继佚失，但却从一个侧面反映了两晋南北朝以来，儿科已取得显著进展的事实。特别是隋唐时期，对小儿病的研究日益深入，唐太医署还专设少小一科（学制五年），这些都有力地推进了中医儿科的专科化发展。

（一）相关医著中的儿科成就

在《诸病源候论》"小儿杂病"标目下，有6卷（卷45～50）255论，专述小儿诸病的病因与证候。诸如"寒热结实候"、"赤利候"、"咳逆候"、"嗽候"、"丹候"、"三虫候"等，可谓隋代对小儿病所作的一次全面论述。《千金要方》则强调"生民之道莫不以养小为大，若无于小，卒不成其大"，因而对小儿病有如对妇人病一样，置于十分显要的地位。该书把儿科病分作序例、初生、惊痫、客忤（因惊吓所致，状如惊痫）、伤寒、咳嗽、杂病等9门，所收儿科用方已达322首，从而为儿科学趋向专科发展提供了良好基础。书中对初生婴儿的处理、小儿发育程序的观察都相当正确。并就小儿日常生活卫生和护理，如衣着保暖、接触风日、乳母的选择、哺乳的时间、次数、数量等，也作了正确而细致的指导。还具体描述了鹅口疮、腹泻、顿咳（类似百日咳）、小儿急惊及惊厥等小儿病的症状。尤其对鉴别惊厥之轻重和掌握小儿急惊的先兆症状，竟分别列出8条和20条观察要点，可见其观察之细，经验之丰富。

（二）《颅囟经》的学术成就

隋唐间还出现了一部不署撰人的《颅囟经》，这是我国现存最早的儿科专书。全书仅2卷，由《永乐大典》中辑复。首论小儿脉法，次列病证，有小儿夜啼、下利、目赤、湿热、惊痫、客忤、诸疳、疟疾、腹痛、火丹（丹毒）等15种名目，不仅有叙证说明，且附方药（载方42首）以便随证运用。方论中尤以对惊痫、火丹的论述最为详尽。该书结合小儿生理特点称"三岁以下，呼为纯阳"，最早提出小儿体质属"纯阳"的学说。还确认小儿骨蒸乃营养不良所致，治用鳖甲，则更属创见，对后世儿科医家，影响颇深。

六、按摩科

按摩作为一种治疗方法，是以手法为主，凭借适当的手法刺激人体的某个部位，借以改善机体的生理、病理过程，从而达到提高人体自然抗病能力，促使病体趋于康复的目的。

在中医学中，按摩疗法的历史也很悠久。据《周礼注疏》记载，扁鹊治虢太子尸厥症时，曾使弟子子豹按摩。《内经》也有关于"导引、按跷者亦从中央出也"和"形数惊恐，经络不通，病生于不仁，治之以按摩醪药"的说法。到了秦汉时期，更发展成一种重要的治疗手段，《汉书·艺文志》就著录有按摩专书《黄帝岐伯按摩》10卷，只是久已失传，无从稽考。隋唐两代按摩疗法颇受重视，可谓风行一时。据《隋书·百官志》载："隋太医院有主药二人……按摩博士二人。"《唐六典》载："唐太医署……并有按摩工五十六人……按摩生十五人"。《新唐书·百官志》亦说当时设有"按摩博士一人，按摩师四人"。另在《诸病源候论》、《备急千金要方》及《外台秘要》等重要医籍中，都无一例外地运用了按摩法，按摩科并作为唐太医署中四大科之一而独立存在。尤其是《唐六典》还具体述及按摩可除"八疾",即风、寒、暑、湿、饥、饱、劳、逸。又说:"凡人肢节脏腑积而疾生,宜导而宣之,使内疾不留,外邪不入。若损伤折跌者,以法正之。"可见其适用范围之广。按摩疗法最迟在唐代已传往朝鲜和日本,因而在国外也有一定影响。

七、五官科

关于五官疾病的记载,在我国亦可追溯到殷商甲骨文时代,那时已有"疾目"、"疾耳"、"疾齿"、"疾自(鼻)"的记载。战国时的扁鹊也曾作"耳目痹医"。汉初《淮南子·氾论训》曾提及"目中有疵,无害于视,不可灼也;喉中有病,无害于息,不可凿也"。反映了早在公元前2世纪时就有了某些眼科、喉科的手术经验总结。《后汉书·艺文志》并载有《张仲景口齿论》1卷。晋以来,五官科专书逐渐增多,如《陶氏疗目方》、《甘氏疗眼方》、《邵氏口齿论》及《排玉集》等,所憾未得流传。然而人们透过某些史书的零星记载,却能窥其发展之一斑。据《晋书·景帝纪》载:司马师"目有瘤疾,使医割之",说明公元3世纪时已能割除目瘤。又《晋书·魏泳之传》载:魏泳之缺唇,经吏部尚书殷仲堪门下医生以手术修补,证明公元4~5世纪就已掌握了手术修补兔唇的技术。隋唐时期,镶牙、补牙术也有了一定发展。《诸病源候论》除详论口齿疾患36种外,还介绍了口腔保健的导引术如叩齿、咽唾、漱口等。对小儿耳鼻咽喉疾病也有专卷论述,认为脓耳(中耳炎)治疗不当,可引起严重并发症,对齿龈坏疽及龋齿已运用手术治疗。唐《新修本草》还记载了用白锡、银箔和水银做成的银膏,用作修复牙齿的充填剂。在眼科方面,当时在扩大药物治疗的同时,已采用了割除赘疣、胬肉术和拔治倒睫法,并发明了"义眼"。此外,《千金要方》中列有七窍病1卷,收录了不少内服、外治的方药。《外台秘要》还载有针拨内障术。该书21卷指出:"眼无所因起,忽然膜膜,不痛不痒,渐渐不明……眼形不异,唯正当眼中央小珠子里乃有其障,作青白色……名作脑流青盲眼","宜用金篦决,一针之后,豁若开云而见白日"。可见操术之熟练。总的看来,对这一时期五官科的全貌,虽因专著不传,难作全面评述,但仅就以上零散资料而论,其发展和提高的趋向是显而易见的。唐太医署设立的"耳目口齿"专业,专门培养五官科医生,也促进了五官科的进步。

八、内科

在当时相继出现的众多医籍中,虽说未见内科专著,但就其内容而言,大多属于以内科疾患为主的著作,故对内科病的论述还是相当丰富的。如晋代《肘后方》计8卷,其中1~4卷是"脏腑经络,因邪所伤"的"内病",已包括中恶、心腹痛、伤寒、时气、中风、水病、发黄等多种内科急性病。隋代《诸病源候论》所涉及的内科病有27卷,竟占全书50卷的二分之一强,病候多达784条。到了唐代,《备急千金要方》计30卷,7~21卷为内科病;《外台秘要》共40卷,1~20卷论述内科病,均已占全书卷数的一半。在内科病中,对传染性疾病已取得了可喜的进展。《肘后方》关于"伤寒、时行、温疫三名同一耳,而源本小异"的观点,对后世之温病研究有一定影响。另对"疥虫"、"尸注"、"鬼注"(结核病)、"天花"、"沙虱病"及"狂犬咬伤"的论述,不仅在我国古代医学文献中属于最早的记载,甚至堪称世界传染病学记录之肇始。《诸病源候论》所倡"乖戾之气"是传染性疾病病因的新见解，也对明代吴有性阐发温疫病因说不无启迪。尤其是《外台秘要》对伤寒、天行、温病、疟疾、虚劳等各种传染病，均有较具体的描述。如认为肺痨病患者可出现午后潮热、面部潮红以及盗汗、身体日益消瘦等症状，若再伴有赤黑色大便或腹水等并发症，则是病情发展严重的征象。应该指出的是，该书已经把霍乱分为干、湿两型。还着意引用了《崔氏别录》和《崔氏纂要方》中有关"骨蒸病"、"腹中有块"和"乍痢乍差"的描述，这可能是对腹膜结核和肠结核的初步认识。另在"天行瘟病"中，对天花（斑疮、豌豆疮）的症状，从发疹、起浆到化脓、结痂的全过程，都作了详细说明，并能根据痘疹的色泽、分布来推断预后的吉凶。此外，从各家著述来看，当时已基本上将天花（虏疮或豌豆疮）、猩红热（阳毒）、痢疾（天行热痢）、疟疾、霍乱、斑疹伤寒（伤寒）等，从一般热性病中鉴别出来。

对脚气病的深刻认识是这一时期内科发展的又一突出成就之一。脚气病是维生素 B_1 缺乏病，可见下肢和全身水肿、周围神经炎，严重者可致心脏扩大、循环衰竭而死亡，多见于南方米食为主的地区。在孙思邈《千金翼方》中即对脚气病分为"肿"、"脚气攻心"等类型，指出用谷白皮煮汤入粥内可预防此病，还采用猪肝、赤小豆、苡仁、乌豆、大豆等治疗本病。现代研究证明，这些物品中多含有丰富的维生素 B。陈藏器在著作中不仅详细描述了脚气病的临床表现，还明确指出久食精白米是发生脚气病的根本原因。关于这些认识，荷兰医学家艾伊克曼（Chxistiaan Eiulman）于1886年才论述到，并因此而名重荷兰。

另在内科病的治疗上，这时也已积累了不少宝贵经验，而且方法多种多样。如以常山、蜀漆治疟；白头翁、苦参治痢；鹿靥、羊靥治气瘿（甲状腺肿）；槟榔、雷丸、榧实治肠寄生虫病及以谷白皮煎汤熬粥治脚气病等，都是特效经验。内服药外，又有针药并用，针灸并用等综合治疗。还有用药物灌肠、药粉直肠吹入法治疗痢疾和以水银制成坐药治疗蛲虫等。其他如《外台秘要》所称消渴病患者的尿甜，及引《必效方》关于"每夜小便中浸白帛片，取色退为验"的黄疸病病程转归观察法，及设置"疠人坊"对麻风病人实行隔离治疗等，都在一定程度上从不同方面反映了当时内科学的显著进步。

总之，晋唐以来，中医学已显现出全面繁荣的局面，其中临床各科的进步是尤为突出的。

第六节　医学教育和医政制度

据《唐六典》载，刘宋元嘉二十年（443），太医令秦承祖奏置医学，以广教授，是我国政府创办医学教育之始。北魏有太医博士、助教等医官设置。隋朝建立太医署，内设太医令、丞、医监、医正、主药、医师、药园师、医博士、助教、按摩博士、咒禁博士等职，由此可见医学教育与医政建设的发展。

一、医学教育

公元624年，唐朝承袭隋制，在京都长安设太医署，由行政、教学、医疗、药工四部分人员组成，具有医学教育和医疗多重职能。医学教育又分医学和药学两部（表4－1、4－2）。内设太医令、丞、府、史、医监、医正、掌固等管理行政教务；教授、助教、师、主药、工等从事教学。

表4－1　　　　　　　　　《唐六典》载太医署医学部人员一览表

	博士	助教	师	工	生	典学
医科	1	1	20	100	40	10
针科	1	1	10	20	20	
按摩科	1		4	16	15	
咒禁科	1	2	8	10		

表4－2　　　　　　　　　《唐六典》载太医署药学部人员一览表

府	史	主药	药童	药园师	药园生	掌固
2	4	8	24	2	8	4

太医署的医学教育分为4科，计有医科、针科、按摩科和咒禁科。其中医科又细分为5个专科，计有体疗、少小、疮肿、耳目口齿和角法。

不同专科规定有不同的学制，分别为体疗7年、少小5年、疮肿5年、耳目口齿4年、角法3年。

医学教育的分科与学制都是比较实际的。

太医署的课程设置和学业教育方法也很有特点，既强调医学基础课程教学，如共同学习《素问》、《本经》、《脉经》、《甲乙经》等；又注重不同专业的课程教学，如针科兼习《流注（针经）》、《偃侧》等图，《赤乌》、《神针》等经；按摩科兼习"熊经鸟伸，延年之术"等。此外，还规定要临床实习及到药园认药、辨药。

太医署有较严格的考核制度，"其考试登用，如国子监之法"，月、季、年都要考试，以评核成绩。"若业术过于见任官者，即听补替，其在学九年无成者，皆退从本色。"奖罚分明，有利于人才的选拔。

唐朝除在首府设有太医署外，各州、府也建有地方性医学校，甚则在诸县设人管理"医药陈设之事"，表明唐政府对医学教育的重视。

二、医政制度

两晋南北朝医政基本承袭汉魏，置太医令、丞等职。而北周设置更细，有太医下大夫、小医下大夫、疡医上士、疡医中士、疡医下士、医正上士、医正中士、医正下士、食医下士、主药下士，均属于天官；兽医上士、兽医下士，属夏官。不仅已分为太医、小医、疡医、医正、食医、主药、兽医等七类，并形成等级制，这对医绩考核管理和提高业务水平颇有裨益。

隋文帝建立政权后，除改周之六官外，其制度多依前代之法。唐代则多承袭隋代。隋唐医事制度，主要建有3个系统，一是为帝王服务的尚药局，二是为太子服务的药藏局，三是为百官医疗兼教育机构的太医署和地方医疗机构。

唐代尚药局属殿中省，有尚药奉御、直长、侍御医、主药、药童、司医、医佐、按摩师、咒禁师、合口脂匠等。此外，尚食局设有食医。尚药奉御的职责是掌管为帝王合和御药及诊候方脉事，直长为其助理。侍御医的职责为诊候调和，司医协助其分疗众疾，主药、药童掌加工药物，按摩师、咒禁师职同太医，食医掌膳食四时五味配合之宜。

药藏局是东宫官属下的机构，属门下坊管理，专为太子服务。唐朝设有药藏郎、丞、侍医、典药、药童、掌固、书令史、书吏等。药藏郎掌合和医药，丞为之助理。皇太子有疾，由侍医诊候议方，典药、药童修合医药。此外，太子内宫中还有掌医主医药，治疗东宫宫人之疾；另置有典医丞管理医事。

太医署属太常寺，为国家医疗机构，也是医学教学机构。隋朝由太医令掌医疗并该署之行政，丞为其助理。医师、医正、医工的主要职责为诊疗疾病，诸博士及助教除医疗外，还兼教授医学生。唐太医署继承隋制，设太医令、丞、医监、医正、府、史，并置医、针、按摩、咒禁四科，每科均有博士、助教教授学生，并有医工、医师辅助教学。

隋唐时期地方医事制度也有建树。京兆、河南、太原等府、州、县，设医学博士，既以"百药救民疾病"，又在助教协助下教授学生；医学生还有在州境内巡回医疗的任务。

第七节　中外医药交流

晋至五代，中医学已得到较大的发展，其医学水平，已处于世界领先地位，不但邻国把中医学移植仿效，而且对东南亚各国和阿拉伯地区均有较大影响；同时，中医学在对外医学交流中，也吸取国外的药物知识和医疗经验。这些相互间的交流，对丰富中国医药学和促进世界医学发展方面均作出了有益的贡献。

一、中朝医药交流

中朝两国山水相连，自古以来文化交流十分密切，至魏晋南北朝时期，中朝包括医药在内的文化交流已有深入发展。公元514年，针灸术传到朝鲜。公元541年，梁武帝应朝鲜百济圣王之请，曾派遣博士、工匠、画师等赴百济传播经义、阴阳五行理论及药物知识。公元561年，苏州人知聪携内外典、《本草经》、《脉经》、《明堂图》等164卷赴日途经高丽，居留一年间，传授中医学，促进了朝鲜医学的发展。朝鲜的医书《百济新集方》中收载有中国《肘后方》的方剂，如治肺痈方和治疗肿方等。《周书》也记载："百济知阴阳五行，……能医药卜巫占术。"在医事制度方面，百济仿照中国南北朝时期的医药分工，设立太医丞和药藏丞，设置了医博士和采药师。隋唐时期，中朝交往更趋频繁，《唐会要》、《唐语林》都有关于高丽、百济、新罗派人员来中国求学的记载，如记述"高丽、百济、新罗、高昌、吐蕃诸国酋长，亦派遣子弟入国学，于是国学之内，八千余人，国学之盛，近古未有"。其医事制度亦仿唐朝。如公元693年，新罗置医学博士2人，以中国医书《本草经》、《甲乙经》、《素问》、《针经》、《脉经》、《明堂经》、《难经》等科目教授学生，后又增加

《新修本草》。不久，中医的其他典籍如《伤寒论》、《诸病源候论》、《千金方》和《外台秘要》也陆续传入新罗。公元796年，唐政府为了普及民众的医药知识，颁行《广利方》一书，令各州府县抄写流传。新罗当局得知后，即派使节向唐朝索求此书。据《刘梦得文集》称，《广利方》颁行仅7年后，就被专使带回朝鲜，由此可见朝鲜政府对中国医学之重视。

与此同时，朝鲜药物和医学知识也传到中国，如陶弘景所著的《本草经集注》中就记载有人参、金屑、五味子、白附子、昆布、芜荑等11种高丽、百济所产药物；《外台秘要》载有治脚气病的"高丽老师方"是来自朝鲜；唐朝颁行的《广济方》中记述应用高丽昆布治疗膀胱结气病。这个时期药物输入甚为丰富，中朝使节互访频繁，朝鲜的人参、牛黄、昆布、芝草等药不断输入中国。当时的一些本草著作也载有朝鲜的药物，如《新修本草》较前代本草书增入朝鲜传入的石茸、延胡索等；《本草拾遗》载有新罗产的药物蓝藤根、大叶藻和昆布；《海药本草》收载有附子等。此外，《海东绎史》也收录了新罗产的药物土瓜、海石榴、海红花、茄子、石发、海松子、腽肭脐等。上述虽然还难以证明为交流药物之全部，但已足见其交流的盛况。

二、中日医药交流

中国医学传入日本，其早期多经由朝鲜百济或新罗实现的，稍后，中日的医学交流即步入直接的交往。公元562年吴人知聪携《明堂图》及各种中医书籍164卷到日本，这是中国医学直接传入日本之始。知聪赴日，对中日医药交流和日本医学的发展产生了深远的影响。知聪之子继承父业，在日本行医，后又献方书130卷、药臼一等，被日本孝德天皇赐以"和药使主"的称号。此后，知聪之子孙世袭"和药使主"之职位，均为中医学在日本的发展发挥了重要作用。公元608年，日本遣小野妹子使隋，带《四海类聚方》300卷返日。同年，日本推古天皇又派遣药师惠日、倭汉直福因来中国学医，于623年学成回国，带去《诸病源候论》等重要医书。公元630年、654年，惠日又两次作遣唐副使来中国学习。由于留学生不断返日，我国医学大量传入日本，对日本的医学产生了重要的影响。公元701年日本文武天皇颁布"大宝令"，其中的医事制度、医学教育、医官等设置，完全采用唐制，制定医生、针生分科习业，医生必修《甲乙经》、《脉经》、《小品方》、《集验方》；针生必修《素问》、《针经》、《明堂》、《脉诀》、《流注经》、《偃侧图》、《赤乌》、《神针》。可见唐代的许多医书皆已传入日本。

日本政府除了派遣留学生和使者来中国学习外，还邀请中国学者去日讲学。公元733年，日本人荣睿、普照等来华留学，10年后至扬州邀请高僧鉴真（姓淳于）赴日本传授佛学和医学。鉴真率弟子数十人，6次渡海，历时10年，于754年到达日本。鉴真不仅精通佛学，于医学也很有研究，且擅长中药鉴别。他在传律讲经时，还传授中医药知识，对中医药在日本的传播做出了一定贡献。据传《鉴上人秘方》为鉴真所撰，惜书已散佚，其部分内容保存在《本草知名》和《医心方》等书中。公元763年，鉴真逝世于日本奈良招提寺，被日本人尊称为"过海大师"。此外，中国民众的饮茶习惯和节日中的一些医药卫生风俗，也在奈良朝后逐渐流行起来，如中国的正月元旦饮屠苏、五月五日饮菖蒲酒、九月九日饮菊花酒等，是由遣唐学生和学问僧传到日本的。

中国医学传入日本后，受到日本朝野的重视。日本有许多医家撰写研究中国医学的著作，如公元 808 年日本平城天皇的侍医出云广真等编成《大同类聚方》100 卷，就是参考中国医书《黄帝内经》、《针经》、《脉经》、《甲乙经》、《小品方》、《新修本草》等书编写成的。其后，日本医家又撰写了《太素经集注》、《药经太素》、《摄养要诀》、《辅仁本草》等，主要是以《新修本草》、《小品方》、《范汪方》、《广利方》等书为基础撰著的。

据日本木宫泰彦的《日中文化交流史》记载，公元 7 至 9 世纪的 200 多年间，日本共派遣唐使 19 次，计 38 船，有 5000 人左右。大批的医师及其他工匠随使节来往于中日之间，学到了唐代的医学及其他先进科学文化知识，并将大量的医学典籍带到日本，藤原佐世所编的《日本国见在书目》（891）载，当时日本官方所存的中医书籍已达 163 部、1309 卷，基本上都是中国隋唐以前的医学著作。

三、中印医药交流

印度的医学发明较早，在西汉末、东汉初，印度医学就随着佛经的译介和印度僧侣来华而传入中国。两晋南北朝以后，印度医学继续伴随着佛教而传入，并对我国医学开始产生影响，如佛学讲究"四大学说"，即地、水、火、风的"四大"致病因素，认为"一大"不调，即有 101 种疾病产生，"四大"可致 404 种病；四大学说传入中国后，很快就反映在中国医家的医书中。如南北朝梁代医家陶弘景在增补《肘后方》时，即采用此说，其序云："人用四大成身，一大辄有一百一病"，并改《肘后方》之名为《补阙肘后百一方》。唐代孙思邈《千金方》、王焘《外台秘要》均有引述"四大"之说，隋代巢元方还试图将"四大"说与五行说结合起来。除医学理论外，南北朝隋唐的医书也较多引载印度的方药，据考有 40 余首，但南北朝医书大多散佚，而保存在唐代《千金要方》、《千金翼方》的有 10 余首，如耆婆万病丸、耆婆治恶病方、阿伽陀圆、服菖蒲方等；《外台秘要》载有 20 余首，如莲子草膏、酪酥煎丸、治肺病方等。《千金要方》记载有天竺国按摩法，《外台秘要》引载"天竺经论眼"中所论的金针拨障术。传入的印度药物最早见于医书的有《肘后方》之"药子"，婆罗门胡名称"船疏树子"；唐代贞观、开元年间，又从印度输入龙脑香、郁金香等。隋唐期间，有一些印度医生来华行医，其中以眼科医生为多，如《唐大和尚东征传》记载的为鉴真治眼疾的胡医，以及刘禹锡写诗所赠婆罗门眼医即是。当时，传入的印度医书也较多，如《隋书·经籍志》记载被译成中文的印度医书有 11 种，其中有《龙树菩萨药方》4 卷、《西域诸仙所说药方》23 卷、《西录波罗仙人方》4 卷、《西域名医所集要方》、《婆罗门诸仙药方》20 卷、《婆罗门药方》5 卷、《耆婆所述仙人命论方》2 卷等。

隋唐时期，中国的医学也曾随着僧侣往来而传入印度，如唐僧义净在印度居住 20 多年，他不仅常以中国医学的方药为印度人诊治疾病，还向印度人介绍中医学的丰富内容和医疗特点。据《南海寄归内法传》中记载，义净曾向印人介绍本草学、针灸学、脉学、延年益寿术等内容。当时中国向印度输出的药物品种较多，如人参、茯苓、当归、远志、乌头、附子、麻黄、细辛等，被称为"神州上药"。

四、中越医药交流

越南古称交趾、安南。据越南史书记载，有位名叫崔伟的中国医生，于公元前257年在越南行医，并著有《公余集记》一书，流传于越南，这是我国医学传入越南之始。三国名医董奉曾到过越南，治愈交州刺史杜燮的重病。南齐有苍梧道士在越南采药时，曾遇一下腹胀之病患，予服温白丸而愈，此方遂传入越南。隋唐时期，中国许多名人如沈佺期、刘禹锡、高骈、樊绰等人都去过越南，医学随之传入越南更多。据《玉堂闲说》记载，中国人申光逊曾用胡椒、干姜等辛辣药物治愈了越南人孙仲敖的头痛病。

在中越的相互交往中，越南医药通过贸易通商和互赠礼品，不断传入中国。据《唐会要》记载，位于越南中部的林邑国，曾多次派使节来中国，如开元中，由其王建多达摩献驯象、沉香、琥珀等；天宝八年，"其王卢陀罗使献真珠一百余、沉香三十斤……。自至德后，遂改称环王国，不以林邑为号。贞元九年，环王国因遣使贡犀角，上令见于太庙"。《唐六典》载，安南曾向中国朝廷献龟壳、槟榔、鲛鱼皮、蚺蛇胆等。唐代的本草著作《新修本草》、《本草拾遗》等，已收载从越南传入的药物，如白花藤、丁香、庵摩勒、毗黎勒、诃黎勒、詹糖香、苏方木、白茅香、桐木等，以苏方木输入的量为最多。此外，越南医家所制的成品药亦有输入中国的，如《太平广记》引《宣室志》记述："安南有玉龙膏，能化银液，唐韩约携以入中国。"通过中越医药交流，促进双方的医学发展，丰富了两国的医学内容。

五、中国与阿拉伯诸国的医药交流

中国与阿拉伯国家之间的医药交流，从公元2世纪起，随着"丝绸之路"的开辟而渐趋频繁。西晋时，月氏国（部分在阿富汗）僧人竺法护译《胞胎经》，译述了胎儿发育周期等，将国外医药介绍进中国。据《魏书·西域传》记载，梁武帝天监十七年（518）"波斯（今伊朗）始通中国。其国产药材甚多，如薰陆、郁金、苏木、胡椒、荜茇、石蜜、千年枣、香附子、诃黎勒、无食子、雌黄等"。《梁书》亦记载："大秦（罗马帝国）人采苏合，先榨其汁以为香膏，乃卖其滓于诸国贾人，是以辗转来达中国，不大香也。"说明当时已有部分药物传至中国。

公元7世纪时，阿拉伯帝国在阿拉伯半岛崛起，我国史书称之为大食。中国与大食的交往甚为频繁，从公元651至789年间，大食正式遣使来唐者37次之多，携带来献的方物中包括有药物，如724年，大食来献龙脑香。《宋史·大食传》也记述："唐朝永徽以后，屡次入朝而献方物。"据本草著作记载，来自大食的药物有马脑、阿芙蓉、薰陆香、苏合香、无食子、丁香、诃黎勒等。波斯的使节也多次携带香料及药物来中国，如公元730年波斯王子继忽婆来朝献香药、犀牛等。据统计，公元647至762年间，波斯使节来中国有28次之多。《诸蕃志》记载，当时输入药物有乳香、没药、血竭、木香等多种药物。当时的中国本草著作中，有记述密陀僧、绿盐、阿月浑子、无食子、阿魏等是从波斯传入的药物。在中国长期居住的波斯人后裔，也对中医学作出了贡献，如唐末五代时的著名诗人兼药学家李珣，据传为波斯商人李苏沙之后裔，以贩卖药物为生，其撰著的《海药本草》是一部收载从海外传入中国药物的著作，为丰富中国的药物学做出了努力。此外还有波斯的医方传入，如唐初传入的治痢方悖散汤，又名乳煎荜茇煎、牛乳补虚破气方。据传张澹曾用此方治愈唐太宗的痢疾而获重赏。

隋唐时期，中国的炼丹术、脉学、本草学等内容已传入阿拉伯。中国的炼丹术在阿拉伯得到很大发展，后经阿拉伯传到西方，对世界制药化学产生了积极的影响。约公元 9 世纪，阿拉伯人依本·库达特拔（Ibn Khurdadhbah）著《省道记》一书，首次记载中国产的药物肉桂，又将土茯苓一药称为"中国根"，土茯苓后来被西方人用于治疗梅毒，书中还记载其他中国产的药物如芦荟、樟脑、生姜等。我国的脉学在公元 10 世纪就传入阿拉伯，被誉为医学之父的阿维森纳（Aviceuna，980～1037）所著的《医典》中，有关脉象内容是采自《脉经》的资料。同时我国隋唐时所发明的用水蛭吮吸脓毒血液、用烙铁烧灼狂犬病人的伤口等疗法，以及知道糖尿病患者尿甜和麻疹的预后等知识，均被《医典》所收录。中国古代的麻醉法，也传入阿拉伯地区，如美国拉瓦尔（Lawall）在《药学四千年》一书中，认为阿拉伯人的吸入麻醉法可能是由中国传入的。

以上是中外医药交流较为频繁的国家和地区。除此之外，我国还与东南亚各国有经济文化包括医药方面的往来。中外医药交流，不但扩大了中医在国外的影响，促进中医药学对外的传播，而且在交流中吸收了国外医学知识，丰富了我国医学内容，这是晋唐医学迅速发展的重要因素之一。

第五章

临床经验的总结与理论升华

(宋~元 公元960~1368年)

从宋朝到元朝的400年间，除汉族政权外，有多个少数民族政权在我国不同区域交叉存在。公元960年，赵匡胤发动政变，定都汴梁（开封），是为北宋，但北宋王朝始终未能完全统一中国。北方有契丹族建立的"辽"，西方有党项族建立的"西夏"。1115年，在松花江两岸兴起的女真族建立金国，1124年灭辽，1126年南下攻陷汴梁，致使北宋政权灭亡。宋朝皇室被迫南迁至临安（杭州），从此南宋与金以江淮为界，对峙百余年。1234年，北方新崛起的蒙古族灭金，1271年在大都（北京）建都，史称元朝。然后远征欧亚，1279年回师再灭南宋，从而完全统一中国。

宋元时期，由于各阶段、各地区的政治形势极不相同，经济的发展也差异甚大。宋太祖赵匡胤执政后，强化中央集权制的封建统治，大力推广租田制，鼓励农民垦荒、兴修水利、改进耕种技术，使农业生产有了迅速发展。在手工业方面，矿冶、纺织、制瓷、造船、造纸、制盐等也有显著进步。在农业、手工业发展的基础上，商业繁荣，纸币出现，行会产生。这些都标志着中国封建经济发展到一个新的阶段。

经济的发展，使科学技术获得突出进步。北宋沈括在公元11世纪就发现地磁偏角，其著作《梦溪笔谈》较全面反映了当时天文、历法、地理、地质、数学、物理、化学、医学、生物、历史、考古等方面的科学成就。苏颂和韩公廉于1088年共同制作的"水运仪象台"（天文钟），是天文学上的重要创造发明。元代郭守敬的《授时历》，确定一年为365.2425日，仅比地球绕日公转一周的实际时间差26秒，与现代世界通用的公历相同；他研制和改进了更为精确的"简仪"、"仰仪"、"圭表"等10余种天文仪器，测定了"黄赤大距"；并是我国地理学上最早用"海拔"测量地形者。黄道婆引进黎族先进的纺织技术，对一整套"擀、弹、纺、织"等工具设备进行改革，推动了纺织业的发展。王祯的名著《农书》，全面论述了农、林、牧、副、渔等方面的知识。值得指出的是，具有世界意义的中国古代三大发明，火药、指南针和活字印刷术都最后完成和应用于这一时期。北宋雕版印刷术的高度发展和活字印刷术的发明，为医药文化的广泛传播奠定了基础。航海业的发展，则为宋代香料药物的进口和应用提供方便。

宋代发展文官统治，重视文士的培养和选拔，知识分子的社会地位得到提高。京师设国子学、太学、律学、算学、医学等各类教育，以培养各类人员。王安石变法后，对人才的培养更为重视，认为这是推行法度的关键，并提出对人才"教之"、"养之"、"取之"、"任之"的完整方案。大量培养文士的结果，促进了科学文化的发展。其中一部分文士进入医学队伍后，使医学队伍的结构发生变化，无论对医药理论的发展或临床经验的总结提高，都有着重要作用。著名政治家枢密副使范仲淹说："不为良相，当为良医"，就是对当时士人知医成为风尚的真实写照。故自宋代起，便有"儒医"之称。诸如政治家王安石、文学家苏轼、科学家沈括等，皆通晓医学；而宋代名医朱肱、许叔微都是进士出身；元代朱震亨初为理学家，戴启宗曾任儒学教授。

在意识形态领域，宋代"理学"和"心学"不同哲学流派的长期争论对医学理论有相当的影响。理学亦称道学或性理之学。周敦颐可谓是理学的倡导者，他强调太极图说；程颢、程颐兄弟则提出"天理"论；朱熹集其大成，完成了理学体系。他们主张"理"是万物之源，"理"在不断运动中，自我分化产生"气"（阴气和阳气）和五行以至万物。人就是"理与气合"的产物等。理学的发展，促进了医学界对五运六气理论的探索，使运气学说在宋代得以盛行。甚至朝廷也每年发布"运历"，预告该年所主运气，易生病证及其治疗方法等。朱熹还提出"致知在格物"、"即物而穷其理"，以及"纲目"分类法，大多为后世医家所接受。王安石认为天地万物皆由五行变化所生，而变化的原因在于万物内部有"耦"、有"对"，强调自然规律的客观性。还提出元气本体论的见解，及人有"役万物"的能动作用。陈亮否定朱熹"理在事先"的观点，反对空谈义理，主张务实，认为"道"非出于形气之表，而常行之事物之间，强调"用"是衡量一切的标准。叶适指出万物都是"一气之所役，阴阳之所分"，是客观存在的。"飘风骤雨，非天地之意也"，而是"起于二气之争"。这些观点，对中医病因、病机、养生学说的发展，都有一定的意义。尤其哲学家们敢于怀疑历来奉为神圣的经典，对旧有文化持一定分析的态度，更直接影响到医学界，成为当时医学界学术空气活跃的缘由之一。

宋金元时期，国家重视医药事业。宋金元政府均设有较完整的医药卫生行政机构，制定一系列医事制度和法规。尤其宋政府对医学教育更为关注，不仅把医学校作为一个独立机构，还将其纳入国家官学系统。其创建的校正医书局，集中著名学者和医家，对历代重要医籍进行收集、整理、考证、校勘并刊行，为中医文献的保存、传播作出了重大贡献。官方还组织专人编撰、出版许多名著，如《太平圣惠方》、《圣济总录》、《太平惠民和剂局方》、《开宝本草》、《嘉祐本草》、《本草图经》等。宋政府建立的药局则对中成药的推广、发展起着极大作用。这一时期，基础理论的研究开始兴盛。解剖学图著《欧希范五脏图》、《存真图》；脉学专著《脉诀》、《诊家枢要》；验舌专著《敖氏伤寒金镜录》及脉象图、舌象图；本草学专著《证类本草》、《珍珠囊》相继问世；出现不少整理、研究、注释《伤寒论》的专著，如《伤寒总病论》、《伤寒类证活人书》、《注解伤寒论》等，使《伤寒论》的学术地位日趋提高；而金元医家学说的形成，更补充和发展了中医学理论。

此期，临床各科的成就亦较为突出，内科领域有许多独具灼见的学术主张，外伤科的进展非常迅速，其中危亦林的悬吊复位法是伤科史上的重大创举。陈自明的《妇人大全良方》、钱乙的《小儿药证直诀》、宋慈的《洗冤集录》都代表了当时妇儿科和法医学的水平。在针灸学方面，时间针法用于临床，灸法得到独立发展，王惟一设计铸制的针灸铜人更引人注目。当时，中外医药交流非常频繁，尤其大量香料药物的输入，丰富了中医治法，扩大了治疗范围。

第一节 医政设施的进步

宋代医政机构较健全，强化了医事管理。

一、改进医事管理

宋初设立的翰林医官院（1082 年改称医官局）专职医药行政，包括对军旅、官衙、学校派出医官，管理医药等事务，从而把医药行政与医学教育分立开来。初期医官院无定员，1039 年才规定总额为 102 人，设有院使、副使、尚药奉御、医官、医学、祗候等职。其中 1111 年以前，医官同武职，以后改为文职，有"大夫"、"郎中"等 20 多种，最多时曾达 1096 人。对翰林医官的选拔，朝廷规定年龄必须在 40 岁以上，经过各科专业考试合格后才能任用。成绩最优秀者留翰林医官院，其他则分配为医学博士或外州医学教授。1188 年后，又把医官的考试对象扩大到外州各地的民间医生。为保证医官的质量，政府曾制定按实际水平升迁罢黜的措施。范仲淹就说："今后不由师授，……不得入翰林院。"对"外面私习"而"医道精通"者，须经推荐考试合格后才能录用。相反，不称职的医官将被撤职。当时除京师外，地方各州郡也设有医官，并有相应的考试规则。如 1083 年，京府节镇置医官 10 人，各州 7 人，对缺额和不称职者，由当地通过考试录取补充或除名。

宋代除设有医官院外，还有其他类型的医疗、慈善机构。如安济坊，设于 1102 年，主要收留"不幸而有病，家贫不能拯疗"者，曾相继在京师和外州郡县建立多处。保寿粹和馆，建于 1114 年，主要治疗宫廷人员疾病。养济院，是私人募捐兴办的慈善机构，并在一定程度上得到政府的支持，约创建于 1182 年，供四方宾旅患者疗养之用。福田院，建于 1057 年前，用以收养老疾孤寡者，最初设在京师四郊，以后发展到地方各州。慈幼局，建于 1249 年，主要收养遗弃幼婴。北宋时虽未设立这种机构，但对遗弃幼婴曾采取过"雇人乳养"，或送至官观寺院"养为童行"的政策。漏泽园，建于 1104 年，是官府用以安葬无名尸体和家贫无葬地者的公共墓地。此外，宋政府还在 1001 年设立病囚院，给犯人提供医疗待遇。尽管这些机构设置的时间或长或短，但从一个侧面反映了宋代医政设置。宋代还曾以法律形式规定医生的职业道德，医疗事故的处理条例，以及有关保护婴童、饮食卫生和婚姻等方面的措施。如诸医违法诈疗疾病而取财物者，以盗论；庸医误伤致人死命者，绳之以法；若秽恶之物在食饮中，予以处罚。凡此，在中国医学史上都具有一定的意义。

金代设立太医院统管医政和医学教育。内有提点、院使、副使、判官等官职，其医政制度多仿宋代。元代沿用太医院为最高医学行政机构，其管理人员及医生的职称虽多次变动、名目不一，但医生的地位却高于历代。

二、开设国家药局

1069 年，政府推行王安石新法，其中对药物购销也由国家管理。1076 年，宋廷在京都汴梁开设了中国医学史上第一所以制作和出售成药为主的官办药局——"太医局熟药所"，亦名"卖药所"。药局"掌修合良药"，出卖"以利民疾"，在很大程度上方便了病家，且获利甚多，故发展迅速。到1103年，已增至7所。其中5所仍名"熟药所"，2所则称为"修合药所"。1114年后，前者更名为"医药惠民局"，后者改称为"医药和剂局"。其时，药局除在京都有发展外，并被逐渐推广到全国各地乃至边疆镇寨。1130年，南宋政府在临安重新建立药局5所，12年后改名为"太平惠民局"。不久，四川、淮东、淮西、襄阳等地相继建立药局，并延续至元代。由于药局制作和销售的成药具有服用方便、便于携带、宜于保存和较为有效等特点，深受医生和病家的欢迎。尤其在天灾疾疫、兵荒战乱之时，成药的应用更为广泛。

宋代官药局在当时不仅已具一定规模，而且其组织结构和规章制度也较完善。局内置有各级官员，对成药的制作和出售进行监督。药材的收购和检验有专人管理，规定所购药材必须保证质量，库存药材中的霉烂变质者，必须立即处理。药局还制订有若干制度：保证昼夜售药，如因失职影响病家购药者，予"杖一百"的处罚，遇有贫困或水旱疫疾，施给药剂等。为了丰富成药的品种和提高药物疗效，官药局除派遣专人征收民间有效单方、验方外，还设专人从事药物炮制的研究，使宋代成药的研制达到空前水平。当然，限于历史的局限，药局不可避免的存在许多弊端。尤自南宋以后，由于药局的官吏营私舞弊，逐渐把官药局变成贪官污吏争逐的场所。但宋代官药局在医学史上的作用和地位，则应予以充分肯定。

宋政府还曾设有专供帝王用药的"御药院"，专职药政的机构"尚药局"。元代则设有"广惠司"为药政机构，并在其属下设有"回回药物院"。

三、发展医学教育

宋代重视医药人才的培养，医学教育比唐代更有发展。北宋初年，政府在太常寺下设立太医署（992年改称太医局）。至1060年，太医局已不兼有医政职能，并在招生、考试、学科设置方面有所改革。自王安石变法后，医学校的社会地位得到进一步提高。从1076年起，太医局便从太常寺中分离出来，成为一个独立的医学教育机构，著名的"三舍法"也被推广到医学教育中。为保证教育质量，特设提举（校长）1人，判局（副校长）2人，并规定判局应由"知医事者为之"，还在每科设教授1人。到1103年，医学校更被置于国子监的管辖之下，其行政组织、学生待遇一概"仿太学立法"，从而使医学校第一次被纳入国家官学系统。

宋代医学校的专业分科较细，学生数也有所增加，详见下表（表5-1）：

表5-1　　　　　　　　　　　　宋代太医局专业分科表

时间	科目	学生数
嘉祐五年 （1060）	大方脉、风科、小方脉、产科、眼科、疮肿、口齿兼咽喉、金镞兼书禁、疡肿兼折伤	120
熙宁九年 （1076）	方脉科（大方脉、小方脉、风科），针科（针灸、口齿、咽喉、眼、耳），疡科（疮肿、折伤、金疮、书禁）	300
元丰年间 （1078~1085）	大方脉、风科、小方脉、疮肿兼折伤、产科、眼科、口齿兼咽喉、针灸、金疮兼书禁	300

课程除最初的《素问》、《难经》、《诸病源候论》、《太平圣惠方》外，增加《神农本草经》、《千金要方》、《千金翼方》、《脉经》、《伤寒论》、《针灸甲乙经》、《龙木论》等。学校以择优为原则，建立"升舍"制度。按考试成绩把学生分成"外舍"、"内舍"、"上舍"三个等级，成绩合格者，可逐级递升，特别优秀者则可越级。在考试形式上，采取公试和私试相结合的方法，即每月一次私试，每年一次公试。对考试内容也作有较详细的规定，如根据宋太医局程文记载，主要有墨义、脉义、大义、论方、假令、运气六项。为提高学生的实际治病能力，太医局为每个学生建立医疗档案，轮流为太学、武学、律学、算学、艺学等学生和各营将士治病。每个学生均发"印历"一本，用以记载治疗经过和结果，学校每年"比较"一次，分为上、中、下三等，"十全为上，十失一为中，十失二为下"，如果"不及七分，降舍；未及五分，屏出学"。对成绩优秀者，还给予一定的物质奖励。这种注重临床实践和奖惩的制度，在很大程度上促进了医学教育的发展。除中央太医局外，1061 年后地方医学也渐兴起。各州郡都置医学博士教习医书，其规章也多循太医局。1104 年，地方医学已普遍设立，以现存官员中精通医术与文章者，兼任医学教师。1115 年，各州县医学又分斋教养，并设立医学贡额，使地方医学更有发展。

金代医学教育仿宋制，设有 10 科，太医考试 3 年一次，成绩优秀者可任职。元代对医学教育相当重视，从 1262 年起，在各地建立医学校。1273 年，设有专门管理医学教育的医学提举司。凡各地医生的考核、选拔，医书的编审，药材的辨验，都属其职责范围。元代医学校有 13 科，后合并为 10 科，其中较突出的是出现了正骨科。为保证较高的教育质量，元代不仅注重对学生的严格考核，对各级教师也同样实行考核奖励制。这些措施的实施，为元代医学教育的发展奠定了基础。

第二节 古医籍的整理与方书成就

宋元时期，医学著作大量增多，一方面是基于印刷技术的革新，另一方面是政府重视医药著述，同时民间医家的著述也日见增多。其中校正医书局的古医籍整理工作，宋代伤寒之学的兴起与方书的编著，对医学的推广与提高起到了重要的作用。

一、医籍的整理与刊行

宋政府于公元 1057 年专设"校正医书局"，集中了一批当时著名的学者和医家如掌禹锡、林亿、高保衡、孙兆、秦宗古等，有计划地对历代重要医籍，进行了搜集、考证、校勘和整理，历时 10 余年，约在 1068～1077 年间陆续刊行了《素问》、《伤寒论》、《金匮要略》、《金匮玉函经》、《脉经》、《针灸甲乙经》、《诸病源候论》、《备急千金要方》、《千金翼方》和《外台秘要》等。校勘整理，十分严谨，如对《素问》的整理补注，就"正谬误者六千余字，增注义者两千余条"。医学典籍与古医籍的审定，对当时医学的发展和后世医籍的传播都有重要的贡献。宋政府还组织专业人员多次编校、刊行了多部本草书籍和方书，如《开宝本草》、《雍熙神医普救方》、《太平圣惠方》等。宋元医家对著名医籍也进行了大量的研究工作。对《伤寒论》的研究，可以说是蔚然成风，当时研究《伤寒论》的著述多达数十种。其中重要的有韩祗和《伤寒微旨论》2卷（1086），庞安时《伤寒总病论》6卷（1100），朱肱《伤寒类证活人书》（1107），许叔微《伤寒百证歌》、《伤寒发微论》、《伤寒九十论》，成无己《注解伤寒论》10卷（1144）、《伤寒明理论》4卷（1142）等。

（一）《伤寒论》的发挥、研究和补充

1. 理法方药的阐发　成无己的《注解伤寒论》，根据《内经》、《难经》及《伤寒论》本身条文，对《伤寒论》中所述病机、病变及处方用药，作了多方面阐发。"以经解经"的研究方法，对后世研究伤寒之学颇多启发，也对学习研究《伤寒论》原有宗旨，具有重要意义。成氏《伤寒明理论·药方论》，还首次依据君臣佐使剖析组方原理，虽只分析了20首方剂，但开了后世方论之先河，把方剂理论研究推到了一个新的阶段。

2. 专题性研究　对伤寒六经病证、脉法、治则及汗、吐、下法具体应用等作分类归纳，进行了专题性研究。朱肱《伤寒类证活人书》，设问答100条，就《伤寒论》中的各个专题逐一具体说明，便于医家领会。许叔微《注解伤寒百证歌》以七言歌诀形式，将《伤寒论》各方面内容，概括为"百证"，阐述《伤寒论》辨证论治原则。

3. 内容补充　庞安时对小儿伤寒、妇人伤寒、暑病、斑痘等论述，均可补《伤寒论》之不足。朱肱以为"仲景证多而药少"，"至于阴毒伤寒、时行瘟疫、温毒、发斑之类，全无方书"，所以从《千金要方》、《外台秘要》中选录了有关方剂百余首补入。

此外钱闻礼的《类证增注伤寒百问歌》4卷、郭雍的《伤寒补亡论》20卷、杨士瀛的《伤寒类书活人总括》7卷、杨介《四时伤寒总病论》、钱乙《伤寒指微论》、王好古《阴证略例》等，皆为研究伤寒学说的著作，有一定的价值。

（二）《难经》的注释研究

滑寿《难经本义》为这一时期研究《难经》的代表作，该书综合了历代医家对《难经》的注释，辩论较精，考证也详，有相当影响。

二、方书编著和发展

宋元时期方书的编著，大致有三种形式，一是沿袭《千金要方》、《外台秘要》之体例，收集古今名方，为综合性医著，如《太平圣惠方》、《圣济总录》等。另一种是实用性方书，如《太平惠民和剂局方》等。三是在著者医疗经验的基础上，选录古方和创制新方，编成有个人特色的各科专题的方书，如《普济本事方》、《三因极一病证方论》、《济生方》及金元诸家和临证各科的方书。

《太平圣惠方》是由宋廷诏令翰林医官王怀隐等编著的大型方书，书成于公元992年。共100卷，分脉法、处方用药、五脏病证、内、外、骨伤等共1670门，载方16834首。每证之前，均以巢元方《诸病源候论》冠于首，其后详列处方和各种疗法。这部书所以相当重要，主要是它保存了两汉迄于隋唐间的许多名方，同时保存了许多已佚医书的内容，如《金匮要略》的部分内容就较现行本原始和古朴，《伤寒论》亦同样，被后人称为"淳化本《伤寒论》"。其他如卷55收载的"三十六种黄证候点烙论并方"和"三十六种黄点烙应用俞穴处"等，都是已佚医书《点烙三十六黄经》的内容。由于《太平圣惠方》卷帙庞大，1046年何希彭撰《圣惠选方》60卷，选辑便于民用者凡6096方。

《圣济总录》是北宋政和（1111～1117）时，由政府组织医家广泛搜集历代方书及民间方药而产生的一部大规模方书。全书共200卷，录医方近2万首，包括内、外、妇、儿、五官、针灸、养生、杂治等60余门。每门之前有论述一篇，下分若干病证。所载病证分理、法、方、药、炮炙、服法、禁忌等项论述，内容相当充实。自北宋开国以来，医家临床应用之有效方剂，无不网罗。书中前数卷还大量论述了当时盛行的"五运六气"学说。《圣济总录》著成不久，金兵南下，书稿被运往北方，因此南宋人不易见到。清初程林（云来）撰有《圣济总录纂要》26卷，将原书中运气、符禁、乳石发动等一概删去，专选药物易得的验方汇集成书。

大观（1107～1110）年间，诏令医官陈承、裴宗元、陈师文等将官药局所收制剂处方加以校订，编成《和剂局方》。书凡5卷，分21门，收297方，为和剂局制剂规范。宋南渡后，药局改为"太平惠民局"（1148），《和剂局方》经多次增补，于1151年经许洪校订后定名为《太平惠民和剂局方》，并颁布全国。此为世界最早的国家药局方之一。此时全书已达10卷，附《用药指南》3卷，分诸风、伤寒、痰饮、诸虚等14门，载方788首。每方之后除详列主治证和药物外，对药物炮炙法和药剂修制法也有详细说明。现今临床常用的方剂，诸如至宝丹、紫雪丹、牛黄清心丸、苏合香丸、三拗汤、华盖散、凉膈散、藿香正气散以及妇科常用的四物汤、逍遥散，儿科常用的五福化毒丹、肥儿丸等均出于此书。该书也有一些方剂有药味庞杂、叙述夸张等缺点，加之属于法定官书，病者据证检方，寻购现成丸散，不必求医，也产生泥于"局方"的流弊。

《普济本事方》（1132）为南宋·许叔微撰。全书10卷，分23门，载300余方，既有古代经验方，又有个人临床验证，如引述崔元亮《海上方》用生地一味治心痛，以及黄连、羊肝治眼病等。另记述消渴病分甜病消渴、消中、肾消三类，符合糖尿病临床实际。许氏另有伤寒著作多种。

《三因极一病证方论》（1174）为南宋·陈言著。全书15卷，分180门，载方1500余首，有方有论，论后附方，使读者易于洞晓病因，论因求治。

《济生方》（1253）为南宋·严用和著。全书10卷，分80门，载方400首。此书为严氏50余年临证经验总结。原书已佚，现从《永乐大典》中辑出共8卷，著名的归脾汤、济生肾气丸、济生橘核丸、清脾散等方剂源出此书。

其他如苏轼、沈括的《苏沈良方》（1075），张锐的《鸡峰普济方》（1133），董汲的《旅舍备要方》，王衮的《博济方》，还有《史载之方》、《简易方论》、《仁斋直指方论》以及各科著名方书等，不胜枚举。金元著名医家，对方剂学皆有重要贡献，不仅医方数量增多，而且方剂理论也趋完善。

第三节 药物学的发展

宋元时期，药物学获得进一步的发展，表现为综合性与专题性研究的本草著述的丰富和发展，其中有新发现药物、用药知识与经验、药物鉴别、炮炙方法等的汇集与综合，又有药理与食疗等方面的专题研究与发挥。

一、综合性本草学成就

宋代对本草书的编撰十分重视，公元 973 年（开宝六年）宋廷即诏令翰林医官刘翰、马志等 9 人重修本草，他们在《新修本草》和《蜀本草》的基础上，以《本草拾遗》为参考，编撰了《开宝新详定本草》。次年（974）又经李昉等重新校勘，定名《开宝重定本草》，共 20 卷，简称《开宝本草》，记载药物 983 种，新增 139 种。公元 1057 年（嘉祐二年）又命掌禹锡、林亿、苏颂等再次编撰，于 1061 年刊行《嘉祐补注神农本草经》21 卷，简称《嘉祐本草》，记载药物 1083 种。与此同时，宋廷向全国征集各地所产药材，并令注明形态、采集季节和功用等。对进口药材，则要求查询收税机关和商人，辨清来源，选出样品，一并送交京师。这实为全国性的一次药物大普查，全国呈报的州郡达 150 多个。这些资料由苏颂整理加工，于 1061 年编撰成《本草图经》。全书 20 卷，载药 780 种，在 635 种药名下绘图 933 幅，其中增加民间草药 103 种。该书重在图谱，订伪求实，可操作性强，而与之相辅而行的《嘉祐本草》则重在拾遗补缺，记述较详。

宋代完成的本草学又一次重要总结，是北宋中期民间医家唐慎微（约 1056~1093）所撰的《经史证类备急本草》，简称《证类本草》。唐氏字审元，出身世医，原居蜀州晋原，后在成都行医。他以《嘉祐本草》、《本草图经》为基础，又广集宋以前本草文献和经史书籍所载之药物，约于公元 1082 年编撰成《证类本草》32 卷，约 60 万字，载药 1558 种，比《嘉祐本草》增药 476 种。其中如灵砂、桑牛等药物皆为首次载入。在编撰体例上，本书每药下随文附图，有论说、主治、功用、炮炙方法与附方。药下附图，查阅时有按图索骥之便，为以前有绘图之本草著作所未及。药下所附制法，较切合实用，后《修事指南》即是抄录该书有关炮炙部分而成。药下附方共 3000 首，方论 1000 余条，对方剂学亦有较大的贡献。该书付印后，又由集贤院学士孙升加以重刊，故受到普遍重视。后来政府在此书的基础上，稍加修订，作为国家药典颁行，先后有《经史证类大观本草》（1108）、《政和新修经史证类备用本草》（1116）、《绍兴校定经史证类备急本草》（1159）问世。1249 年，张存惠增入寇宗奭之《本草衍义》，以《重修政和经史证类备用本草》刊行，共 30 卷，载药 1748 种。此书流传 500 余年，一直为本草学的范本。

二、本草学的专题研究与发挥

在《证类本草》之后，一些专题性本草著作相继出现，并在药物鉴别、药理研究、药物炮制、食养食疗等方面进行了较深入的研究与阐发。

（一）药物鉴别

药物鉴别，自《神农本草经》以来的各种本草文献都有论述，但未见专著。北宋寇宗奭《本草衍义》（1116）就是这方面的代表作。寇氏为通直郎澧州（今湖南澧县）司户曹事，后又充任政府买药所辨验人员，潜心于药物鉴别等研究凡10余年。并用调查和实验的方法来证实旧说之是非，辨析药物的来源、生态和真伪优劣。如亲自检视鹳巢，观察鸬鹚，饲养斑鸠等。又如指出"常山，鸡骨者佳"。研究证明，小枝黄常山，即鸡骨常山的药效确为最佳。再如"葶苈用子，子之味有甜、苦两种，其形则一也，《经》既言味辛苦，即甜者不复更入药也"。这也是作者在比较前人论说后，据实得出的结论。他的这种依据文献，实地验证，独立阐发自己见解的精神受到后世医家的推崇。

（二）药理阐发

寇氏《本草衍义》也重视药理研究与阐发，提出了气味新说。他认为："寒热温凉是药性"，酸苦甘辛咸是药味，"香臭腥臊"则是药气。如说某药性寒，不能说气寒。清人杨守敬说："寇氏……翻性味之说，而立气味之论……本草之学，自此一变。"

金元医家在药理研究上，颇有创见。张元素、张从正、李杲、王好古、朱震亨等均有阐发。张元素的《珍珠囊》是金元时期的本草名著，该书虽只讨论了113种药物，但内容丰富，辨药性之气味、阴阳、厚薄、升降、浮沉、补泻、六气、十二经及随证用药之法，特别是对药物归经学说和脏腑标本用药式的讨论，为后世所遵循。后李杲撰《用药法象》进一步阐发张元素学说，在《珍珠囊》基础上，增以用药凡例，诸经纲要治法。王好古撰《汤液本草》2卷，又在《珍珠囊》与《用药法象》两书基础上充实了张机、成无己有关药理论述等内容，对法象药理、各病主治药、用法、修制以及238味常用药作了系统的论述。而张从正则对用药的"七方十剂"法多加发挥。朱震亨撰《本草衍义补遗》，"因寇氏衍义之义而推广之，近二百种多有发明"。

（三）药物炮制

宋代在药物炮炙加工上有明显进展，主要表现在以增加和改变药效为主旨的炮制研究，兼及为消除或减少药物毒副作用的炮炙法讨论。《证类本草》有丰富的药物炮炙内容，既收录了雷敩《炮炙论》中300种药物的炮炙方法，又收载了《本草经集注》中的"合药分剂料理法则"，在保存药物炮炙资料上有重要贡献。《太平惠民和剂局方》不但研究了许多成药的制备方法，记叙了185种中药饮片的炮炙标准，还详细地描述了如水飞、醋焠、镑、火监、纸煨、面煨、烧存性、煅、浸、煎、蒸、炒、火焙等炮炙方法。《局方》发展了用酒、醋炮炙药物的方法，如酒炒、酒蒸及醋炒药物。酒制可以助活血，醋制可以增强收敛，说明炮炙的目的，已不单纯是抑制药物的毒副作用，而是要进一步增强或改进它们的功效。此外，宋代在丸药加工技术上也有新发展，增加了糊丸、水泛丸和化学丸剂等，发展了朱砂衣、青黛衣、矾红衣、麝香衣等多种丸衣。在药物有效成分的提炼上，《证类本草》、《苏沈良方》二书均载有"秋石"（尿甾体性激素）阳炼及阴炼两种制备法，其中阳炼法成功地应用了皂甙沉淀甾体这一特异反应，为世界上提炼"性激素"的最早记载。另外寇氏《本草衍义》尚有升华法精制砒霜、结晶法精制芒硝的记载。元代齐德之《外科精义》也记载了

300 种药物的炮制方法，有参考价值。

（四）食养食疗

宋元时期不但重视食物的治病研究，还对食物的营养及调配进行了探索，元代忽思慧《饮膳正要》就是一部论述食物营养、饮食卫生和食物疗法的专书。

忽思慧又名和思辉，在元朝中曾任饮膳太医 10 余年，他总结了多年宫廷御膳的经验，又参考了诸家本草和方书中营养卫生知识，于 1330 年撰成《饮膳正要》3 卷。全书的主旨在于"食补"，从本草中选出无毒副作用，可以久食的补药，与饮食配合，调和五味，供御膳用。如马思答吉汤、牛髓膏子等。书中对日常食物如米谷、禽兽、菜果等性味、功用论述详细。还以正常人膳食标准立论，制定一般饮食卫生法则。如夜晚不可多食，主张睡前刷牙、食后漱口等。此外还论述了各种点心、菜肴的配制成分及烹调方法，食物中毒的防治法，妊娠妇女与乳母的饮食宜忌等。

宋代《太平圣惠方》、《圣济总录》等方书中也有食疗食养内容，如用鲤鱼粥或黑豆粥治疗水肿、杏仁粥治疗咳嗽等。元代尚有《日用本草》、《饮食须知》等食养著作。

第四节 医学各科的成就

宋元时期医学各科的成就，既有病因学、诊断学的重要发展，也有临证各科的突出成就，出现了一批著名的专科医家和专门著作。

一、病因病机的发挥

在病因研究方面，南宋陈言于 1174 年撰《三因极一病证方论》，在张仲景的"三因致病说"基础上进一步阐发，将病因分为三类：一为外因，"六淫，天之常气，冒之则自经络流入，内合于脏腑，为外所因"；二为内因，"七情，人之常性，动之则先自脏腑郁发，外形于肢体，为内所因"；三为不内外因，诸如生活不节、虫兽所伤、金疮折跌、畏压缢溺等。其病证也以此分列，分 180 门，录方 1500 首，每类病证有论有法有方，论从证出，法随论定，方法一致，辨析严谨。这种分类虽与张仲景略同，但内容有所发展，即对各类病因概括得更加具体，其范围亦较全面，因此更符合临床实际。它使中医病因学说更加系统化、理论化。三因分类的原则，一直为后世病因著述所遵循。

在病机学说方面，自《内经》以来，历代都有所进展。唐代王冰补入《内经》的七篇大论，其中《至真要大论》中有专论病机的十九条，论述了一定证候与六气、五脏病变的关系，丰富了中医的病机学说，成为后世各时期论述中医病机学说的主要依据。宋元时期医家们对此又有各自的阐发，如钱乙、刘完素、张元素、张从正、李杲、王好古、朱震亨等，都在病机学说方面有具体发挥。

二、诊断学的进展

宋金元时期，在诊断学方面也有重要的进步和发展，各种诊法不断丰富起来。

（一）脉诊

《崔氏脉诀》为南宋崔嘉彦著，成书于1189年。崔氏为南宋孝宗时的道士，号紫虚真人，故其书又称《崔真人脉诀》、《紫虚脉诀》。崔氏认为，"大抵持脉之道，……其枢要但以浮沉迟数为宗，风气冷热主病"，将脉象与病气作了有机的联系。如论浮脉，"浮而有力者为风，浮而无力者为虚"；论沉脉，"沉而有力者为积，沉而无力者为气（郁）"等。在脉位与内脏关系上，则以寸、关、尺与上焦、中焦、下焦相对应。并以《难经》的浮、沉、迟、数为纲，以风、气、冷、热主病，将《脉经》的24脉加以论述，精炼了脉学，体现了"由博返约"的发展特点。由于该书以歌诀写出，易于习诵，流传较广，为历代医家所重视。

《察病指南》为南宋施发撰于公元1241年，以脉诊为主，兼及听声、察色、考味等法，为现存较早的诊断学专著。书中根据自己手指觉察出来的脉搏跳动情况，绘制了33种脉象图，以图示脉，是人体脉搏描述上的一个创举，欧洲在1860年才有法国人马瑞的脉搏描记器问世，这比施发的发明要晚600多年。

《脉诀》为宋代刘开撰于公元1241年，它将七表八里脉法，总括为浮、沉、迟、数四类，分别隶于寸、关、尺三部主病，予以概述，亦别具一格。

《诊家枢要》为元代滑寿撰于1359年，1卷，首论脉象大旨及辨脉法，颇多创见。继则简析30种脉象，比《脉经》所列脉象有所增加，但遵《难经》之旨，以浮、沉、迟、数、滑、涩六脉为纲，提出了浮沉、迟数、虚实、洪微、弦紧、滑涩、长短、大小8对阴阳对立脉象，也体现了脉学由博返约、掌握纲要之精神。

宋元时期，重视诊断经验的总结和脉学文献的研究，脉学研究的一个显著特点是"由博返约"，重在掌握脉学的纲要。

（二）舌诊

舌诊是中医学中颇具特色的诊断方法，甲骨文中已有"贞疾舌"之辞，《内经》、《伤寒杂病论》中均重视舌形、舌质、舌苔在诊断疾病上的意义。元代敖氏著《金镜录》、《点点镜》二书，内容主要讨论伤寒的舌诊，列舌象图12幅。后来杜本认为12幅图不能概括伤寒的所有舌象，又增补了24图，合为36种彩色图谱，取名《敖氏伤寒金镜录》（1341），其中24图专论舌苔，4图论舌质，8图兼论舌苔和舌质。图中所载舌色有淡、红、青3种；论舌面变化有红刺、红星、裂纹等；苔色有白、黄、灰、黑四种，苔质有干、滑、涩、刺、偏、全、隔瓣等描述。对主要病理舌象，基本都已提到。每图还有文字说明，结合脉象阐述所主证候的病因病机、治法和预后判断等。为我国现存第一部图文并茂的验舌专书。

（三）指纹法

指纹法，一般用在儿科诊断方面，主要是观察3岁以下小儿食指掌面靠拇指一侧的浅表静脉。分为气、风、命三关。宋代有多部著作记载了指纹观察法。如刘昉于1150年撰写的《幼幼新书》中载有虎口三关指纹检察法，《小儿卫生总微论方》中记载有10种不同指纹的形状及其所主证候等，至今被儿科临证所沿用。

三、解剖学与法医学

(一) 解剖学

中国古代医家很早就进行过人体解剖,《内经》、《难经》已有关于人体解剖的记录。据《汉书·王莽传》记载,汉代王莽曾组织太医尚方解剖尸体进行研究。唐代《千金方》也有大略相同的记叙。到宋代,人体解剖的记述有很大发展,不但积累了更多的尸体解剖经验,而且开始据实物描绘成图。当时主要图著有二:其一为宋仁宗庆历年间(1041~1048)由吴简主持编绘之《欧希范五脏图》。它是根据欧希范、蒙干等56人被处决时现场解剖所见绘制,主要记述了人体内脏心、肺、肝、脾、胃、小肠、大肠、膀胱等的形状和位置,其中多数记载是正确的,也有不实之处,如认为喉中有三窍,即食、气、水,"互令人吹之,各不相戾"。也有病理观察,如欧希范少得目疾,其肝有白点;蒙干生前患咳嗽,肺胆俱黑。其图著已佚,但在《梦溪笔谈》等书中有所引录。其二为北宋末年医生杨介整理的《存真图》。它是根据宋徽宗崇宁年间(1102~1106),在泗洲处死犯人的尸体解剖整理而成,记载了人体内脏和十二经脉图,原图著已佚,但从宋代朱肱的《内外二景图》,明代高武的《针灸聚英》和杨继洲的《针灸大成》中,能见到其部分图谱,有《肺侧图》(胸部内脏右侧图)、《心气图》(右侧胸腹腔主要血管关系图)、《气海横膜图》(横膈膜及其上的血管、食道图)、《脾胃包系图》(消化系统图)、《分水阑门图》(泌尿系统图)、《命门、大小肠膀胱之系图》(生殖系统图)等。这些图谱和文字说明大体正确,并有探索人体生理系统之意向。后世医书的引录,说明了它对医疗实践也起到了一定的指导作用。

(二) 法医学

法医学是特殊的应用医学。中国早就有法医检验。《礼记·月令》载瞻伤、察创、视折、审断等就是法医学的萌芽。1975年在湖北云梦县睡虎地秦墓中发掘出大批竹简,大部分为秦律问答,治狱文书程式等。其中有些简文即属法医学方面的珍贵资料。如因斗殴外伤导致流产时,对胎儿的检验及对母体的活体验证,颇为科学。五代时的和凝及其子和㟅(宋代太平兴国间进士、官至道间知制诰)于951年撰《疑狱集》一书,为我国现存最早的法医著作。

宋代法医学显著发展,是与宋廷推行严厉的刑法、企图以此解决日益激化的社会矛盾有关,因而"讼师"业盛行。与此相适应,对法医学的知识要求更高。因此,出现了内容更为丰富的法医学专著。最初有佚名的《内恕录》,南宋时期,有郑克的《折狱龟鉴》(1131~1162),载395个案例,提出"情迹论",重物证,反对酷刑。桂万荣撰《棠阴比事》(1211),载144例。后有《检验格目》与《检验正背人形图》等著作问世。标志着法医学日益走向规范化。这些具有法医内容著作的出现,有一定的历史作用。但真正具有重大价值,并且影响于国内外的法医学专著,则为宋慈的《洗冤集录》。

宋慈(1186~1249)字惠父,福建建阳人。进士出身,他总结了三次出任刑狱官的执法经验,并请教于医师,于1247年,撰成《洗冤集录》5卷。卷1、2为条令、检验总论,包括人体解剖、验伤、验尸、现场勘察等。并强调法医必须带领仵作迅速前往,即时亲验。

验尸时，切勿厌恶尸气，高坐远离，香烟薰隔，任听仵作喝报。检验程序，分为初检、复检，并详细规定各种验尸格式和方法，先看顶心发际、耳窍、鼻孔、喉内、粪门、产户，凡可纳物去处，恐防暗插钉签之类。甚至光线明暗，均在考虑之内，足见检验之精细。卷3、4、5为验骨，对各种机械性死伤原因的鉴别，着重于区别或鉴定其为何物所伤，是生前伤还是死后伤，是自杀还是他杀。并提出，伤口皮肉内收，死后肌肉收缩者为自杀，否则为他杀。记述当事者有可能用于自杀或谋杀的动物、植物、矿物等各种毒品和各种急救与解毒方法。本书材料充实，内容丰富，论说简明，分析透彻，语言形象而生动，比较切合实际。数百年来，"听讼诀狱，皆奉《洗冤集录》为圭臬"，成为处理死伤狱断案的法典和依据。从13世纪到19世纪末，在国内一直沿用600多年，后世的法医学著作，大多以该书为蓝本写成。它比国外最早系统的法医学著作，即1062年意大利出版的菲德里（Fortunato Fedeli）所著《新编法医学》一书早350年。因此出版后，很受各国重视，先后被译为朝、日、英、德、俄多种文字，在世界法医史上有一定的影响和地位。元代于1279年有《结案式》一书，有一半法医学内容，首次同时提到法医学尸体检查、活体检查、物证检查三大组成部分，发展了《洗冤集录》。1308年王与撰《无冤录》，纠正了《洗冤集录》中的某些错误，报告两例死后分娩情况，考证了"滴血验案法"的历史等，该书对古朝鲜、日本均有一定影响。

四、针灸学

宋元时期，针灸学有很大发展。仅北宋就有30种左右的针灸学著作，许多医书如《太平圣惠方》中，均有针灸内容。

（一）王惟一与针灸铜人

王惟一，北宋翰林医官尚药奉御，受诏于1027年设计铸造了两具针灸铜人，一座置于医官院，一座放在大相国寺。铜人以成年男子体型为标准，内藏脏器，外壳可拆可装，体表刻有穴位，旁注穴名。穴位深约1.2分，教学或考试时，体表用腊封闭，内灌水（或说汞），针刺中穴，针入水出，否则便进不了针。这是世界医学教育史上形象实物教学法的一种创举。王氏还撰写了《新铸铜人腧穴针灸图经》3卷，绘有针灸偃侧人形图。该书载腧穴657个，除去双穴重复则有腧穴354个，与《针灸甲乙经》相比，增加三个双穴（青灵、厥阳俞、膏肓俞），和单穴二个（灵台、阳关）。在穴位排列上，兼顾经络穴位的系统性和便于临证应用两方面。卷1、卷2按《外台秘要》体例，按十二经和任督二脉的经络循行排列，卷3讨论腧穴主治，则采《针灸甲乙经》之长，躯体头面部分按身体部位排列，四肢穴位仍按十二经排列。宋政府曾将此书颁行天下，又将其文字和24幅图形刻于石碑，与针灸铜人并列于汴梁大相国寺，供民间医家参观学习。铜人之铸造和图经之颁行，对厘定穴位，订正谬误，统一各书之差异，加强针灸学术之科学性，有重要意义。

（二）王执中与《针灸资生经》

王执中，字叔权，浙江瑞安县人，1169年中进士，官至从政郎澧州教授、将作丞。他精于针灸，于1165年撰《针灸资生经》7卷，附图46幅，于1220年刊行，这是一部内容丰富的临证针灸专著。该书既搜集了南宋以前重要针灸著述的精华，又记载了许多民间针灸医家和自己的临证经验。在穴位上，他补入了督俞、气海俞、风市等，又增加了民间验证有效的别穴 21 个，如眉冲、明堂、当阳、穷骨、百劳等。在临证定穴上，他提倡"同身寸"法，说"今取男左女右手中指第二节内庭两横纹相去为一寸"。这种取穴标准一直沿用至今。本书的突出贡献在临床对证配穴治疗上，7 卷中后 5 卷专论以内科为主的各科病证 193种，因证取穴施治，针灸与方药兼施，有些病证下还附列证治验案。本书记载的灸法也很丰富，有灸劳、灸痔、膏肓俞灸、孙真人脚气八穴灸、附子饼灸等，可谓集宋以前灸法之大成。为宋以前所未见的一部因证配穴、内容丰富的临证针灸专著。

（三）窦默与《标幽赋》

窦默（1196～1280）原名窦杰，字子声，又字汉卿，河北广平肥水乡人。官至翰林侍讲学士、昭文馆大学士、太师，追封魏国公，谥文正，擅长针灸，著《标幽赋》一书。认为人体十二经循行顺序流注关系，是从太阴肺经开始，然后按大肠经、胃、脾、心、小肠、膀胱、肾、心包络、三焦、胆、肝，然后又回归手太阴肺经，周而复始，循环不息。因此，配穴上十分注意时间性。根据经络系统辨证论治，常选取膝以下的井、荥、俞、经、合穴及有特殊疗效的腧穴。并以《素问·至真要大论》病机十九条为依据，分类阐述，指出疾病关键所在，以为临证施治之法则。《标幽赋》是以歌赋体裁，阐述针灸与经络、脏腑、气血等的关系、取穴宜忌、补泻手法等，通俗易懂，便于习诵，成为针灸学的纲领。

（四）滑寿与《十四经发挥》

滑寿，字伯仁，晚号樱宁生。原住河南襄城，后迁居仪真、余姚。幼习儒学，擅长诗文。在医学上从名医王居中学习，精通《内经》、《难经》等古医籍。后随高洞阳专学针法，而擅长于针灸。于 1341 年撰成《十四经发挥》。此书在针灸学术上有两大贡献，一是对经络理论很有研究，提出奇经八脉的任、督二脉，一在前一在后，前后包括腹背皆有专穴，和其他奇经不同，应与十二经脉相提并论而成为十四经，后世多遵其说。二是在《素问》、《灵枢》的基础上，通考腧穴 657 个，对十二经之次第，经脉之始终，经络之交会，穴位之名称、位置等，均详加考订，释名释义，绘图示意，在提高针灸学术的系统性和科学性上，也有重要意义。

（五）闻人耆年与《备急灸法》

闻人耆年于 1226 年著成《备急灸法》。本书为讨论常见急性病证灸治疗法的专著，总结了作者近 50 年灼艾灸治的经验，如心痛、牙痛、急喉痹、霍乱、肠痈、疔疮、骨疽等。这种灸治法可以收到与现代热敷相近似的疗效，故为临证医家所喜用。该书还附以多幅生动而形象的插图，如屈指量腧穴法、朱点腧穴法等，多为前代著作所未见。

（六）其他

宋元间出现了子午流注针法，主张依据不同的时间，选择不同的穴位，达到治疗的目的。这一方法早在《灵枢》等书中已略有记述，南宋时有新的发展。何若愚所撰《子午流注针经》、《流注指微赋》和窦杰的《流注指要赋》、《标幽赋》就是论述子午流注的代表著作。子午流注的形成，是本时期针灸学上的一项重要成就。《内经》对针刺与人体气血的昼夜周流已十分重视，宋元间进一步充实了内容，形成一种针法流派。它重视人体在昼夜十二个时辰内气血流注的内在规律，按时定穴治疗，注意刚柔相济、阴阳结合、气血盛衰、时穴开阖等要点，其机理可能与机体的"生物钟"现象有关，目前此法正在临证治疗中作进一步研究。

五、内科

宋元时期，关于内科杂病方面的理论和医疗实践都有新的发展。宋太医局专设有"风科"。风证，自《内经》以来，历代都有进展，本时期的显著成就，在于区分了"真风"（外风）和"类风"（内风）。我国医学中的"风证"概念，其含义十分广泛，过去多以外风侵袭立论。金元以来，在临证实践的基础上，比较明确地区分了"真风"与"类风"，认识到"类风"非外风侵袭，乃脏气自病。如刘完素提出是"将息失宜，心火暴甚"，李杲认为是"年逾四旬，忧愁伤气，或体肥者，形盛气衰"，朱震亨则说"湿生痰，痰生热，热生风"，对临证治疗均有重要指导作用。

张锐的《鸡峰普济方》把水肿病区分为多种不同类型，施以不同治法，为水肿病的理论研究和临证治疗，提供了丰富的参考资料。

董汲于 1093 年撰《脚气治法总要》2 卷，对脚气病因、发病情况、治疗方法等，都有深入细致的探讨，如"阴阳虚实，病之别也；春夏秋冬，治之异也；高燥卑湿，地之辨也；壮老男女，人之殊也"。并根据这一原则，订出 46 方，分总治法、寻常法、治其偏阴、偏阳，治老人血枯，治虚、实、风、湿与风湿相兼、风湿夹虚、风湿瘴疬，以及外治法等，是一部较全面的脚气病专著。

李杲的《脾胃论》可谓内科脾胃病的专书，其中许多方剂对内伤杂病有较高的实用价值。葛可久于 1348 年撰《十药神书》1 卷，创制 10 首良方。如甲字十灰散、乙字花蕊石散等，分为止血剂、止嗽剂、祛痰剂、补养剂等。还具体地阐述了证的分型与方的分类，为治疗肺痨病提供了可以遵循的法则，得到医学界的重视。

六、外科

唐以前称战伤为金创折疡，并无明确的外科、伤科之称。宋代陈自明著《外科精要》，标志着外、伤科的分立。宋、元时期皆有疡科专门设置。

《太平圣惠方》最早载述了"内消"与"托里"的治法。《圣济总录》提出"痈疽内热，甚于焚溺之患，治之不可缓"。并主张内外兼治。又提出痈疽初起时，要区分疽、痈、疖的差别，按病变过程采用不同治法。其手术器械已有刀、针、钩、镊等。还总结出"五善"、"七恶"，作为判断预后的依据。

《卫济宝书》1 卷，约撰于 12 世纪初年，原撰人佚名，东轩居士增注。书中主要论述痈疽证治，癌、瘭、疽、瘤、痈五发图说以及试疮溃法、长肉、溃脓法、打针法、骑竹马灸、灸恶疮法等，并介绍了 40 首外科方剂的应用，最早记载了"癌"字（此指深部脓肿，并非恶性肿物）。

《仁斋直指方论》由杨士瀛撰于 1264 年。其描述癌为："上高下深，岩穴之状，颗颗累垂……毒根深藏，穿孔透里……"实际上，这种论述已认识到某些癌肿的特征。

《集验背疽方》为李迅 1196 年撰，1 卷，原书已佚，现存书为《四库全书》辑佚本。该书特别指出发疽有内外之别：外发者体热、肿大、多痛、易治；内发者不热、不肿、不痛，为脏腑深部病患，则较难治。这是重要的发现，已接触到不同性质肿物的规律。

《外科精要》为陈自明于 1263 年撰成，3 卷。强调外科用药，亦应根据脏腑经络虚实，因证施治，不可拘泥于热毒内攻之说，遍用寒凉克伐之剂，这种把辨证施治的原则运用于外科临证，对后世也很有影响。《外科精要》取材于《内经》以来历代外科资料和当代名医之经验，著论 50 余篇，提出外科疮疡（痈疽），并不单是局部病变，而与人体脏腑气血寒热虚实变化有关。临证治疗应贯彻审因察证，对证施治原则，"治当寒者温之，热者清之，虚者补之，实者泻之，导之以针石，灼之以艾炷，破毒溃坚，各遵成法，以平为期。"他抨击了当时外科证治中种种不良倾向，初步树立了"治外必本诸内"的指导原则。

《外科精义》为齐德之于 1335 年撰成，2 卷。上卷共论疮肿等 35 篇，下卷载汤、丸、膏、丹共 145 方。该书对外科疾病的病因、病机和诊断方面都有一些新的观点。在治疗上，灵活应用温罨、排脓、提脓拔毒和止痛等多种方法，较为全面地总结了宋元时期外科学领域中的新成就。他批评《外科证治》中那种"不诊其脉候，专攻其外"的做法，阐明其书之宗旨为"首载诊候入式之法，次论血气色脉参应之源，后明脉之名状，所言证候，及疮肿逆从之方，庶使为疮肿科者，览此则判然可晓"，同样强调整体观和辨证施治。在外科学术上，他发展和丰富了外治、内治、内消、追蚀和托里诸法，其所载之温罨、溻渍、浴渍诸法，具有温热作用，其机理与近代西医外科中水疗法相似。

七、伤科

宋元时期的伤科虽无专著产生，但却有显著发展，特别在元代，《永类钤方》与《世医得效方》两部著作中的有关内容，对骨伤科具有重要贡献。

《永类钤方》为李仲南撰于 1331 年，共 22 卷。最后一卷为"风损伤折"，即骨伤科专篇。在载录唐代《仙授理伤续断秘方》主要内容的基础上，又增添了许多新经验，其中对头骨、脊柱、胸骨、肱骨、前臂骨、指骨、髌骨、小腿骨的骨折，和颈椎、肩关节、肘关节、髋关节、膝关节、踝关节及髌骨的脱位，在整复和固定技术上均有新发展，其所用之四夹板固定、竹箍箍住法（用于膝关节，对髌骨骨折后，关节内形成血肿，其治疗"须用针刀去血"，不使破碎的骨块在密闭的充满血肿液体的关节囊内浮动。贴药后用"竹箍箍住"，这可能是后世"抱膝器"的前身）等均属创造性发明。特别是创制了缝合针——"曲针"，用丝线或桑白皮线，由内向外逐层缝合，堪称为伤科史上的重要发明，是我国伤科文献中的首次记载。

《世医得效方》为危亦林撰于 1337 年，共 20 卷，对整骨金镞设专篇论述，水平较高。书中第七"正骨兼金镞科"中，除论述各种骨折和脱臼的治法外，有关麻醉法和悬吊复位法的记载比较突出。危氏提出"诸骨碎、骨折、脱臼者，与服麻药二钱，和酒调下，麻到不知痛处，或用刀割开，或剪去骨锋者，以手整顿骨节，归原端正，用夹夹定"。所用麻药为曼陀罗、乌头；止痛药为没药、乳香、川椒等。注意事项中提出施行麻醉要根据患者的体质、年龄、出血情况而定，这比日本、欧洲使用全麻药要早近500年。关于悬吊复位法，该书记载"凡挫脊骨，不可用手整顿，须用软绳从脚吊起，坠下身直，使其骨自归窠"，然后用大桑皮、杉树皮衬贴，用软物加以缠夹固定。对颈椎骨折脱位，提出"用手巾一条，绳一茎，系在房上，垂下来。以手巾兜缚颏下，系于后脑，杀缚，接绳头"，令患者端坐于大型酒坛上，然后以脚踢去坛子，进行牵引复位。这种悬吊复位法，是伤科史上的创举。

八、妇产科

宋元时期，妇产科很发达，产生一批妇产科专著。如杨康侯（字子健）的《十产论》(1098)，除正产外，论述了伤产、催产、冻产、热产、横产、倒产、偏产、碍产、坐产、盘肠产等10种难产情况及处理方法，是论产最详备的著作之一。其中转胎手法是医学史上异常胎位转位术的最早记载。

虞流在《备产济用方》(1140) 中，记载了用全兔脑制成的"神效催生丹"，合于现代科学探明的脑垂体后叶激素有收缩子宫作用之机理。

朱端章所撰之《卫生家宝产科备要》8卷 (1184)，论述了妊娠、胎产、新生儿护理和妇产科疾病的治疗，辑录了现已佚失的若干妇产科方书内容，至今仍受医家重视。

陈自明，为江西抚州人，三世医家，曾任医学教授，对医学理论、伤寒诸证及痈疽外科等方面均有独到研究，尤精于妇产科。《妇人大全良方》撰于1237年，共24卷。该书与前代妇产科著述比较，有两个显著特点，其一是内容提纲挈领且丰富全面，改变了前代著述"纲领散漫而无统"的状态，该书将妇产科内容分为调经、众疾、求嗣、胎教、妊娠、坐月、难产和产后八门，每门下再分证候，共著260余论，论后附方多种，编排有序，条理井然；其二是能联系脏腑经络等中医基础理论来论述妇产科疾病的证治，改变了以往偏于就证列方的做法。如对闭经证，能联系脾肝病机，提出"滋其化源，其经自通"。后代妇产科论著，摘录其书内容甚多，是一部内容丰富的总结性妇产科专著，并长期为后世所应用。

九、儿科

宋元时期，儿科已经发展成为一个独立的专科，并取得重要成果。

（一）《小儿药证直诀》

钱乙（1035～1117）字仲阳，山东郓州东平（今山东东平县）人，专业儿科40余年，积累了丰富的临证经验。后经其弟子阎孝忠（或作季忠）于1119年把他的理论和经验整理成《小儿药证直诀》，共3卷。卷上为脉证治法，载小儿诊候及方论；卷中具体收载钱氏小儿医案23例；卷下载诸方，论述儿科方剂的配伍与用法。该书在理论上系统地论述了小儿的生理、病理特点，生理上"五脏六腑，成而未全，全而未壮"；病理上，"易虚易实"，"易寒易热"；治疗上，主张以"柔润"为原则，反对"痛击"、"大下"和蛮补，强调补泻要同时调理，以善其后。根据这些原则，创制了一些儿科专用方剂。如治痘疹初起的升麻葛根汤，治疗小儿心热的导赤散，治脾胃虚弱、消化不良的异功散，以及治肾阴不足的六味地黄丸等，皆有较好的疗效，为后世医家所常用。对于痘疹（天花）、水痘、麻疹等发疹性儿科传染病，已能进一步鉴别，并详载其证候及治法。总之，该书颇有创见，因此对后世儿科的理论与实践，具有指导作用。

（二）其他著作

《小儿卫生总微论方》为无名氏撰。发现小儿脐风与大人破伤风为同一种疾病，主张烧烙断脐，并用烙脐饼子以防脐风。在1884年德国医学家尼可莱尔（Nicolaier）发现破伤风杆菌以前600年，这种见解和方法是十分可贵的。本书还载有骈指截除等小儿先天性畸形疾患的治法，有一定价值。还记载有10种不同指纹的形状及其所主证候等，至今被儿科临证所沿用。

《小儿斑疹备急方论》为北宋董汲撰于1093年，偏重于小儿痘、疹证候辨别，以对证用药。钱乙为之作后序，甚嘉之。

《小儿痘疹方论》为陈文中撰，书中首论痘疹的病源，次论治法，后辑录有关痘疹的效方，文字简要。

《幼幼新书》为刘昉撰于1150年，载有虎口三关指纹检查法。《活幼心书》为元代儿科医生曾世荣撰于1294年，共3卷。卷上将儿科疾病编成歌赋75首，卷中将儿科疾病分别立论43篇，附补遗8篇，卷下信效方，选录切于实用的儿科验方。

总之，宋元时期的医学发展，从临证各科的成就而言，都较前一时期有显著的进步。

第五节　学派争鸣与各家学说

我国医学发展到宋代，已有良好基础，积累了丰富的新经验，同时宋元时期思想解放，儒学内部出现了不同的学派，各自提出了不同的理论和思想主张，为医学理论上的提高和研究新问题准备了基本条件。

《四库全书总目·医家类》说："儒之门户分于宋，医之门户分于金元。"金元医家的学说，不仅在理论上独树一帜，更重要的是改变了过去"泥古不化"的状况，打破了因循守旧、一味崇古的局面，开创了中医学术的讨论、交流与争鸣的局面和风气，对中医理论的深入研究、内容的充实提高和体系的完善，起了极大作用，迄今仍有重要的现实意义。

一、刘完素与火热论

刘完素（约1120~1200），字守真，号通玄处士，金代河间（河北河间县）人。故后人称他为刘河间。刘完素自幼耽嗜医书，从25岁起精心研究《内经》，认为"法之与术，悉出《内经》之玄机"。他把《内经》理论与当时盛行的五运六气学说相结合，对火热病证详加阐述，提出"火热论"的学术主张，自成一家之说。金章宗完颜璟曾三次聘他为官，都被拒绝。他始终行医在民间，深受百姓欢迎，迄今河间一带仍保存有纪念他的遗址。刘完素的主要著作有《素问玄机原病式》、《宣明论方》、《三消论》、《伤寒标本心法类萃》等，其中以《素问玄机原病式》、《宣明论方》尤能代表其学术观点。

刘完素对当时盛行的"运气"学说做过研究，但未陷入宿命论。他一方面主张："不知运气而求医无失者鲜矣。"另一方面强调："主性命者在乎人"，"修短寿夭，皆人为"。他批判了那种认为人体发病完全受"五运六气"所支配的宿命论教条，反对机械搬用"运气"公式于医学实践上，否则就只能得出"矜己惑人而莫能彰验"的荒唐结果。

刘完素的主要学术思想是"火热论"，强调火热在致病中的重要性。《素问·至真要大论》所述的病机19条中，属于火的有10种，属于热的有7种，而刘完素把火热病证扩大到50多种。刘完素强调"六气皆从火化"，他一方面指出六气中，风、湿、燥、寒诸气在病理变化中皆能化热生火；而火热也往往是产生风、湿、寒、燥的原因之一。例如，风属木，木能生火；反之，热极生风。积湿成火热，湿为土气，而火热能生土湿。风能胜湿，热能耗液，风热耗损水液则燥，而燥极亦从火化。寒邪闭郁，阳气不能宣散，往往化热，所谓"火极似水"的表现也本于火。另外，刘完素还强调"五志过极皆为热甚"，他分析说："情志所伤，则皆属火热。所谓阳动阴静，故劳则躁不宁，静则清平。"他在《素问玄机原病式》中将惊、躁、扰、狂、越、妄、谵、郁等证，都列为火热之变。

刘完素对火热病的治疗以清热通利为主，善用寒凉药物，故后世称之为"寒凉派"。具体地说，他从表证和里证两方面来确定火热病的治疗法则。怫热郁结于表的，用辛凉或甘寒以解表。表证兼有内热的，一般可用表里双解法，散风壅，开结滞，郁热便自然解除。里热治疗如表证已解，而里热郁结，汗出而热不退者，都可用下法，以大承气汤或三一承气汤下其里热。热毒极深，以致遍身清冷疼痛、咽干或痛、腹满实痛、闷乱喘息、脉沉细，乃热毒极深，阳厥阴伤所致，以承气汤与黄连解毒汤配合使用。在大下之后，热势尚盛，或下后湿热犹甚而下利不止的，可用黄连解毒汤清其余热，必要时可兼以养阴药物。若下后热虽未尽，而热不盛的，则宜用小剂黄连解毒汤，或凉膈散调之。可见，刘完素对火热病的病理变化，在《素问》病机的基础上有所发展，并从临证上总结出治疗热性病的原则，颇多创见，对后世温热病的治疗有很大影响。

刘完素的"火热论"，是从火热病的多发性和普遍性这个角度加以强调的，是在辨证施治的原则下提出"火热论"的。如在临证用药方面，治热痢用苦寒剂，治冷痢则用辛热剂；治外感风热用辛凉剂，治外感风寒则用辛温剂；治中风，既用清热祛风的"泻青丸"，又用温经回厥的"附子续命汤"等。

刘完素还提出"脏腑六气病机说"、"玄府气液说"，进一步阐述《内经》亢害承制理论，为中医学理论的发展作出了重要贡献。尤其他对火热病证的论述，更对后世产生了深刻影响，故后人高度评说，"热病宗河间"。

二、张元素与脏腑辨证论

张元素（生卒年代不详，生活于12世纪），字洁古，金代易水（今河北省易县）人。张氏27岁后，潜心于医学，经过20多年的刻意精研，临证疗效甚高。张氏的医学思想主要渊源于《内经》、《难经》、《伤寒论》，以及间取《华氏中藏经》、钱乙《小儿药证直诀》等，同时受到刘完素的一定影响。张氏的著述有：《珍珠囊》、《药注难经》、《医学启源》、《脏腑标本寒热虚实用药式》等书，而以《医学启源》、《脏腑标本寒热虚实用药式》为其理论观点的代表作。

据《金史》记载，张元素与刘完素交往甚密，曾治愈刘完素的伤寒病，"自此显名"，因此，张元素的学术思想也受到河间学说的一定影响。张氏对当时医界过分泥守古方的风气颇为反感，认为"运气不齐，古今异轨，古方今病不相能也"，强调必须因人因时因地而治。所以他在掌握《内经》要旨、撷取前人精华、结合自己实践的基础上，确立了"脏腑辨证说"，比较系统地论述了脏腑的生理和病理，脏腑标本、虚实、寒热的辨证，以及脏腑病证的演变和预后。还提出"脏腑标本虚实寒热用药式"，为后世脏腑辨证学说的进一步发展奠定了基础。张元素对脾胃也颇为重视，指出："脾者土也，……消磨五谷，寄在胸中，养于四旁"；"胃者脾之腑也，……人之根本，胃气壮则五脏六腑皆壮也。"并用"补气"和"补血"法治疗脾土虚弱，对后人论治有很大启发。他对药物气味、归经、补泻等理论也进行了深入探讨，并有所发挥，使遣方用药更加灵活。如同为泻火药，黄连泻心火，黄芩泻肺火，白芍泻肝火，知母泻肾火，石膏泻胃火等。还创制有九味羌活汤、枳术丸、门冬饮子、天麻丸等新方，广泛流传于后世。

脏腑辨证之说，肇自《灵枢》"邪气藏府病形"、"经筋"、"本藏"等篇。至相传为华元化所著之《中藏经》内，便综合而成为论五脏六腑虚实寒热生死逆顺脉证之法凡11篇。以后唐孙思邈著《千金要方》，更类列脏腑虚实病证，约有数十篇；降及钱乙著《小儿药证直诀》，亦以寒热虚实分析五脏病证。三者相较，元化失之略，思邈失之泛，钱乙重在小儿病证，而于六府又有不够详明之处。张元素在学习古典著作的同时，又接受了前人的经验，并结合自己数十年的临证实践，自成其脏腑寒热虚实以言病机辨证的学说体系，比起前述诸家所辑，实有所提高。

三、张从正与攻邪论

张从正（约1156～1228），字子和，号戴人，金之睢州考城（今河南兰考县）人，张氏之学，宗奉《内》、《难》、《伤寒》，并私淑刘河间。在临床上，他对汗、吐、下三法的运用，具有独到见解，并积累了丰富的治疗经验。张氏对祖国医学中祛邪学说的发展，作出了重要的贡献。《金史本传》对其评价较高，称其"精于医，贯穿《素》、《难》之学，其法宗刘守真，用药多寒凉，然起疾救死多取效"。

张氏著有《儒门事亲》一书，凡15卷，但非他一人手笔，其中某些内容由时人麻知几、常仲明两人润色、撰辑而成。

张从正也是具有革新思想的医学家，主张"古方不能尽治今病"。他曾"从军于江淮之上"，做过一段军医。也曾一度被召到太医院工作4年，后辞归。他的突出学术主张是攻邪法，他反对囿于"局方"，滥用温燥，理论上力倡攻邪，故被称之为"攻邪派"。

张从正的具体论点是：在攻邪与扶正的关系上，以攻为主；在补与泻的关系上，以泻为主。论据是，邪去则正安，邪未去时"补之足以资寇"；病邪不论来自何因，都非人体所素有者，一经致病，就要攻治，病去则止，不必迷信补药。但他也并不主张绝对化，认为对体质虚弱的人，还是要设法滋补的。

张从正的"攻邪论"源于《内经》，基于实践，其中"病由邪生，攻邪已病"是他的基本论点。他强调人体发病，都是邪气侵犯的结果。指出："病之一物，非人身素有之，或自外而入，或由内而生，皆邪气也。"认为邪气的由来虽然不尽相同，或感受风、寒、暑、湿、燥、火六淫之气，或雾、露、雨、雹、冰、泥六邪，或由酸、苦、甘、辛、咸、淡六味不节，它们都不是人体所固有的。因此，治疗当施以攻法，以速去其邪为首要，"邪去而元气自复也"。张从正并分析了"攻邪已病"的机理，指出："邪之中人，轻则久传自尽，颇甚则传久而难已，更甚则暴死。若先论固其元气，以补剂补之，真气未胜，而邪气则交驰横鹜，而不可制矣。"所以反复强调"先治其实，后治其虚"。张氏还十分注重血气流通，认为血气壅滞也是邪气侵阻的结果，治疗须先论攻邪。"陈莝去而肠胃洁，癥瘕尽而营卫昌"，邪去则正安。如寒则血行迟而少者，必须先除其致病之寒，寒去则血行，血行则气和，气和则愈矣。

攻邪的方法有汗、下、吐三法。三法的应用是由邪气的种类和侵犯人体的部位决定的。张从正指出，病邪有三，侵犯部位有三，所以治疗亦有三。天之六气——风、寒、暑、湿、燥、火多侵犯人的上部，结搏于皮肤之间，藏于经络之内，发为疼痛走注、麻痹不仁及四肢肿痒拘挛，所以用汗法祛邪外出。人之六味——酸、苦、甘、辛、咸、淡，即饮食内伤，病在中，位于膈或上脘，可用吐法。地之六气——雾、露、雨、雹、冰、泥，侵犯人体，多发生于下部，因势利导，可用下法。他又根据《内经》中以酸、苦、甘、辛、咸、淡六味总括药物的方法，进行分析归纳，辛、甘药物归于汗；酸、苦、咸归于吐；淡味归于下。所以他肯定地说："乃知圣人止有三法，无第四法也。"

张氏扩大了汗、吐、下三法的应用范围。如凡有上行作用的，皆属于吐法，包括引涎、漉涎、嚏气、追泪等；凡有解表作用的，皆为汗法，包括灸、蒸、熏、渫、洗、熨、烙、针刺、砭射、导引、按摩等；凡有下行作用的，皆为下法，包括催生、下乳、磨积、逐水、破经、泄气等。所以三法的适应证非常广，可用三法包括众法。且张氏自信对三法识练日久，至精至熟，有得无失。他对三法应用的注意事项也交待得很清楚，如发汗欲汗出一二时为佳，不可令汗暴出如水淋漓，引起亡阳重证；对吐法，强调吐后，不能贪食过饱，宜禁房事和七情刺激，凡性情刚暴、好怒、喜淫、病热危重、老弱气衰、自汗不止、亡阳血虚，以及各种出血病证都不可吐。对于下法，张氏将洞泄寒中、伤寒脉洪、表里俱虚、心下虚痞、厥而唇青、手足内寒者，以及小儿慢惊、两目直视、鱼口出气者、十二经败症等均列为禁下之例。

张氏力倡攻邪，但未废弃补法。他对补法的应用范围和补法的目的理解与众不同。补法有平补、峻补、温补、寒补、筋力之补和房室之补，而特别重视食补。他说："补者，以欲肉果菜养口体者也。……病之去也，粱肉补之。"张氏慎用补法，在一切治法中，汗、下、吐三法占十分之八九，而其他诸法才占十分之一二。在《儒门事亲》中，他写了"原补"一篇，放在三篇之末，使之不干预三法，恐后之医者泥于补，可谓用心良苦。

张从正论病还十分重视社会环境、精神因素等致病作用。认为"疟常与酷吏之政并行"，扰攘战乱之时，民多易病，而且"官吏尤甚"。"九气"（怒、喜、悲、恐、寒、暑、惊、思、劳）作祟，多生疾病。因此，在治疗实践上，张氏特别注意因时（天气之寒温）、因势（"天下少事"或"多事"）、因地（南方北方）、因人（贫富贵贱、禀性、体质）制宜，他把这一原则叫作"达时变"。这些，都发展了《内经》中的整体现，特别是人与社会环境的整体观和机体与情志的整体观，从而丰富了中医学中有关心身医学、社会医学的内容。他的一些独特的精神疗法（心理疗法）和许多用药经验，详载于《儒门事亲》一书。

张从正还竭力反对"不考诘典，谬说鬼疾，妄求符箓，祈祷辟匿，法外旁寻"的迷信活动和庸医作风。

四、李杲与脾胃论

李杲（1180～1251），字明之，晚号东垣老人。金代真定（今河北正定县）人。他出身富豪之家。幼年母病，为庸医所误，不知为何证而毙。他痛悔不明医学，乃捐千金拜名医张元素为师，精研医学。数年后，尽得其传，并有发展，成为一代名医。他继承并发挥了张元素脏腑辨证之长，尤其是强调脾胃对人体生命活动的重要作用，以及脾胃受损对其他脏腑的影响，提出"脾胃论"的学术主张，治疗上善用温补脾胃之法，后世称之为"补土派"。

李杲所处的金元时代，民族矛盾十分尖锐，战乱频仍。当时兵连祸结，疾病流行，人民生活极不安定。李杲观察到人民所患疾病，多为饮食失节、劳役过度而致的内伤病，而一般时医崇古遵经、因循守旧、沿用古方以治内伤各证，因而重损元气，误治致死的人为数不少。加之，李杲本人又患脾胃久衰之证，深受其害。由于有了这些亲身实践，他就提出了"内伤脾胃，百病由生"的论点，并逐步形成了一种具有独创性的系统理论——脾胃论学说，为充实和发展中医学，作出了卓越的贡献。

李杲的著述有《脾胃论》、《内外伤辨惑论》、《兰室秘藏》等。李氏在这些著作里，着重阐明了脾胃的生理功能、内伤病的病因病理、鉴别诊断、治疗方药等一系列问题。

李杲学术思想的中心是"内伤脾胃，百病由生"。他发挥了《内经》"有胃气则生，无胃气则死"，强调胃气作用的观点，认为脾胃运化水谷，是元气的物质源泉，而元气是健康之本，脾胃伤则元气衰，元气衰则百病由生。所以他说："脾胃之气既伤，而元气亦不能充，而诸病之所由生也。"李杲又非常强调脾胃在人体气机升降中的枢纽作用。他说："盖胃为水谷之海，饮食入胃，而精气先输脾归肺，上行春夏之令，以滋养周身，乃清气为天者也；升已而下输膀胱，行秋冬之令，为传化糟粕，转味而出，乃浊阴为地者也。"只有升清降浊，气机正常，身体才会健康。如果脾胃受伤，则百病皆起。在气机升降问题上，李杲特别强调生长和升发的一面，只有谷气上升，脾气升发，元气才能充沛，生机才能旺盛，阴火才能戢敛潜藏。否则，若谷气不升，脾气下流，元气亏乏，生机衰退，阴火即因之上冲而为诸病。因此，在治疗脾胃病上，非常重视升发脾阳，同时也注意到潜降阴火的一面。因为升胃气和降阴火是相反相成的。胃气的升发，有利于阴火的潜降；而阴火的潜降，亦有利于胃气的升发。

内伤脾胃的原因，李杲概括为三方面：饮食不节，劳役过度和精神刺激。这三方面的因素又错综交织在一起，而精神因素常常起着先导作用。

在临证实践上，李杲善于运用补上、中、下三焦元气，而以补脾胃为主的原则，采取了一套"调理脾胃"、"升举清阳"为主的治疗方法。如治肺弱表虚证，用"升阳益胃汤"；治脾胃内伤，用"补中益气汤"；治肾阳虚损，用"沉香温胃丸"。三者虽然分别为补肺、脾、肾三焦元气的专方，却都从益胃、补中、温胃着手。这就是三焦元气以脾胃为本的理论在治疗上的具体应用。他有时也用苦降的方法，但只是权宜之计。阳气升发，则阴火下潜而热自退。这一治法被称为"甘温除热法",补中益气汤就是其代表方剂。李杲将这一思想贯穿到对各科疾病的治疗中,在外科用圣愈汤治恶疮亡血证,黄芪肉桂柴胡酒煎汤治阴疽坚硬漫肿。在妇科,用黄芪当归人参汤治经水暴崩。在儿科,用黄芪汤治慢惊。在眼科,用圆明内障升麻汤治内障,当归龙胆汤治眼中白翳等。

李杲在临证用药方面,也遵循了易水学派关于"升降浮沉"、"引经报使"、"气味厚薄"、"分经"用药之说,主张"主对治疗",即对准主要脉证制方用药。还提出了"时、经、病、药"四禁的用药规律。所谓"时禁",就是按四时气候的升降规律,相应的选用汗、吐、下、利等治法;所谓"经禁",就是要分辨六经脉证运用方药;所谓"病禁"就是要避免"虚虚实实"之误;所谓"药禁",就是根据病情慎用或不用某些药物。这些,是把辨证论治的原则更加具体化了。

五、朱震亨与相火论

朱震亨(约1281~1358),字彦修,元代婺州义乌(今属浙江)人。家居于丹溪,故后人尊称为丹溪翁。

丹溪自幼好学,早年习举子业,30岁时,有志于医,34岁,又从朱熹的四传弟子许谦(元代理学家)为师,成为理学家。这对他后来医学思想有很重要的影响。朱震亨转攻医学的直接动机是感于亲属多人殁于药误。他对医学理论的追求和研习,非常发愤刻苦,遍历吴中、宛陵、南徐、建业数郡;同时还表现了竭诚谦逊的优良品格,为求见著名医家罗知悌竟能恭候于门前达三月之久而受业于名医罗知悌。罗为刘完素再传弟子,旁通张从正、李杲之学,因而,丹溪治医能发挥经旨、参合哲理、融合诸家,并能结合临床实践而创立新说。他不仅以医学著名,而且其高尚的医德也为世人所尊崇。在治学方法上,他善于广取诸家,对医学理论研究的深度与广度都达到较高水平。在实践上,又亲手治好母亲和许谦的病,最后得出"操古方以治今病,其势不能以尽合"的结论,成为当时敢于创新、很有见地的医家,数年之间,名贯江浙。然而朱氏仍布衣蔬食,清修苦节。有求医者"无不即往","虽百里之远弗惮也"。

丹溪著作有《格致余论》、《局方发挥》,并传有《金匮钩元》、《伤寒辨疑》、《本草衍义补遗》、《外科精要发挥》等。其流传的《丹溪心法》、《丹溪心法附余》等书,系后人将朱氏临床经验整理而成,其中有些著作已佚。

丹溪学说渊源于《内经》,并继承了刘、张、李诸家学术思想。他对上述各家著作叹为"医之为书至是始备,医之为道至是始明",并进一步发展了"湿热相火为病甚多"的观点。其"相火论"、"阳有余阴不足论"反映了他的主要学术思想。并在医理之中贯穿了"太极动而生阳,静而生阴"、"吉凶悔吝皆生乎动"以及"动而中节"等理论,这与他受到理学思想的影响有关。

丹溪所处的时代,《局方》依然盛行,医者滥用辛热燥烈药物而造成伤阴劫液之弊者仍很普遍。丹溪目睹其状,潜心研究,深有所得,而著《局方发挥》一书。其中列举诸证,剖析误用辛热之害,并指出对于阴虚血少之人所伤尤甚。所以,他在养生或治疗方面都体现了补阴的思想,在纠正时弊方面发挥了重要的作用,故《四库全书提要》谓:"《局方》盛行于金元，至震亨《局方发挥》出，而医学始一变也。"

朱震亨到过南方各主要城市，对上层统治阶级生活方式颇为熟悉。在治疗众多患者的临床实践中，他提出了在"相火论"基础上的"阳常有余，阴常不足"的学说。发挥了《内经》以来关于"相火"的见解，阐述了"相火"之"常"与"变"的规律。相火之常为生理，所谓"人非此火不能有生"；相火之变为病理，所谓"相火元气之贼"。把"生"与"贼"两个正反相对的属性，都赋予"相火"这一概念中，显然是指"常"与"变"两种情况而言。在这种"相火论"的基础上，他强调了"阳常有余，阴常不足"的现象，指出纵欲伤阴是导致疾病的内在因素。朱震亨把这种情况叫作"相火妄动"、"煎熬真阴"。对这类疾病，朱震亨创造并使了滋阴降火之剂，获得了成功。如他的"大补阴丸"有明显疗效，后世被广泛使用。但是，只凭滋阴降火的药物也还不能根本解决"相火妄动"从而致病的问题，所以他还大力宣传"养生"、"节欲"、"保养肺肾二脏"的重要性。《格致余论》中讲节欲法，提出纵欲则失血伤津、寡欲能养血生津等等。

引起相火妄动的原因主要有情志过极、色欲无度、嗜食厚味等。他反复告诫要收心养心，节制饮食、色欲，防止相火妄动。朱震亨还联系自然界天阳大于地阴，阳道实、阴道虚，人身精血难成而易亏的事实，加之人之情欲无涯，相火易于妄动，于是得出"阳常有余，阴常不足"的结论。在临证治疗上，朱震亨提倡滋阴降火之法，善用滋阴降火之剂，故后世称之为"滋阴派"。

在临证治疗方面，朱震亨并非一味滋阴降火，而非常重视辨证论治。在治疗杂病方面总结出许多独到的经验。对中风，提出痰热生风的理论，主张治痰为先，次养血行血。对郁证，认为郁生诸病，郁可分为六：气郁、湿郁、热郁、痰郁、血郁、食郁等。它们既可以单独致病，又常常相兼为病。一般由气郁为先，若郁久则多能化热生火。所以治郁重在调气，郁久须兼清火。

朱震亨学说，在国内外都很有影响。日本医学界曾经成立过"丹溪学社"，专门研究他的学说。就临证医学本身而论，他的成就对中医学有很大的贡献。

六、王好古与阴证论

王好古（约1200～1264），字进之，号海藏老人，元代赵州（河北赵县）人。他进士出身，博通经史，并广览医籍多年。王氏先师张元素，后又受业师事李杲，尽得其传，在晋州（山西晋县）并得益于学者麻革的教诲。他还曾从军出征，"随病察脉，逐脉定方"。在赵州曾以进士官本州教授，兼提举管内医学。晚年退居草堂，杜门养拙。其平生著述甚丰，现存有《阴证略例》、《医垒元戎》、《汤液本草》、《此事难知》以及《癍论萃英》等。

王好古推崇仲景学说，特别注重伤寒阴证的研究。认为"伤寒古今为一大病，阴证一节害人为尤速"，故特撰《阴证略例》。对阴证的发病原因、证候、诊断和治疗，都作了详尽阐述，提出许多独特见解。如饮食冷物，误服凉药，感受"霜露、山岚、雨湿、雾露之气"，都可导致阴证。他非常重视内因的作用，认为无论内伤或外感发病，都是由于人体本虚。若人体不虚，腠理固密，就是受到六淫的侵袭，也能抵抗而不易发病。所以他在"伤寒之源"一文中说："盖因房室劳伤与辛苦之人，腠理开泄，少阴不藏，肾水涸竭而得之。"

显然，他这种看法，既和《内经》中"邪之所凑，其气必虚"的理论一致，也和李东垣"饮食失节，劳倦所伤"的主张有共同之点。不过，李氏是重点在阐发内伤脾胃病，而王氏则兼论外感病，且重在肾，这又是同中之异了。

他在学术上，虽然受到李杲的影响，但他认为李杲只阐发了"饮食失节，劳倦伤脾"所造成的"阴火炽盛"的热中病变，而对内伤冷物，遂成"阴证"的病变，论述还不够全面。同时，他又认为"伤寒，人之大疾也，其候最急，而阴毒为尤惨，阳证则易辨而易治，阴证则难辨而难治"。他认为阴证的发病机理是"有单衣而感于外者，有空腹而感于内者，有单衣空腹而内外俱感者，所禀轻重不一，在人本气虚实之所得耳"。又说："发于阴则少阴也。"从他这两个论点，可以看出他所说的阴证，似指三阴伤寒而言。"本气虚"是发病的主要原因，而本气虚又多与少阴肾或太阴脾有关，所以他又引用《活人书》说"大抵阴毒本因肾气虚寒，或因冷物伤脾，外感风寒，内既伏阴，外又感寒，内外皆阴，则阳气不守"来说明这一论点。这就是说，"阴气虚寒"是形成阴证的主要根源，而"冷物伤脾"或"外感风寒"是形成阴证的条件。肾阳充盛的人，即使有冷物伤脾，或风寒外伤，也能使阴寒之邪逐渐消失而不能发病。只有肾阳素虚的人，一感受到外寒或冷物，则内阴与外寒相合，便形成阴寒过盛的阴证。由此可知，阳气不守，是遭致阴证的原因；而阳气之所以不守，主要又是缘于肾气的虚寒。

关于阴证的治疗，王好古着重于保护肾气，增强体质，强调温养脾肾的原则。所谓"少阴得藏于内，腠理以闭拒之，虽有大风苛毒，莫之能害矣"。并特别指出了"温肾"法的重要性。他这些关于阴证的理论观点与实际经验，既补充了张仲景之学，又发挥了易水派之说。

王氏在临证实践中还扩大了六经病的治疗范围，打破了伤寒与杂病的界限。既把六经辨证的原则用于杂病，又把杂病方药用于六经诸证，将伤寒与杂病的治疗统一起来。因此，他在选方用药上更善于加减化裁，灵活变通。如四物汤的加减有60余种，理中汤的加减有18种，平胃散的加减有30种等等，这就扩大了很多方剂的应用范围，体现了辨证论治的灵活性。他还把六经施治的方法应用于小儿斑疹的治疗，在《癍论萃英》中提出"外者外治，内者内治，中外皆和，其斑自出"的原则。针对各种不同的证候，分别采用"发、夺、清、下、利、安、分"等具体治法。其中不乏白虎汤、犀角地黄汤、甘露饮子、泻白散等方。可见王氏并非囿于温补，而是注重辨证用药。在《医垒元戎》中，王氏按三焦寒热、气血寒热区分病位，选用方药，对后世三焦辨证和卫气营血辨证的产生，有一定的启蒙作用。

综上所述，金元医家的创新，活跃了当时的学术风气，改变了"泥古不化"的局面，丰富了中医学理论，打破了因循守旧、尊经崇古的局面，开创了中医学术的交流与争鸣，为后世医家做出了榜样。他们的学术主张都是根据当时所处的社会环境、疾病发生的现实情况，总结自己的临证经验提出的，他们的学术主张不仅在当时，而且对后世；不仅对中国，而且对国外都产生了很大影响。他们的理论对各科的发展都有推动作用，尽管他们的理论观点都存在明显的偏颇之处，但是偏不掩长，他们的创新促进了中医理论的研究，并为后世不同学术流派的形成奠定了基础。后来有许多医家继承并发展了他们的学术主张，使之更趋完善。他们在中国医学史上所占的地位，是应当充分肯定的。

第六节 中外医药交流

宋金元时期，我国已应用指南针于航海中，海上交通得到较大发展，对外经济贸易大大超过前代。由于唐中期后，吐蕃侵扰河西，陆上"丝绸之路"被阻隔，所以宋金元时，"海上丝绸之路"的中外交流异常活跃，其中以广州和泉州的海外贸易最为突出。自公元971年起，朝廷相继在广州、泉州等沿海城市设立"市舶司"（主管海关及税收）管理海上贸易，促进了中外经济文化交流。当时我国与60多个国家和地区有通商和贸易往来，随着海外贸易的日益发展，中外医药交流也随之扩大。

一、中朝医药交流

两宋时期，中朝医药交流是两国医学交流史上的高潮，两国不仅有使节往来和医书之赠送，还有许多中国医生赴朝行医或教学，从而促进了朝鲜医学的发展。太平兴国七年（982），高丽国王遣使赠送许多珍贵器物，包括不少香药。大中祥符八年（1015），高丽国遣郭元使宋，次年真宗赠以《太平圣惠方》100卷携归。宋徽宗建中靖国元年（1101），高丽使者任懿、白可信回国时，宋徽宗赠送《太平圣惠方》100卷和《神医普救方》100卷；同年，又赠送高丽使者吴延宠等《太平御览》1000卷。不久，《图经本草》和《和剂局方》也传入朝鲜。朝鲜不仅收藏从中国传入的医书，而且进行翻刻刊行，使中医学在该国更广泛地传播。11世纪中叶，高丽刊刻了许多中国医书，如《黄帝八十一难经》、《川玉集》、《本草括要》、《小儿巢氏病源》、《张仲景五脏论》、《肘后方》及《疑狱集》等。高丽高宗十三年（1226）朝鲜医家崔宗峻以中国的《本草经》、《千金方》、《素问》、《太平圣惠方》和《圣济总录》为基础，撰写了《御医撮要方》，促进了朝鲜医学理论体系的形成。由于中国医书传入朝鲜日益增多，部分医书在宋代已经散佚，而在高丽却尚存有善本。1091年，宋哲宗向高丽王请求献出所藏的中国善本医书，高丽宣宗于宋哲宗元祐八年（1093），遣黄宗悫来中国呈送《黄帝针经》8卷，当时中国的《针经》已亡佚，宋朝当时以此《黄帝针经》为底本重新颁行。

宋金元时期，中朝使节和医生往来频繁，如宋仁宗嘉祐四年（1059），宋医江潮东随泉州商人黄文景、萧宗明去高丽旅居，后在高丽从医；开封人慎修及子慎安之去高丽从医，并传授中医知识。宋神宗熙宁五年（1072）宋遣医官王愉和徐光赴高丽；七年（1074），宋又遣扬州医助教马世安等8人赴高丽；元丰三年（1080）7月，马世安再度赴高丽，受到神宗的嘉奖。神宗元丰元年（1078），高丽文宗患风痹症，请求宋帝派医，翌年，宋廷派遣翰林医官邢慥、朱道能、沈绅等88人，带去百种中药材，赴高丽为文宗治病。宋哲宗元祐八年（1093）6月，宋医牟介、吕昞、陈尔猷、范之才等赴高丽教授医学，至次年12月返宋。宋徽宗政和八年（1118），宋朝应高丽太子的请求，派遣翰林医官、太医局教授杨宗立，翰林医谕、太医局教授杜舜学，翰林医候、太医局教学成湘迪，功郎试太医学陈宗仁，太医学兰苗等7人，至高丽教授医学并行医。宋徽宗宣和五年（1123），宋廷又应高丽仁宗之请，遣翰林医学杨寅、医官李安仁、郝洙等3人赴高丽从医。两国医生的来往,直接促进了两国医学的发展。

医事制度方面,宋代之初,高丽仿照唐制设置机构,授予职衔,实施医学教育和医业科举制度,以《素问》、《甲乙经》、《明堂经》、《脉经》、《针经》、《刘涓子鬼遗方》、《痈疽论》、《本草经》等中国医书为考试科目,后又增加《和剂局方》。另仿宋制设置“惠民局”、“典药监”等机构。

宋代,中朝之间药材交流不仅品种多,且数量较大。如宋孝宗、真宗、仁宗时,均先后向朝鲜赐赠香药、犀角、象牙等。朝鲜药材输入中国也很多,主要有香油、人参、枳子、水银、麝香、榛子、石决明、松塔子、防风、白附子、茯苓等。如1032年高丽遣元显等到293人赴宋献人参、硫黄等药物;1070年高丽遣柳洪、朴田亮等人来宋献人参千斤;熙宁五年(1072),高丽向宋朝献人参千斤。1080年高丽派遣户部尚书向宋朝赠送方物,其中各有千余斤的人参、松子、香油等。

公元1275年、1279年、1282年、1293年,元世祖忽必烈先后4次应高丽帝王之邀,派遣医师、太医赴高丽,为其王室诊治疾病。元末,河北河间人李敏道赴高丽居留行医,因医术高超,被高丽王授予“典医正”之职。朝鲜也派医生来中国从事医疗活动。如元世祖至元二十二年(1286)三月,元世祖有病求高丽派良医。高丽先后派尚药侍医薛景成来华,为元帝治病,对此,元世祖甚加赏赐。宋金元的数百年间,中朝医药交流频繁,对促进中朝两国的医药发展产生了积极的作用。

二、中日医药交流

宋金元时期,中日医药交流不如前代,两国政府间的医药交往较少,多限于民间僧侣和学者私人往来。宋初,日本出现整理编写中医书籍的医学著作,如984年,日本丹波康赖参考了宋以前的方书200余部编成《医心方》一书,不但传播了中医知识,而且保存了我国许多已佚的方书。丹波康赖又编著《康赖本草》,主要引用《神农本草经》的内容,该书对日本医学产生了深远的影响。此间,民间的医药交往不断。据《诸蕃志》和宫本泰彦的《中日文化交流史》记载,当时我国运往日本的主要是香药,日本输入我国的大多为硫黄。如咸平元年(998),日本僧人向宋廷赠献琥珀等贵重物品,其中硫黄有700余斤,据《宝庆四明志》卷6载,当时日本输华的物品中,有药用珍珠、水银、鹿茸、硫黄等。日长元元年(1028),福州客商周文裔到日本,赠送日本右大臣藤原实资的礼物中,就有麝香、丁香、沉香、薰陆香、诃黎勒、朱砂等药物。宋仁宗康定二年(1041),宋人惠清到日本镇西行医;同年,日人藤原清贤奉命至宋求治眼方。宋英宗治平三年(1066),南宋王满赴日时,曾带去“灵药及鹦鹉”。宋医郎元房亦曾到日本,侨居镰仓达30余年,得到当政者北条时赖和北条时宗的信任,担任他们的侍医。丹波家族的千光法师明庵荣西(1141~1215)于1169年、1187年先后两次入宋,归国时带回中国的茶种,从此茶叶在日本种植并发展,荣西著有《吃茶养生记》,书中说:“得唐医口传,治诸病,无不效验。”他曾用清茶一盏治愈了源实将军的宿醒病,吃茶之风渐在日盛行。

宋代印行医籍甚众,日人来华带回的医书亦不少。淳祐元年(1241),圆尔辨圆从宋带回典籍达数千卷，藏于普门院书库。故在普门院的《藏书目录》中就载有中医书籍 30 余部，其中有《魏氏家藏方》11 卷，即是宝庆三年（1227）的刊本。公元 1303 年及 1315 年，日本医家梶原性全（1266~1337）先后撰著《顿医抄》和《万安方》两部著名医书，其中《顿医抄》50 卷，主要仿照《诸病源候论》的疾病分类与目次，引用《千金方》、《肘后百一方》、《和剂局方》、《太平圣惠方》、《三因方》、《济生方》的内容，并结合自己的经验编撰而成。《万安方》62 卷，主要取材于传入日本的宋代临证各科的医方编写的，如收录《圣济总录》1797 方、《圣惠方》217 方、《和剂局方》156 方，而唐代的《千金方》仅引用 84 方。此两书的刊行，对中日医学交流、促进中医学在日本的传播作出了贡献。

三、中国与东南亚诸国的医药交流

两宋时期，中国与东南亚诸国的海上贸易十分发达，据《宋会要辑稿》、《云麓漫钞》、《诸蕃志》、《真腊风土记》等书记载，在福建泉州进出的大批货物中，仅进口的药物品种就达 300 种之多，其中以香料药物为多，如乳香、木香、沉香、檀香、茴香、丁香、安息香、金颜香、苏合香油、降真香、龙涎香等，以及玳瑁、槟榔、胡椒、肉豆蔻、硫黄、腽肭脐、芦荟、没药、血竭等。当时药物进口不仅品种多，而且数量非常惊人。如淳化三年（992），从阇婆（印尼苏门答腊岛和爪哇岛）一次运进檀香达 4400 余斤。南宋建炎四年（1130），泉州运进乳香 86000 多斤，绍兴二十五年（1155），从占城（越南南部）运进泉州沉香等 7 种香料，共有 63000 余斤，玳瑁 60 斤。又如绍兴二十六年（1156），从三佛齐（印尼苏门答腊岛巨港附近），输入胡椒 10000 余斤。1974 年，泉州湾出土一艘宋代海船，船舱中有降真香、檀香、沉香、乳香、龙涎香等大量香料药物，此外还有胡椒、槟榔、玳瑁等，未经脱水重达 4000 多斤，这些药物多数产自占城、三佛齐等地，这是宋代输入大量药材的重要见证。清梁延柟的《粤海关志》亦记载当时从沿海地区输入大量香料药物的情况。该书引载北宋《中书备对》统计神宗熙宁十年（1077）海外贸易数额："三州市舶司（所收）乳香三十五万四千四百四十九斤，其中内明州（今宁波）所收惟四千七百三十九斤，在杭州所收惟六百三十七斤，而广州所收者则有三十四万八千六百七十三斤。"可见当时药材贸易繁盛之一斑。另《四明志·市舶》记载，在宝庆年间（1225~1227）输入的药物有麝香、沉香、龙涎香、胡椒、荜澄茄、荜茇、良姜、缩砂、蓬莪术、海桐皮、大腹皮、丁香皮、姜黄、木鳖子、茱萸、相思子、大风油、苏木等，所载的香料药物，均来自东南亚诸国。

药物的大量输入，除了来自海上贸易的渠道外，东南亚各国的使节来华，也带来大量药材作为礼品献给朝廷。例如交趾国（越南北部）自北宋开宝八年（975）以来，多次将犀角、象牙、珍珠、玳瑁、乳香、沉香等药物赠送我国，占城国于建隆二年（961），遣使莆诃散赠送犀角、象牙、龙脑等药物；次年又进送象牙 22 株、乳香千余斤；966 年再送象牙、香药；996 年特遣专使李波珠等送给朝廷大宗的犀角、象牙、玳瑁、龙脑、沉香、檀香、胡椒等；999 年又遣使朱陈尧等送来犀角、玳瑁和香药；1018 年遣使带来大宗的象牙、犀角、玳瑁、乳香、丁香、豆蔻、沉香、茴香、槟榔等，其中槟榔多达 1500 斤。此外，安南国、真腊国（柬埔寨及泰国南部）、丹眉流国（马来半岛）、罗斛（今缅甸）、注辇国（印度东南部科罗德尔海岸）、阇婆国、三佛齐等国曾多次遣使来华赠送贵重药材和香药，如犀角、象牙、珍珠、玳瑁、沉香、檀香、朱砂、苏合香、乳香、丁香、龙脑、豆蔻、茴香等。

　　宋元时期，中国的药物通过沿海港口，也源源不断地输往东南亚各国。如经泉州港出口的药物有川芎、朱砂、大黄、黄连、白芷、樟脑、麝香、干姜、硼砂、绿矾、白矾、砒霜以及茶叶等。当时从泉州出口大宗川芎，运往盛产胡椒的东南亚国家，对防治当地因采椒所致的头痛病起到了良好的作用。据《诸蕃志》所载，苏吉丹（今印尼爪哇岛中部）地区，"采椒工人为辛气薰迫多患头痛，饵川芎可愈"。中国的药材受到当地民众的欢迎。又据《钱塘县志》述，南宋时越南人在临安（今杭州）大量购买土茯苓，造成土茯苓价格上涨。元世祖忽必烈时，曾于1263年、1267年、1269年赠给安南王药物。据《大越史记全书》记载，元代针灸医生邹庚曾在越南为上皇子治病，被称为神医，后邹庚又以针灸术治愈皇子的半身不遂症和皇帝的阳痿症，倍受皇帝信任，官至宣徽院大使兼太医使。宋金元时期，中国与东南亚诸国的关系非常密切，尤其是我国从东南亚进口大批的香料药物，不仅扩大了中药的品种，而且丰富了中医临证的治疗方法。

四、中国与阿拉伯地区的医药交流

　　中国与阿拉伯地区在宋金元时期仍然保持着密切的交往，阿拉伯国家多次通过进贡方式向中国输入药物。据不完全统计，自宋太祖开宝四年（971）至南宋孝宗乾道三年（1167）的196年间，大食进贡凡49次，其中明确记载有药物的10次。在《宋史》的"外国列传·第六"记载大食国进献的药物或可供药用的物品有：白龙脑、蔷薇水、象牙、乳香、腽肭脐、龙盐、眼药、舶上五味子、舶上片褊桃、白沙糖、千年枣、真珠、琥珀、犀角及无名异等。中国与阿拉伯的海上贸易方面，也有大量的药物交流。宋代药物进口的品种繁多，来自阿拉伯地区的药物有犀角、乳香、龙涎香、木香、安息香、金颜香、脑子、没药、硼砂、珍珠、芦荟、阿魏、苏合香等数十种。进口的数量也相当多，如《宋史·食货志下》载："大食蕃客罗辛贩乳香直三十万缗。"北宋时，集中于广州的阿拉伯香药主要通过水陆运输，经大庾岭进入江西，再转运京师汴梁（今河南开封）；南宋时则主要通过海路运至临安（今杭州）。阿拉伯药商也广至各地贩易，不但在广州、泉州，而且在扬州、洪州（今南昌），甚至在河南、山东等地，也都有他们的足迹。除了大食国外，宋时尚有麻罗拔、施曷（均在阿拉伯半岛南部）、奴发（阿拉伯半岛东南岸的佐尔法）等国家，也向中国输入大批香料药物。阿拉伯地区传入的药物，在宋金元的一些本草专著如《嘉祐本草》、《本草图经》、《证类本草》、《本草衍义》、《汤液本草》等书中均有收录。除了药物输入外，一些阿拉伯的治疗方法，也在我国流传。如《太平圣惠方》卷三十二的眼科方中载有"大食国胡商灌顶油法"，方用"生油二斤，故铧铁五两（打碎捣洗），寒水石一两，马牙消半两，曾青一两"，上述药物"以绵裹，入油中浸一七日后"，可治"脑中热毒风，除眼中障翳，镇心明目"。在临证中，阿拉伯等地输入的药物及其制剂，已成为防治疾病的常用药物，如《诸蕃志》卷下记载："苏合香油，出大食国，番人多用以涂身，闽人患大风者亦敷之。"宋真宗时，丞相王旦气羸多病，真宗曾赐其药酒一瓶，并苏合香一两，同煮饮服，效果很好。

　　在阿拉伯医药传入中国的同时，中国医药在宋代也外传阿拉伯地区。据《宋会要辑稿》记载，宋代经市舶司由大食商人外运的中国药物近60种，包括人参、茯苓、川芎、附子、肉桂等 7 种植物药及朱砂、雄黄等矿物药。这些药材，除了运至阿拉伯地区外，一部分被转运至欧洲各地。《马可波罗游记》中记述了中国药材外运的情况，描述在马拉巴看到大批的中国船只，装载着大宗中国产的药材，同其他货物一起，被阿拉伯人运往亚丁港，再转运到亚历山大里亚等地。书中还记载了传入阿拉伯地区的药物有姜、胡椒、大黄、麝香、肉桂等。波斯人阿布·曼苏尔穆瓦法克（Abu Mansure Muwaffaq）约于 975 年所著的《国药概要》一书，记述了肉桂、土茯苓、黄连、大黄、生姜等中国药物。波斯医生拉什德·阿尔丁·阿尔哈姆丹尼（1247～1318）主编的《伊尔汗的中国科学宝藏》一书，介绍了许多中医学内容并提及中国医家的名字。

到了元代，中国与阿拉伯地区的医药交流更为兴盛。当时把在伊斯兰国家流行的以阿拉伯医药为主体的医学称为回回医药。由于元代传入更多的阿拉伯医药，所以形成了回回医药与汉医药并重的局面。公元 1263 年元朝聘请阿拉伯名医爱薛（Fnant Isaioh）为御医，在朝廷设立西域医药司、京师医药院、广惠司、大都与上都回回药物院及回回药物局等专门机构，还翻译阿拉伯的医学著作《回回药方》等。此时阿拉伯地区的药物仍通过使节和贸易输入中国，如丁香、豆蔻、苏木、麝香、水银、硫黄、大风子、肉桂等。元代的医书如《饮膳正要》、《瑞竹堂经验方》等均收录有阿拉伯的医方，如舍利别（即糖浆剂）、阿剌吉酒等。

第六章

中医学的鼎盛与创新

（明~清·鸦片战争前   公元 1368 ~ 公元 1840 年）

明初至清代鸦片战争发生，是中国封建君主专制社会的后期。国家长时期统一稳定，经济高度发展，文化科学取得多方面成就，推动了传统中医学发展至鼎盛时期。

明代初期，朝廷采取了一系列发展社会生产力的措施，促进了农产品和手工业的商品化。明代中期以后，随着商品经济的发展，出现了资本主义的萌芽。南方形成了一批行业集中的工商业城镇。如苏州盛泽镇的丝织业、汉口镇的商业、景德镇的烧瓷业等。明代造纸业和印刷术的进步，为医书的大量刊刻，尤其是大型医书的印刷创造了条件。

满清取代明政权后，经过清代前期的休养生息，出现"康乾盛世"，社会稳定繁荣。江南地区的经济发展更为迅速，人文荟萃。乾隆以后全国人口迅速增加，促进了人口的流动和城镇人口的集中。这为医学的需求和交流提供了基础，但是人口集中也易造成疾病流行。

满清统治者为加强思想控制，屡兴文字狱，迫使文人皓首穷经，产生"乾嘉考据学派"。影响到中医学，表现为古代经典著作研究的热潮，但是同时也压抑了医学的创新精神。

明末清初西方科学技术随传教士进入中国，一些知识分子开始接受和介绍西方科学文化知识。其后，满清统治者闭关锁国，大大阻碍了外来文化的传播。

明清医学承袭宋金元的基础，兼之社会经济发展对医学的推动，名医辈出，医著如雨后春笋。基础理论和临床各科进一步丰富和成熟，已进入全面、系统、规范化的总结阶段。不少学科产生了一批高质量的综合性著述和集古代中医学大成的成果，成为我国传统医学发展的高峰时期。如本草学中的《本草纲目》、《本草纲目拾遗》，方书中《普济方》，全书中《景岳全书》、《古今医统大全》、《医宗金鉴》，丛书中《证治准绳》、《古今医统正脉全书》，类书中《古今图书集成·医部全录》，外科中《外科正宗》、《疡医大全》，妇科中《妇科证治准绳》、《济阴纲目》，针灸学中《针灸大成》，眼科中《审视瑶函》，医案中《名医类案》、《续名医类案》，温病学中《温疫论》、《温热论》、《温病条辨》等。这些著作对前人论述进行了全面总结和系统整理，内容丰富完备，成为各类著作中影响最大的成果。

明清中医学术取得最重要的创新和突破当属本草学、温病学以及王清任提倡的解剖生理学。有关"温病"的认识，明代以前常笼统地被纳入"伤寒"范畴，虽宋金元已有少数医家提出过有别于"伤寒"的认识和新方，但影响有限。明末清初吴有性《温疫论》对温病病因、治疗进行了系统论述，拉开了温病学的序幕。

清代乾隆以后，温病学发展至鼎盛阶段，著名医家叶天士、薛雪、吴鞠通、王孟英等，建立了较为系统的温病学理论。温病学术体系的确立，是明清医学史上的重大成就，是中医学面对急性传染病的流行另辟新径的创新发展。

对天花的认识和人痘接种术的运用，是明代医学发展的又一突出创新。它是欧洲发明牛痘接种术的基础和先驱，开创了人类预防天花的新纪元。

明清承金元余绪，学派之间论争激烈，或主寒凉，或倡温补，代有兴衰。明早期丹溪之学盛行，医家喜用寒凉。丹溪学派名家辈出，使苦寒凉润盛极一时，直到明代中期。

明代中晚期，为了补偏救弊，温补学派兴起。如汪机酷好参芪，薛己喜补气温阳，张景岳强调阳气，赵献可力主命门。

清代徐大椿著《医贯砭》、陈修园撰《景岳新方砭》，抨击温补学说。虽有偏激之处，但对扭转滥用温补的世风，提高医学辨证水平，也产生了影响。

明清关于《伤寒论》的研究受当时尊经复古风气的影响，十分活跃，不同流派医家各有主张。或持"错简"说，或主"悉依旧本"，或以方类证，从不同角度去认识理解该书，并将伤寒的治则引入杂病的治疗，推动了《伤寒论》的研究和临床应用。

随着明末一批中医总结性著作的产生，中医学达到鼎盛阶段。清代乾隆以后人口大量增加，疾病流行，社会对医学的需求增大。不论是家传师授，或是自学，都迫切需要一种浅显易学易记的普及读物。于是中医普及类著作大行其世，同时医著中也出现一种简约化的倾向。

其中流行最广的是《中药药性赋》、《汤头歌诀》、《四言脉诀》、《医学三字经》。它们采用歌赋体裁，易诵易记，简单明了，特别适合于初学医者。

此外，入门书中还有一些明白晓畅、实用性强的书籍，如本草中《本草备要》，方剂学中《医方集解》、《成方切用》，脉学中《濒湖脉诀》等。综合性医书有明代刘纯的《医经小学》、李梴的《医学入门》、李中梓的《医宗必读》、清代程钟龄的《医学心悟》等。清代陈修园编写了系列普及读物，如《医学实在易》、《医学从众录》、《时方歌括》、《时方妙用》等，曾广泛流行。

由博返约的节要本，有《黄帝素问钞》、《内经知要》等。本草学中仅对李时珍《本草纲目》节纂改编的医书即达数十种，如《本草述钩元》等。

第一节　传统医学的成熟与昌盛

明清时期，当君主专制社会进入后期，正面临社会变革的前夜，传统中医学体系也达到了它的发展高峰。

一、医学著述、医学杂志、学术团体

(一) 医学著述

明清时期，随着先儒后医的医家增多，一些数代世医临床经验总结成书，著书立说的医家数量较前代大幅度增加。兼之印刷术的进步、商品经济的发展、乐于刻书的社会风气等因素的影响，医书种类日趋丰富。一些大型类书、全书、丛书和综合性医书先后刊刻问世。

　　此期多数大型医书以民间私家刻本（或有官宦资助）为主，仅少量为官刻官修御纂，与宋代重要医书以官刻官修为主大相径庭。以个人之力，穷数十年之功，成一家之言，大量刊刻医书，正反映了医学发展的社会需要和医家的孜孜不懈追求以及中医学术的总结发展等新倾向。

　　明代官刻本中，藩府刻本质量高、校勘精，共刊刻医书 30 余种，如朱橚主持编纂的《普济方》收方 61739 首，集 15 世纪以前方书之大成，是我国古代最大的一部方书。全书主要以病候分类，病证之中，有论有方，并载药物和针灸等治疗方法，资料丰富，在保存古代医学文献资料上有一定贡献。惜卷帙浩大，使用不便，明初刊行后，原刻散佚。幸得《四库全书》收载保存。

　　现存规模最大、体例较为完善的古代类书是清政府诏修的《古今图书集成》，其中《医部全录》多达 520 卷，约 950 万字，分类辑录自《内经》至清初 120 余种医学文献，内容包括医学理论、各科病证、方剂药物、医史传记等，是迄今类书中收录医书最多者。

　　清太医院判吴谦奉旨"御纂"的《医宗金鉴》90 卷，共分为伤寒、金匮、临床各科等 15 种，编者立论平正，"全无偏执"，伤寒和临床各科"心法要诀"为全书精华所在，尤为突出的是《正骨心法要旨》一书，对骨科手法、解剖、器械图解详明，并吸取多种临床经验。全书较系统地反映了中医学术体系，又注重临床，便于初学，是具有教材性质的普及性医学全书。

　　明王肯堂辑、吴勉学校《古今医统正脉全书》，汇辑自《内经》到明代重要医书 44 种，尤其是宋金元的重要医学著作，幸得其流传。吴氏为著名刻书家，所选医籍版本精当，又经其校正，颇多善本，成为较早汇刻的重要医学全书。

　　嘉靖万历间名医徐春甫编集《古今医统大全》100 卷，采录了明代中叶以前的历代医书及经史子集约 390 余部书中有关资料，分门别类，参以己见，是一部达 140 万字的综合性医学巨著。作者自述"合群书而不遗，折诸家而不紊，舍非取是，类聚条分"。但征引文献，未严谨校正，或擅自改易，或未明出处，自撰或采撷他书不清是其不足。此书对养生、老年医学的阐述有重要价值。

　　明万历年间王肯堂编撰的《证治准绳》广涉各科疾病，是以临床治疗为主的医学全书。共分为杂病、类方、伤寒、女科、幼科、疡医共六科。书中每一病证先综述历代医家治验，然后阐明作者见解。具有论述精辟，治法详备，切于实用，"博而不杂，详而有要，于寒温攻补无所偏主"的特点。

　　《景岳全书》是明代张景岳晚年的一部力作，共 24 集，64 卷。内容涉及中医基础理论，诊断治法，临床各科，本草方剂等。作者博采前人精义，考验心得玄微，自成一家之言。全书为矫正金元以来丹溪寒凉攻伐之弊，以温补为特色。

　　此外，戴思恭的《证治要诀》、王纶的《明医杂著》、龚廷贤的《万病回春》、《寿世保元》、缪希雍的《先醒斋医学广笔记》、程国彭的《医学心悟》属于综合性医著中较有影响者。楼英的《医学纲目》、李梴的《医学入门》等属于全书中较有影响者。薛己的《薛氏医案》16 种，汪机的《汪石山医书》8 种，万全的《万密斋医学全书》10 种，沈金鳌的《沈氏尊生书》，陈修园的《南雅堂医书全集》属较著名的医书。大批医家数十万字的各类医学著作纷纷出版，反映中医学术的空前兴旺，成为明清中医学趋于鼎盛的重要标志。

我国西汉即有医案，如仓公诊籍。但此后发展缓慢，主要与医家尚不重视医案交流，所记较为简略有关。宋代许叔微《伤寒九十论》为最早的医家医案著作，载有许氏临床治疗案例 90 则。明代医案著作渐多，成为人们总结经验教训、启迪辨证思路、学习交流治疗心得体会的一种新的著作形式。著名者有汪机的《石山医案》、周之干的《周慎斋医案稿》、孙一奎的《孙文垣医案》等。其中江瓘编辑的《名医类案》开选编古人医案于一书的先河，此书广辑明以前医药著作及其他文献中名医治验案例，按病证分为 205 门，以内科病案为主，兼及各科，主要选辑辨证精详、治法奇验者。每案载病人姓名、年龄、证候、诊断治疗等基本情况，并以证、因、治为重点，案后间加按语，阐发分析，总结经验教训。

清代医案著作更多。医家的原始医案中叶天士的《临证指南医案》最为知名，每寥寥数语画龙点睛。其余则多兼集前人医案而成，如魏之琇的《续名医类案》、俞震的《古今医案按》等。其他如徐大椿的《迴溪医案》、薛雪《扫叶山庄医案》、陈修园的《南雅堂医案》等，不下百余种，蔚然大观。

（二）最早的医学杂志

杂志是一种定期或不定期出版、不间断发表较多作者文章进行广泛交流的文献形式。我国 18 世纪末苏州医家唐大烈编辑的《吴医汇讲》具有杂志的基本特征。唐大烈，字立三，号笠三，选授苏州府医学正科，他从乾隆五十六年（1792）至嘉庆六年（1801）逝世停刊，连续 10 年间，将苏州、无锡、常熟、太仓等地医家的文章结集，先后出版《吴医汇讲》11 卷，合订为一册，共登载 41 位作者的 94 篇文章，成为我国最早具有医学杂志性质的刊物。

《吴医汇讲》卷首有唐氏《自序》，以及凡例 7 条，说明收编文稿的范围、内容、体裁、刊载次序等有关问题，据此有助于了解刻刊的宗旨和特点。它主要有内容广泛的特点，登载文稿涉及医学的多方面领域，不拘体裁。诸如理论探讨、经验交流、随笔、考据等多种形式，不一而足。同时重新意，要求"发前人所未发"，不作人云亦云之说，否则不用。另外还提倡学术民主，选编文章不以作者年龄资历分先后，按来稿的早晚定次序。对不同学术观点，只要"能通一理"，则"两说并存"。还介绍作者，每篇文章前简要介绍作者的基本情况。

《吴医汇讲》及时推出了不少很有学术价值的文章，如叶天士的《温证论治》，促进了温病学说的交流和发展，也较为集中地反映了江南地区，尤其常州地区医家的经验以及疫病流行与治疗的情况。

（三）最早的民间医学团体——"一体堂宅仁医会"

隆庆二年（1568）或稍前，徐春甫在北京建立我国民间最早的学术团体"一体堂宅仁医会"。当时徐春甫客居京城，"……集天下之医客都下者立成宅仁医会"，先后参加者有 46 人，多数来自安徽，如徐春甫之师汪宦、新安名医巴应奎等，还有来自江苏、河北、湖北、四川、福建等地的名医。医会的宗旨在于探讨医药学术，要求会员深入研究《内经》、《伤寒论》及诸家学术奥秘，切磋提高医术，精益求精，讲求医德修养，深戒徇私谋利，会员之间真诚相待，批评帮助，团结互助。

医会提出 22 项会款，即诚意、明理、格致、审证、规鉴、恒德、力学、讲学、辨脉、处方、存心、体仁、忘利、自重、法天、医学之大、戒贪鄙、恤贫、自得、知人、医箴、避晦疾。从治学内容、方法、态度到医家应有思想素质、道德品质、处事接物方法、对待患者的态度等，都有具体规定。由此可见，该会是有明确章程宗旨约束、有一定数量成员参加的早期医学学术团体组织。

二、临证各科的充分发展

明清时期临证医学的发展，首先表现在诊断学方面。过去诊断疾病，一般只重视望色与诊脉，对问诊与舌诊不够重视。这一时期，李梴首先在《医学入门》中指出，初学医的人必先学会问诊并列举了应问的事项 55 条；张介宾在《景岳全书》中特设"十问篇"专讲问诊，并编成《十问歌》。此外，随着温病学说的形成，舌诊也被重视起来，特别是舌苔的白、黄、燥、腻逐渐确定为诊断寒证、热证、伤津、湿痰的重要指征。在脉学方面，注意了同类异脉的鉴别，李时珍的《濒湖脉学》把 27 脉中同类异脉的鉴别点和各脉象的主病，编成歌诀。李延昰的《脉诀汇辨》参考近 70 种古书内有关脉学论述，加以引录整理，可使学者"辨析相类之脉，对举相反之脉"。鉴于有的医家仅凭脉象诊病的弊端，明、清时期的不少医籍都强调四诊全面应用的必要性。

在对疾病的认识方面，不论是鉴别诊断还是对疾病的认识、治疗、预防，都有明显的进步。王肯堂对癫、痫、狂三病的鉴别；张介宾把卒中的"中风"和外感的"中风"区别开来；虞抟的《医学正传》对肠痈的描述，与近代西医所描述的慢性阑尾炎急性发作相同；沈之问肯定麻风是传染病；陈司成提出梅毒由性交传染，并察知本病可以影响胎儿；《疡医证治准绳》对气管吻合术及耳廓外伤整形术的记载，在世界上都是最早的。王清任《医林改错》提出的补气活血与活血逐瘀治疗内科病的原则，至今仍有很大的临床实用价值。

（一）内科学

明、清时期内科学主要是围绕医学理论与古代医家学说及其医疗经验，所出现的不同学术流派的论争而发展的。明代，温补派医家薛己、张介宾、赵献可等针对刘完素、朱震亨医学主张展开了论争，他们强调温补肾阳在养生与治病上的重要性，反对以寒凉药攻伐肾阳。

薛己（1488~1558），字新甫，号立斋，吴县人。因受医学世家影响（其父薛铠擅医，曾任太医院院使），医学造诣较深，著述甚多。其著《内科摘要》，是我国医学史上第一本以内科命名的医籍。全书以医案为线索，共载病案 21 类、209 例，是一部理、法、方、药结合较好的内科医案。其学术思想主要受张元素、李杲脾胃论的影响，注重脾胃虚损证，又受王冰、钱乙的影响，重视肾中水火与脾胃的关系，因而脾肾并举，注重温补，以补中益气丸和肾气丸为治。薛己兼通内、外、妇、儿、眼、口齿等科，他的很多医著后被编辑为《薛氏医案》。

张介宾（约 1563~1640），字景岳，又字会卿，号通一子，浙江山阴（今属绍兴）人。少年时随父到京师，曾学医于金英。青年时从戎幕府，中年后再度"肆力于轩岐"。其医学主张，主要是反对刘完素和朱震亨以寒凉药攻伐肾阳，认为真阳、真火是生命之大宝，经常维护尚不足，岂可滥事攻伐？针对朱震亨"阳常有余，阴常不足"的观点，提出了"阳非有余"、"真阴不足"以及"人体虚多实少"等论点，主张温补肾阴肾阳，慎用寒凉与攻伐方药，创立了左归丸、右归丸以代替六味丸和八味丸，加强补肾之力，对后世产生了较大影响，甚至有的医家产生了滥用温补方剂的偏向。张景岳晚年撰著的《景岳全书》（1640），系一部综合性医籍，其中"伤寒典"与"杂证谟"各卷所论述的病证，大多属于内科疾病的内容，有不少正确的见解。如指出"卒倒"非风所致，说"卒倒多由昏愦，本皆内伤积损颓败而然，原非外感风寒所致，而古今相传，咸以中风名之，其误甚矣"。他认为此证主要由真阴亏损、元气虚脱所致，因此在治疗上"只当培补元气为主"。

李中梓（1588～1655），字士材，又字念莪，华亭（上海松江）人。在李杲、薛己、张介宾诸家的影响下，提出了"肾为先天之本，脾为后天之本"和"气血俱要，补气在补血之先"、"阳阴并需，而养阳在滋阴之上"、"乙癸同源，肝肾同治"等概括性论断。对脾肾的治疗，李氏谓："治先天根本，则有水火之分，水不足者用六味丸，壮水之主以制阳光；火不足者用八味丸，益火之源以消阴翳。治后天根本，则有饮食劳倦之分，饮食伤者，枳术丸主之；劳倦伤者，补中益气丸主之。"其重视脾肾互济同治的学术主张，具有较大的理论意义和实践价值。所著《医宗必读》（1637）较详细地论述了医学源流及业医应有的知识、脏腑经络的生理病理及 35 种内科杂病的诊断与治疗。

赵献可（16 世纪下半叶），字养葵，鄞县人。他对薛己的温补学说十分推崇，尤其发挥命门之说，认为命门是人身之主和至宝，强调"命门之火"的重要。其著《医贯》（1687）的用意，即是以保养"命门之火"的论点贯穿于养生与治疗等一切问题之中。因此，其用药也多采用六味丸、八味丸等补阴补阳方剂。但赵献可过分强调温补命门的主张，不免失之于片面。

清代，徐大椿（1693～1771）、陈修园（约 1753～1823）对温补派医学主张提出了反对观点，对温补派用峻补辛热药剂力加抨击。徐大椿认为温补派"全不知古圣制方之义，私心自用，著书成家"，"古人病愈之后，即令食五谷以养之，则元气自复，无所谓补药也"，"若果元气欲脱，虽浸其身于参附之中，亦何所用"。故撰《医贯砭》一书，对《医贯》的论述予以猛烈的贬斥。陈修园则仿效徐大椿，撰写了一部贬斥温补派的专书《景岳新方砭》，对张景岳的温补学说力加抨击。徐、陈两医家针对温补派的评述，对纠正滥用温补的偏向无疑起了一定作用，但囿于门户之见，也难免发生另一方面的副作用。

明、清时期内科学方面的发展还表现在不少医家能兼取历代医家之长，吸取家传经验，结合自己临证实践，完善对疾病的认识，著成综合性医著。主要有：

虞抟（1438～1517），字天民，自号花溪恒德老人，浙江义乌人。出身于医学世家，自幼颖悟，先习举子业，后因母病而继承家业，转攻岐黄，而私淑丹溪遗风，并接受祖父医学经验。他为了"使后学知所适从，而不蹈偏门以杀人，盖亦端本澄源之意"。以《素问》、《难经》为主要依据，参考吸收各医家学说，结合自己 40 年临证经验，著成《医学正传》（1515）。书前首列"或问"50 条，阐明前人未尽之意，然后分门论证。每门先论证，次脉法，次方治。并附以家传方、己所亲验方、验案及其心得体会。虞氏推崇朱震亨，但并不为其学说所禁锢。他认为朱氏之书"不过发前人所未发，补前人所未备耳。若不参以诸贤所著而互合为一，岂医道之大成哉？"他把朱氏"阳常有余，阴常不足"加以发挥，用来阐发气与血的关系，认为阳有余是气中之阳有余和血中之阳有余，阴不足是指气中之阴不足和血中之阴不足；治疗上把人参、黄芪作为补血必备之品，谓其能寓气而生血，熔李杲、朱震亨之学为一炉。

王纶，字汝言，号节斋，明代慈溪（浙江宁波市）人，官至右副都御史。因父病学医，善究医理，宦余为人治病，常获良效。晚年著《明医杂著》（1549），论述发热、痨瘵、泄泻、痢疾、咳嗽、痰饮、风症等内科杂病以及妇、儿、眼、耳、鼻、齿等各科病证的辨证论治。王氏认为，《内经》是中医学之渊薮，张仲景、李杲、刘完素、朱震亨等人，都是在《内经》的基础上各有发挥。因此学医必先钻研《素问》、《灵枢》，然后再取各家之长，才能掌握医学之真谛。在临证方面，他通过对内科学术思想的总结，主张"外感法仲景，内伤法东垣，热病用完素，杂病用丹溪"，对于内科理、法、方、药的发展有一定的指导意义。

王肯堂（1549～1608），字宇泰，号损庵，又号念西居士，金坛（江苏金坛县）人。王氏幼年聪明好学，17岁时，因母病乃立志学医，不久又治好其妹之乳痈病，于是乡党间渐知其名。后其父以为行医妨碍举业，严厉禁止他看病，于是他不再研究医学。万历二十年（1592）壬辰他辞官归乡后，更加致力于医学，医术日益精通。《证治准绳》（1602～1608）是作者花费10多年时间编撰而成。其中《杂病证治准绳》分为诸中、寒热、诸气、诸呕逆、诸血、诸痛、痿痹、诸风、神志、杂、大小腑、七窍等13门，论述黄疸、咯血、便血、腹泻、眩晕、头痛、狂、癫、疠风、目痛、雀盲等各种杂病。全书以证治为主，每证引《内经》、《伤寒杂病论》及金元医家学说，结合己见论述，内容丰富，条理清楚，议论持中，选方精审，为一般临床医生所喜读。

龚廷贤，字子才，号云林，明代江西金溪人。父龚信曾任职太医院，龚廷贤随父习医，后亦曾任太医院吏目。所著《寿世保元》（1615）除卷1介绍诊断、用药基本知识外，其余各卷分述内、外、妇、儿各科病证的诊断和治疗，并对急救、杂治、灸疗以及一些疾病的预后亦有所论及。龚氏对中风的预防治疗很有见地，他说："中风者，俱有先兆之证，凡人如觉大拇指及次指麻木不仁，或手足少力，或肌肉蠕动者，三年内必有大风之至。……当预防之，宜朝服六味地黄丸，暮服竹沥枳术丸与搜风顺气丸，二药间服，久而久之，诸病可除。"此外书中对内伤病的论述较为精当，指出："内伤之要，有三致焉。一曰，饮食劳倦即伤脾，此常人之患也。因而气血不足，胃脘之阳不举，宜补中益气汤主之；二曰，嗜欲而伤脾，此富贵之患也，资以厚味，则生痰而泥膈，纵其情欲则耗精而气散，……宜加味六君子汤加红花三分、知母盐炒一钱主之；三曰，饮食自倍，肠胃乃伤者，藜藿人之患也，宜保和丸、三因和中丸权之"。本书还记载了"延年良箴"等老年病学内容。

秦昌遇，字景明，明末上海人。鉴于以往医家多"执脉寻因寻症，一时殊费揣摩，不若以症为首，然后寻因之所起，脉之何象，治之何宜，则病无遁情"，编著成《症因脉治》（1641），此书1706年又经其侄孙秦皇士整理充实。内容有评价前人证因误治及证因各别治法的不同；依次叙述各病；每个病证必首分为外感和内伤两大类，然后再分述其症、因、脉、治4项。在治法中则设有"从脉"和"从证"两项，并附有方药的加减运用。该书对内科常见病证如中风、咳嗽、呃逆、胃脘痛、腹痛、便秘、泄泻、呕吐、黄疸等都有详细记述，有较好的实用价值。

李用粹，又名惺庵，字修之，清代上海人。参考历代医家论述，结合自己临床经验，著《证治汇补》（1687），记述了 80 余种病证辨证论治。其特点是对每个证候的定义和病因都从理论上进行分析综合，书中引文和方剂均有出处，作者本人之言则标"汇补"二字。李氏对朱震亨有关气、血、痰、郁诸证的论述较为重视，并在此基础上加以发挥。如李氏在"中风总治"中指出"风症皆痰为患，宜化痰为先，初得之即当顺气，日久即当活血。……其虚者又当培脾滋肾，脾土旺而血自生，脾气运而痰自化，肾水足而热自除，肾定固而痰归经也。"

这一时期内科学发展的另一特点，是有关虚劳证治的专书大量出现，主要有：

《红炉点雪》（1630），撰著者龚居中，字应圆，明代金溪人。龚氏认为虚损痨瘵最主要的致病因素是痰火，病机为精气血液耗伤，致使阳盛阴亏，火炎痰聚。痰火之中，则火为痰之本，痰为火之标，而阴虚又为致火致痰之本。全书以水亏火炽金伤立论，提出益水清金降火的治疗法则，而尤重肺肾二脏。《红炉点雪》重点阐述了阴虚火动的虚损病证，这是元代葛可久《十药神书》所述劳证多由"火乘金"论的进一步发展。此外，值得注意的是龚氏还指出"颈项结核，或腹胁疝癖"是痨证将成的征兆。

《慎柔五书》（1636），撰著者胡慎柔（1572～1636），法名住想，毗陵（江苏常州）人，幼年寄育僧舍，性喜读书，精通佛教典籍及儒家经史。先后随查了吾、周慎斋二人学医。书中分虚劳为虚损和痨瘵两类。胡氏认为损病自上而下，痨病自下而上；损病传至脾与肾者不治，痨病传至脾与肺者不治。以痨法治损，多转泄泻，以损法治痨，必致喘促。这些都是前人所没有论述过的，是胡氏对虚劳证治的发展。其培养脾胃主以甘淡为法，不像东垣用药偏于辛燥，对治疗慢性虚劳病有一定的参考价值。

《理虚元鉴》（约1644），撰著者汪绮石，明末医家，生平居里已无从考证。该书对虚劳论治，提出治虚劳的"三本二统论"。"三本"即指肺、脾、肾，治法为清肺、调脾、补肾。其施治次序应"先以清金为主，金气少肃，则以调脾为主，金土咸调，则以补肾善其终"。同时，又将虚劳的阴虚、阳虚两类病证分别统之于肺、脾两脏，即所谓"治虚二统"。本书对虚劳病因、病机、证治、防护等均有论述，且自成体系。其学术主张及处方用药，颇切临床实际，尤其详于论肺，创立清金保肺的治则更具独见，对后世治疗以痨瘵为主的虚损病证深有影响。

此外，专论内科杂病比较著名的专书还有尤怡的《金匮翼》（1768），专门论述内科杂病，简明清楚，切于实用。林珮琴的《类证治裁》（1839），论述内科杂病、妇科、外科等病证的证治，对其他医家理论与经验，也酌加介绍。探讨某些病证诊治的著作有卢之颐的《痎疟论疏》（1657），系总结前人有关治疗疟疾的专书。熊笏的《中风论》，介绍养阴清热治疗中风的经验。喻昌（嘉言）在《医门法律》（1658）中，叙述了腹水症状及其病因，说："凡有癥瘕、积块、痞块，即是胀病之根，日积月累，腹大如箕，腹大如瓮，是名单腹胀。"王清任的《医林改错》（1830），在内科方面对疾病的治疗，强调了补气活血与活血逐瘀两个原则。他所创立的活血逐瘀方剂，如通窍活血汤、血府逐瘀汤、膈下逐瘀汤以及补阳还五汤等，具有很好的活血通窍、活血祛瘀、活血通络功能，对治疗各种瘀血证有较好的疗效，至今被广泛应用于冠心病、中风后遗症等的临床治疗。

（二）外伤科学

明、清时期，外科、伤科均有明显的新进展，主要成就有三：一是对外科理论方面的探讨，被日益重视，形成了不同的流派；二是发明了一些外科手术与伤科医疗用具；三是关于麻风病和梅毒病认识和防治的提高，并出现了最早的专著。

以陈实功《外科正宗》（1617）为代表的，称为"正宗派"。陈实功（1555～1636），字毓仁，号若虚，崇川（江苏南通市）人。陈氏在临床上强调内外治结合，认为"内之证或不及于其外，外之证则必根于其内"，故其在治法上，主张内外并重，"消、托、补"三法相结合，内服药与外治法兼施。在外治方面，常用腐蚀药品，或用刀针清除坏死腐肉，放通脓管，强调扩创引流，使毒外出。同时，他还设计制造了许多简单而有效的器械，提高了各种外科手术的水平。如治疗误吞针铁、骨刺鲠于咽部，用一个像龙眼大小的麻线团，系上丝线，用温水淋湿，让患者急速吞下，然后扯住留在外面的丝线，徐徐拉出，针、铁、骨刺就会刺入麻团而被扯出。如骨刺难以扯出，就用"乌龙针法推之"，即用烧软的铁线，裹上龙眼大的黄蜡，外用丝线缠好，推入咽喉内鲠骨之处，骨刺就会顺着被推到胃部。又如摘除鼻痔，用细铜箸两根，箸端各钻一孔用丝线穿扎，彼此相距几分，使用时，将箸头伸入鼻内痔根上，然后将管线绞紧，向下一拔，痔就应手而落。此外，陈氏在截肢、气管缝合、落耳再植、下颌骨脱臼复位等大小外科手术，以及对痔瘘采用枯痔散、枯痔钉、护痔膏、挂线等外治疗法上，都有不同程度的发现和提高。《外科正宗》对皮肤病、肿瘤也有不少记载，如最早提到奶癣病名，以及粉瘤、发瘤与失荣。它描述失荣为："其患多生肩之以上，初起微肿，皮色不变，日久渐大，坚硬如石，推之不移，按之不动，半载一年，方生阴痛，气血渐衰，形容瘦削，破烂紫斑，渗流血水，或肿泛如莲，秽气熏蒸，昼夜不歇，平生疙瘩，愈久愈大，越溃越坚，犯此俱为不治。"这是最早对颈部恶性肿瘤（包括原发与转移）的详细记载。

以王维德《外科证治全生集》（1740）为代表的，称为"全生派"。王维德，字洪绪，号林屋山人、定定子，吴县（今属江苏）人。其自幼学医，继承曾祖若谷之学，通晓内、外、妇、儿各科，而尤以外科见长。他把外科病证分为阴阳两类，认为"痈发六腑"、"疽发五脏"，痈疽二证截然两途，不可混称。因痈发六腑，其毒浅，多为火毒之滞，属阳属实。而疽发五脏，其根深，因寒痰之凝，阴毒深伏，属阴属寒。在治疗上，阳证的治法，当用寒凉；阴证的治法，则以"阳和通腠，温补气血"，强调"以消为贵，以托为畏"，反对用寒凉清火之品治疗阴证。并创制"阳和汤"、"犀黄丸"等治疗属于阴证的外科疾患。王氏介绍用于消肿散结的小金丹，确有一定疗效，现今的小金片就是依据小金丹减味制成。但对痈肿等外科疾患，他反对施用刀针和腐蚀药治疗，认为陈实功一派"尽属剑徒"，则有些绝对化。与"全生派"主张相近的著作有汪机的《外科理例》（1531），强调外科病若"治外遗内，本末倒置，殆必误人"。治疗原则主张以调理元气为先，固其根柢，不轻用寒凉攻剂和刀针之术，并提出托里、疏通、和营三大法则。讲求立法用药，随证变通，不拘成方。薛己的《外科枢要》（1571），对全身30余种疮疡证治作了阐述，并附以验案。特别是书中对筋瘤、血瘤、肉瘤、气瘤和骨瘤作了描述。

以高秉钧的《疡科心得集》（1805）为代表的，称为"心得派"。高秉钧（1755～1827），字锦庭，锡山（江苏无锡）人。高氏强调疡证同样须求本论治，求本之法有二：第一是病因，内伤七情，外感六淫，以及饮食劳倦、跌压虫兽伤等不内外因。第二是辨证，除辨阴阳、表里、寒热、虚实外，还要辨脏腑经络。然受温病学说的影响，认为痈疡之证"在上部者俱属风温、风热；……在下部者俱属温火、温热；……在中部者多属气郁、火郁"。对热性痈疡和疔疮等，采用紫雪丹、至宝丹及犀角地黄汤治疗。

这一时期的外科成就还表现在对一些外科疾病认识和手术的进步。如王肯堂的《疡医证治准绳》（1608）记载了多种外科手术的方法，其中许多是中医外科史上的最早记载。如气管吻合术："凡割喉者……以丝线先缝内喉管，却缝外颈皮，用封口药涂敷，外以散血膏敷贴，换药。"耳廓外伤整形术："凡耳斫跌打落，或上脱下粘，或下脱上粘，内用封口药掺，外用散血膏敷贴及耳后，看脱落所向，用鹅翎横夹定，却用竹夹子直上横缚定，缚时要两耳相对，轻缚住。"此外，还记述了唇、舌外伤后的整形术，以及头颅、肩胛、颈部、胸腹、腰、臀、脊柱等外伤的急救手术与药物。对于瘿瘤，书中提到"按之推移得多者，可用取法去之，如推之不动，不可取也"，表明已认识到固定的肿瘤不能用手术治疗。祁坤的《外科大成》（1665）谈到对已溃脓肿用棉纸拈蘸玄珠膏度之，使脓会齐，三、二时取出拈，以利脓排出，近代西医纱布条引流术与此法很相似。书中指出失荣、舌疳、乳岩、肾岩翻花为疡科之四绝症。申斗垣的《外科启玄》（1640）描述"羊须疔"症状为生于下颏须中，如同疔疮，"初起根深，形如粟米、小豆，三、四日面目浮肿，五、六日寒热交作，七、八日体倦，头痛如添，呕逆神昏气喘，十无一活"，这是近代西医所记载的面部"危险三角区"疖子所引起的败血症。

最早的麻风病专书是沈之问撰著的《解围元薮》（1550）。作者祖父沈怡梅曾在福建、河北等地收集治疗麻风病秘方，父亲沈艾轩有所补充。沈之问继续这项工作，"每遇知风者，即礼币款迎，研搜讨论"，"苟得一言善法，即珍而笔之"。在总结麻风病诊治经验与自己的心得后，撰成《解围元薮》，包括病因与流行病学、证候、预防与治法、方药等。书中着重论及麻风的传染性与预防法，记述了较丰富的防治麻风方药。他所介绍的大枫子对麻风病的治疗经验，纠正了以往所持的多服大枫子将造成失明的错误论点。《疠疡机要》（约1554），也是麻风病专书，薛己撰。书中论述麻风的本证、变证、兼证、类证的证治与方药，并有验案介绍。

陈司成（字九韶）撰著的《霉疮秘录》（1632）是较早的梅毒病专书。典型的梅毒病在我国出现，大约是15世纪或稍前从国外经广东传入，最初称为"广疮"，后因其外观似杨梅，所以称为"杨梅疮"。陈司成继承祖辈医业，对梅毒病进行了深入调查研究，除证实此病主要由接触传染外，还发现间接传染。他在《霉疮秘录》中记述了梅毒不同病期的症状，提出了用丹砂、雄黄等含砷的药品治疗，这是世界医学史上最早应用砷剂治疗梅毒的记载。此外，书中还论及预防梅毒的方法。

在伤科方面，《正体类要》（1529）记述了正骨手法19条及外科方剂等，强调骨伤科论治应遵循八纲辨证，用药以补气血、养血和血为主。书中介绍了仆伤、坠跌、金创与烫伤三类病的医案共64种病证，由于论述比较简明实用，后来《医宗金鉴·正骨心法要旨》

（1742）主要以此书为参考，并绘有多种治疗骨损伤的用具图。1815 年胡廷光的《伤科汇纂》汇辑了清以前丰富的伤科文献资料，有方剂 1000 余首，插图 10 多幅。对伤科的复位指标、术后功能锻炼都有正确的认识。此时期其他伤科方书还有很多，如《跌损妙方》、《救伤秘旨》、《江氏伤科方书》及日本人写的《中国接骨图说》等。

（三）妇产科学

明、清时期妇产科的证治，积累了不少新经验，著述很多，现存者约 100 余种，较著名的有：

《女科证治准绳》（1607），王肯堂编著，本书主要辑录薛己校注的陈自明《妇人大全良方》的内容，他在自序中写到："务存陈氏之旧，而删其偏驳者，然亦存十之六七而已。至薛氏之说，则尽收之，取其以养正为主，且简而易守，虽子女学习无难也。"因此，本书既体现了陈自明著作的优点，也收录了薛氏的附方，很切合临床实用。书中先论经带，次论杂证，后论胎产。开卷"治法通论"阐述"四物汤"的应用时说："春服倍川芎，夏服倍芍药，秋服倍地黄，冬服倍当归。"在论述带证时，《妇人大全良方》述青、黄、赤、白、黑 5 种，王肯堂则依据前代医家所论，只述赤、白二带，实乃进一步之归纳，较陈氏论述为简要。本书广集历代 50 多位医家的有关论述及方药，可谓集明以前妇产科之大成，对后世具有一定影响。

《济阴纲目》（1620），编著者武之望（约 1552～1629），字叔卿，号阳纡，陕西临潼人。因幼年多病，自习岐黄，《内经》以下至金元诸家医籍无不熟读，遂精于医。素仰王肯堂之《证治准绳》，以其旁搜博雅，古今悉备，乃删其杂证，专以女科成《济阴纲目》，后经清代汪淇于 1665 年笺注并加以改订，成为广泛流传的妇科专著。全书以调经、经闭、血崩、赤白带下、虚劳、积聚癥瘕、求子、浮肿、前阴诸疾、胎前、临产、产后、乳病等 13门分述妇产科疾病，每症都有论有方，并加注释。在遣方用药上，所用方剂，既有经方、时方，又广集单方、秘方，便于临床应用。

《傅青主女科》（1827），系后人将傅青主有关女科病证的论述与经验和其他医家论述辑录而成。傅山（1607～1684），初字青竹，后改青主，号公之它、朱衣道人等，阳曲（山西太原）人。他博涉经史百家，工于诗文书画，擅医。因多方面均有较深造诣，声誉甚高。明亡后，居土穴养母，坚不仕清，其著述多隐去自己真名。该书对妇女带下、血崩、种子、妊娠、正产、小产、难产、产后诸病均有简要论述，处方药味不多，理法严谨。尤其是对女科"肝郁"辨证立论别有新意，一般认为"肝郁证"是由于人体情志失调、肝气郁滞所致，傅氏则认为女子以血为本，肝为藏血之脏，乃主情志之官，"肝郁"的发生与肝血的亏损极为相关。且"肝郁"发生后，既能郁极化火伤阴液，又能郁逆克脾伤胃气，还有下耗母气伤精血等，致使正虚成为"肝郁"发病始末的主要矛盾。因此，傅氏论肝郁的发病及转归，始终着眼于正虚，辨证立足于肝、脾、肾，为女科郁证的治疗开辟了新的途径。傅氏对妇科病不轻用攻药，而主张攻补兼施，宜合理照顾妇科病多易气血亏损的特点，使用平肝和胃理脾的治疗方法，适当配合补虚药物，对妇科临床很有实际意义。

《达生篇》（1715），清亟斋居士撰。书中以简要而通俗的文字记述了产前事宜、产后要旨、毓胎避忌和胎产、临产、产后等诸病的治疗方药。特别提出临产时的"睡、忍痛、慢临盆"六字诀，认为不仅产妇应掌握，其家人也应有所了解。因此，该书不仅是一部产科专书，也是一本介绍临产卫生知识的读物。

此外，明清时期的其他妇产科著作还有很多，可见此时期妇产科发展之盛。

（四）儿科学

明、清时期，儿科的诊断水平日益提高，理论系统日臻完善，特别是对痘疹防治，医家都很重视。重要著作有《保婴撮要》（1556），撰著者薛铠，后由其子薛己整理并增补刊行。全书共载病证200余种，每种疾病之后，均附验案，且论病条目清晰，辨证详尽，施治得当。特别是本书重视乳母对婴儿身体与健康的影响，强调乳母应"慎七情六淫、厚味炙煿，则乳汁清宁，儿不致疾；否则阴阳偏旺，血气沸腾，乳汁败坏"，必致乳儿患病。对于小儿调治则提出"未病则调治乳母，既病则审治婴儿，亦必兼治其母为善"。对后世颇有影响。

《万密斋医书十种》，撰著者万全（约1495～1580），字事，又名全仁，号密斋，湖北罗田人。万全出身于世医家庭，祖父万杏坡，父万筐，皆以医名，尤精于儿科，故当时有"万氏小儿科"之称。万全总结祖辈及自己医疗经验，编撰成《万密斋医书十种》，其中儿科著作有《幼科发挥》，按五脏主病系统论述了多种儿科病证的诊断和治疗；《片玉新书》论述儿科病证的诊断、治法，并附有歌赋和望诊图；《育婴家秘》论述有关保胎、养胎、小儿诊法及各种病证治疗；《痘疹心法》专论痘疹特点、发疹过程及痘疹各个阶段的辨证论治，并附有作者的医案；《片玉痘疹》专论痘疹。万全从丹溪之学悟出小儿五脏生理病理特点是"肝常有余，脾常不足；心常有余，肺常不足，肾常不足"。在治疗上，他宗钱乙之学，重视小儿脾胃的调理。调理之法，一是"调母乳，节饮食"。二是用药和平，攻补当慎，"尤忌巴（巴豆）牛（牵牛），勿多金石"。主张"调理但取其平，补泻无过其剂"，并力倡"攻补兼用，不可偏攻偏补"。在遣方用药上，他喜用丸散之剂，或以汤剂煎煮丸散同服以增强药力，或用引经药煎汤冲服丸散。万全的著述中，记述了急、慢惊风的病因各有3种，并观察到瘫痪、失语等惊风的后遗症。认为"疳证虽有五脏之不同，其实皆脾胃之病也"。万全根据其三代世医的经验，总结出了100多首验方，玉枢丹最早出于此。此外，对婴幼儿的护理与疾病的预防也有不少正确的论述，提出"儿之初生，断脐护脐不可不慎，故断脐之时……以火燎而断之"以及"以剪断之，以火烙之"等。

《幼科证治准绳》（1607），王肯堂编著。作者认为古人谓"幼科最难，谓之哑科，谓其疾痛不能自陈……吾独谓不然，夫幼少者精神未受七情六欲之攻，脏腑未经八珍五味之渍，投之以药，易为见功"。乃广集明以前各医家有关儿科的理论和经验，并参以己见，分门别类汇集而成《幼科证治准绳》。本书以五脏为纲论述儿科各种疾病，并突出了麻、痘、惊、疳儿科四大症，内容非常丰富。此外，书中还记载了婴儿先天性肛门闭锁的开通手术："……肛门内合，当以物透而通之，金簪为上，玉簪次之，须刺入二寸许，以苏合香丸纳入孔中，粪出为快。"在整理中医学儿科文献方面，做出了重要贡献。

《幼幼集成》（1750），撰著者陈复正，字飞霞，清乾隆时广东罗浮山道人。该书内容包括小儿生理、病理特点、诊疗方法、40多种儿科疾病的证治、经其删润的万氏痘麻歌赋等。陈氏不同意历来关于小儿惊风的认识，他把这类疾病分为伤寒病痉、杂病致搐及竭绝脱证三类，总称为"搐"。伤寒病痉为"误搐"，杂病致搐为"类搐"，竭绝脱证为"非搐"。然后条分缕析，分论其证治。他反对"小儿为纯阳之体"的说法，认为后人误信此说，肆用寒凉，伤脾败胃，贻祸无穷。他从"小儿脏腑未充，则药物不能多受"的观点出发，创立了不少适合小儿的外治法，如按摩、热敷贴药、针挑、刮痧、磁锋砭法、吹药、蜜导等。在诊断方面，他指出小儿脉诊比较困难，可借助指纹与面部望诊。因为"小儿每怯生人，初见不无啼哭，呼吸先乱，神志仓忙，而（脉）迟数大小已失本来之象矣，诊之何益？不若以指纹之可见者，与面色病候相印证，此亦医中望、切两兼之意"。对指纹在儿科疾病诊断中的价值，有较正确的评价。对于虎口三关脉纹，他在原有的基础上，归纳为"浮沉分表里，红紫辨寒热，淡滞定虚实"，为多数儿科临床医生所采纳。此外，本书中还收集了不少民间有效方剂和治法，如马齿苋、鸦胆子治痢等。

明、清时期，还有不少痘疹方面的著述，麻疹病名的出现也是在此时期，最早见于龚信的《古今医鉴》（1589），该书从证候上把麻疹与痘疹作了鉴别。

（五）眼科学

明、清时期，中医眼科学在基础理论与临床方面都有很大发展。眼科的著作无论数量与质量都大大超过以前各代。主要有：

《原机启微》（1370，又名《元机启微》），撰著者倪维德（1303～1377），字仲贤，号敕山老人，吴县（今属江苏）人。本书2卷。上卷将眼内、外各部病证按病因分为"风热不制之病"、"阳衰不能抗阴之病"等18类，并理论联系实际，详细分析病机，辨证论治。治疗除以内服药为主外，还视病情配合使用外洗、点药、手术等外治法。下卷为薛己增补的眼科医论以及部分眼科方剂。全书不仅论述了眼睑炎、倒睫、眼出血、内障、瞳孔散大等多种眼病治疗方法，且所载方剂，如黄连羊肝丸、磁珠丸、石斛夜光丸、拨云退翳丸、羚羊角散等，一直为后世医家所推崇。

《审视瑶函》（1644，又名《眼科大全》）。撰著者傅仁宇，字允科，明代秣陵（江苏南京）人。该书记述了眼科医案、五轮八廓，论述眼与脏腑经络的关系、眼科疾病108证的证因治法，附300余方。并介绍了金针拨内障的手法以及钩、割、针、烙、用药宜忌、眼科针灸疗法，点、洗、敷、吹等眼科外治法。书中对宋元以来的眼科临床经验进行了总结，内容比较丰富，是研究中医眼科学的重要参考文献。

《银海指南》（1810），撰著者顾锡，字养吾，清乾隆间桐乡（今属浙江）人。该书阐述了眼的生理结构、五轮八廓及六淫七情与眼病的关系、眼病的症状辨析及治疗原则、常用方药，"可谓大无不包，细无不入矣"，故又名《眼科大成》。顾氏认为治眼病当究本原，详脏腑，辨轮廓，明经络，按脉论证。提出眼病大抵以肝肾为本，舍本而从标皆非正法。用方则宗张景岳、朱震亨及李杲，忌用针刺、钩割及炮烙，系眼科中擅长内治者。书末所附医案详明，常能予人以启发。

此外，《证治准绳》共记载了眼科证候170余种。书中最早记载了色盲，称为"视赤如白证"，描述其症状为"视物却非本色也，……或观太阳若冰轮，或睹灯火反粉色，或视粉墙如红如碧，或看黄纸似绿似蓝等类……"所述甚为正确。

（六）喉科学

明、清时期，喉科学的发展也是比较显著的，代表性的著述有：

《口齿类要》（1528），薛己撰著。该书记载了口、齿、舌、唇、喉疾病的辨证治疗，兼以论治误吞水蛭、诸虫入耳、蛇入七窍及虫咬伤、男女体气等疾病。每病后都附有治验医案，卷末附方。是现存早期的一部简明扼要中医口齿科专书。

《尤氏喉科秘书》（1675），撰著者尤乘，字生洲，清代吴门（江苏苏州）人。本书论述了喉证的基本要点和治疗原则，认为喉证病机总归于少阴、少阳君相之火，所谓"一阴一阳结，为之痹"。并介绍了口、牙、舌、颈、面、腮等部位的常见病证治及有效方药，每方均详述药物组成、剂量及制法。本书所列治法、方药均较切合临床实用。

《重楼玉钥》由郑宏纲（1727～1787，字纪元，号梅涧，安徽歙县人）撰著，后经同里方成培及其子郑枢扶增订，刊于1838年。书中简要地介绍了咽喉部解剖生理，着重论述了白喉、烂喉痧等急性疫喉的证治与预后，指出："喉间起白如腐一症，其害甚速。乾隆四十年前无是症，即有亦少。自二十年来，患此症者甚多，惟小儿尤甚，且多传染，一经误治，遂至不救，虽属疫气为患，究医者之过也。按白腐一证，即所谓白缠喉是也。诸书皆未论及，推《医学心悟》言之……经治之法，不外肺肾，总要养阴清肺，兼辛凉而散为主。"同时详细分辨了喉症表里虚实的诊断鉴别，附方养阴清肺汤为治疗喉症的著名方剂。此外，本书对针灸术在咽喉部疾病的治疗作了专门论述，是一部切于实用的喉科医籍。

（七）针灸与推拿

针灸学在明代继续有所发展。明政府在正统八年（1443）、万历二十九年（1602）几度指定专人仿照宋代式样另行铸造针灸铜人。在这一时期出现的针灸著作中，研究的问题更加深入和广泛。其主要成就为：对前代的针灸文献进行广泛的收集整理，出现了许多汇编性的著作；对针刺手法的研究，形成了20多种复式补泻手法，并且围绕手法等问题展开了学术争鸣；灸法从艾炷的烧灼灸法向用艾卷的温热灸法发展，后来又发展为在艾卷中加进某些药物，辨证施灸；对于历代不属于经穴的针刺部位，进行了整理，形成了"奇穴"一类。如：徐凤的《针灸大全》，内容以介绍历代针灸文献资料为重点，包括针灸理论、穴位、针刺法与灸法、子午流注等，并附有插图，所选歌赋，如"四总穴歌"、"千金十一穴歌"、"经脉气血多少歌"、"席弘赋"、"灵光赋"等，都是经作者精心挑选，不但短小精悍，而且实用性强。汪机（1463～1539）的《针灸问对》（1530，又称《针灸问答》）以问答的形式阐述了针灸学中的基本理论，并谴责了某些不负责任的医疗作风。指出"用针必先诊脉"，反对"医者不究病因，不察传变，惟守某穴主某病之说"，强调据证列法，法随证变，"病变无穷，灸刺之法亦无穷"。而这一时期更能反映明代针灸学成就的是高武的《针灸聚英》和杨济时的《针灸大成》。

高武（16世纪初），字梅孤，鄞县（今浙江宁波）人。通天文、乐律、兵法，嘉靖年间考中武举。晚年专门研究医学，尤其精于针灸。作者鉴于针灸穴位在男、女、儿童身上存在的某些差异，曾设计铸造了男、女、儿童铜人各一座，以作为定穴之标准。《针灸聚英》（1529），又名《针灸聚英发挥》，是作者汇集了《难经》、《内经》、《明堂针灸图》、《膏肓灸法》、《金兰循经》、《资生经》、《十四经发挥》等16部针灸医籍的资料，结合自己的经验写成。全书共记载了内、外、妇、儿、五官等各科疾病113种，收载针灸处方的歌赋65首。此外，本书论证了进针后应施用的各种辅助手法，如动、退、搓、进、盘、摇、弹、捻、循、扪、摄、按、爪、切等14种，并详细论述了各种手法的具体应用、治疗作用，以及用这些手法组成的复合手法，如烧山火、透天凉等。对当时针灸禁忌方面的迷信说法，也作了一些批判。

杨济时（1552～1620），字继洲，浙江三衢（今浙江衢县）人。杨氏秉承家技，刻苦攻读，于针灸尤有心得。也对16世纪以前的针灸文献进行辑录，在祖传《卫生针灸玄机秘要》一书的基础上，结合自己的心得经验于1601年编著成《针灸大成》。书内论述了经络、穴位、针灸手法与适应证等，介绍了应用针灸与药物综合治疗经验。并且有针灸治疗成功与无效的病案。书后附录的《小儿按摩经》，除本书外，未有传本，是现存最古的按摩文献。由于本书较系统地总结了明以前的针灸学成就经验，其中有的原书后来已经散佚，幸此书得以保存了部分资料，因而有较高的研究和应用价值，是一部在针灸界影响极大的著作。至今各种版本已达50余种，并被译成德、法、英、日等国文字，受到世界许多国家医学界的重视。

清代医家往往重药而轻针，使针灸逐渐转入低潮。这一时期著述虽多，但大多影响不大。较为流传的有：《医宗金鉴·刺灸心法要诀》，清乾隆七年（1742）吴谦等人奉敕撰，该书以经脉、孔穴为重点，包括针灸学的"明堂"要诀及以针灸为见长的适应病证，用歌赋体编写，加以图例说明，比较切合实用。李学川的《针灸逢原》（1817）以群书荟萃的形式，辑录了历代医书中有关针灸的论述与歌赋、经穴考证、病证针灸取穴及药物处方，虽然没有什么独特见解，但就整理针灸著作，"以补医林传诵所阙"而言，起了一定的作用。清代中期以后，统治者以"针刺、火灸，究非奉君之所宜"的谬论，于1822年下令，"太医院针灸一科，着永远停止"。使针灸疗法的发展受到一定程度的阻碍，但因为它具有多方面的优越性，所以在民间仍广泛地流传应用。

"推拿"即按摩，是明代后期出现的名称。由于宋、金时期，政府医疗机构不设按摩科，使按摩术的发展受到抑制。元末明初，太医院开始重设按摩科，为按摩学发展创造了一定条件，其主要特点是按摩术与导引相结合，形成了养生学体系。如朱权的《臞仙活人心法》除收有仙术修养术、导引术外，增加了摩肾、按夹脊、叩背、按腹等手法。《医学入门》、《医学正传》、《本草纲目》也都曾收录了不少按摩方法。然明代隆庆五年（1571），由于太医院改组，由十三科并为十一科，按摩科又被取消了。这一变动使得按摩术不得不改变受术对象，而转向婴幼儿，从此涌现出大量的儿科按摩文献，并出现了"推拿"之名。如龚廷贤的《小儿推拿活婴全书》（1604）、周于蕃的《小儿推拿秘诀》（1605）、龚居中的《幼科百效全书》（1644）等。

清代按摩术仍沿着明末的方向发展，儿科按摩著作不断出现。如熊应雄的《小儿推拿广意》（1676）、骆潜庵的《幼科推拿秘书》（1784）、夏云集的《保赤推拿法》（1885）、张振鋆的《厘正按摩要术》（1888）等。其中以《小儿推拿广意》的流传较广，《厘正按摩要术》是对明代周于蕃《小儿推拿秘诀》的进一步"厘正"而成，不仅在内容上有所增补，而且条理清晰，从诊断到手法都作了系统的整理。清代按摩术的另一特点是把按摩手法扩大到正骨的治疗领域，形成了所谓的"正骨八法"，从而使按摩术在正骨的治疗中发挥了重要作用。

（八）气功与养生

明、清时期，气功与养生学的发展，主要是对前代名目众多、流派各异的这方面的资料进行系统的整理和加以研究改造，使其能简单易行。有的还将它们编成口诀形式，以便于传播和推广。如冷谦撰著的《修龄要旨》（1442），就是明代一部内容丰富的气功与养生保健专书，论述了四时调摄、起居调摄、四季却病、延年长生、十六段锦、八段锦导引法、导引却病法等，书中多以歌诀形式介绍养生与气功要点及其具体方法。如长生十六字诀写到："一吸便提气气归脐，一提便咽水火相见。"导引却病歌诀写道："津液原生在舌端，寻常救（数）咽下丹田，于中畅美无凝滞，百日功灵可驻颜。"又如"却病八则"中写道："厚味伤人无所知，能甘淡薄是吾师，三千功行从兹始，天鉴行藏信有之。"全书内容言简意明，易于领会实行。

周履靖辑录的《赤凤髓》（1578），以绘图与文字介绍内功、动功、五禽戏、八段锦导引等。陈继儒编撰的《养生肤语》（1606），论述气功导引在养生和治病上的作用。书中写道："却病之术，有行动一法。虚病宜存想收敛，固秘心志，内守之功夫以补之；实病宜按摩导引，吸努摇摄，外发之功夫以散之；凡热病宜吐故纳新，口出鼻入以凉之，冷病宜存气闭息，用意生火以温之。"高濂辑的《遵生八笺》（1591）汇集明以前的养生著述，内容包括"清修妙论"、"四时调摄"、"起居安乐"、"延年却病"、"饮馔服食"、"灵秘丹药"等，除讲求清虚寡欲、恬淡虚无外，还注意怡情乐性。曹廷栋的《老老恒言》（1773）以老年人为研究对象，涉及了养生各个方面（饮食、散步、导引、按摩）的内容。

此外，万全的《养生四要》（1549）、陈修园的《平人延年要诀》（1803）、黄兑楣的《寿身小补》（1831）、尤乘据李中梓《寿世青编》辑成的《寿世编》等，均为这时期的养生保健专书。

三、方剂学的成熟与发展

方剂是中医学体系的重要组成部分，是中医学特色最鲜明的标志之一，以组合方剂治病是中医的传统，然而，对方剂进行理论总结和研究，却是宋以后开始，至明清才昌盛的。

方书是历代中医文献的大宗。唐宋以降，方书在积累验方的同时，也记录与病证相关的病因、症状和临床各科治疗方法，一些方书实际上成为包容临床各科治疗经验的著作，反而在方剂本身的组成与变化、方义等理论研究方面注意不够。金代成无己《伤寒明理论·药方论》开方论先河。明代方书自《普济方》后由博返约，注意选择名方效方，开始讨论方剂的源流传变，更加重视方剂的分类、功效、方解等方剂学理论，使方书的内涵有了新的变化，开始脱离临床各科著作，成为以讨论方剂本身的组成变化和理论探讨的专著，在方剂学理论进入成熟和规范阶段的同时，选方的实用化和简约化趋向也日益显著。

明代吴崑《医方考》（1584）为方剂学专著中具有开拓意义的著作，它上承成无己方论传统，下开明清方论专著先河，以讨论方解为主要内容。全书收方700余首，按病证分为72门，每证前有短叙，略叙选方范围，后列方名、药物组成、适应证，再以主要篇幅讨论方解，详考古方之制，精研治病之理，实现了方书从以病证为核心向以方论为核心的转化，成为明代影响很大的方论专著，为医家掌握方剂组成变化原理的重要参考。美中不足的是分类仍按病证划分，未脱宋元方书风习。

清代罗美《古今名医方论》（1675），精选实用名方150余首，选辑名医方论200余则，详论药性、方剂配伍和命名、适应证等，使医家论一病不为一病所拘，明一方而得众方之用，进一步突出了方论在方剂专著中的地位。作者对既往方书贪大求全的倾向十分不满，一针见血地指出："……后世继起者，莫不贵叙证之繁，治法之备，集方之盛求用前人，不知病名愈多，后学愈昏，方治愈繁，用者愈无把柄"，可见方书由博返约，以方论为核心的问题得到医家的进一步重视。后吴谦《医宗金鉴》以本书为基础增减成《删补名医方论》，进一步扩大了影响。

清代汪昂《医方集解》（1682），载正方377首，附方488首，按方剂功效分22门，虽功效分类晚于张景岳八阵，但方解和主方附方等药物变化的主要内容继承《医方考》的长处，而为景岳所未备，成为中医方剂学专著定型规范的重要著作。成书后广为流传，先后刊行60余次，迄今方剂学专著仍沿其例。作者特别强调方解在方剂专著中的意义，"读方不得其解，治疗安所取裁"，认为只有掌握了方解，才能抓住方剂的要害，灵活加减变化。"否则执方治病而病不瘥，甚至反以杀人（者）"，进而使方解在方剂学专著中的地位进一步确立，书中所选各方为"诸书所共取，取世人常用之方"，药味简练，组方谨严，并通过附方对主方的药味加减变化，达到对正方的举一反三、变通化裁的目的，使选方的实用化进一步加强。

1761年吴仪洛以《医方考》和《医方集解》为蓝本撰成《成方切用》，1904年张秉成仿《医方集解》体裁，撰《成方便读》，都是这一时期重要的方论专著。

同时，明清时期各种病证的方书激增，有单方，验方，也有研究古方的书籍，形成了方书全盛的局面。

此外，明清方书中仍有一部分沿袭唐宋方书的旧路，如明《太医院经验奇效良方》载方7000余首，兼涉针灸等疗法。但它们都无法与《医方考》、《医方集解》的影响相比，更多的明清医家开始重视方剂学本身理论的讨论，方书提供给医家的已不再是成千上万无从选择的验方单方，而是组方规律清楚、加减变化易于掌握的常用名方，从而加强了医家临床选方、用方的理性思考，推动了方剂学的普及和深化。

四、医事制度与卫生预防

明清时期，在医事制度和卫生预防方面，也有新的变化，有些内容也取得了一定进步与发展。

（一）太医院

明清两朝均设有太医院，只是医官设置名称先后不同。太医院是国家医药行政管理机构，也是皇室医疗单位。负有国家医学教育、医学人才考试选拔、祭祀名医、医官的任免与派遣等功能，并有奉旨诊视皇族大臣疾病的任务。清太医院医官俱为汉人，乾隆五十八年（1793），特置满大臣一人，管理院务。明清两代为帝后诊病，均有严格的规章制度。

太医院下设生药库，明洪武六年（1373）后设御医。

1. 医学分科　明代太医院分为13科，即大方脉、妇人、伤寒、小方脉、针灸、口齿、咽喉、眼、疮疡、接骨、金镞、祝由、按摩。同元代 13 科相比，风科改为伤寒，金疮分为金镞和疮疡两科，杂科改为按摩，取消了禁科，较前代更适合临床需要。明太医院要求御医各专一种，每科由一到数名御医或吏目掌管，下属有医士或医生。

清代医学分科曾先后合并递减。顺治年间医学分 11 科，比明代少金镞、祝由、按摩三科，增加痘疹。接骨改称正骨。嘉庆二年（1797）痘疹并入小方脉科，口齿、咽喉合为一科，为 9 科，更为简明。嘉庆六年（1801）奉旨将正骨科划归上驷院蒙古医生兼充。道光三年奉旨以针灸之法究非奉君之宜，太医院针灸一科永远停止，成为 7 科。同治五年（1866）又减为 5 科，即大方脉科（将伤寒、妇人科并入）、小方脉科、外科（即疮疡科）、眼科、口齿咽喉科等 5 科。有些学科归并，有些学科取消，不尽合理。

《素问》、《难经》、《脉诀》、《伤寒论》、《金匮要略》是太医院医生学习的主要课程。清代以后增加《医宗金鉴》为主要的教科书和考试内容。

2. 医疗 明代太医院御医每天分两班在内府御药房值班，为皇帝及内宫嫔妃服务，遇皇帝出巡，还需随行。

清代御药房分东西两所，由太医院医官轮流值班。

明代各亲王府、藩王府及接待外宾的会同馆虽有医官，但遇疑难重症，常上奏皇帝，由太医院奉旨派员诊治。清代各王公府第和文武大臣，太医院也常奉旨诊视。此外，如发生疫情，太医院有向军队、监狱、边关隘口等处派遣医家治疗的任务。

3. 祭祀名医 明代于每年 3 月 3 日或 9 月 9 日通祭三皇。洪武二年（1369）以十大名医从祭。嘉靖时于太医院建景惠殿，中奉三皇和四配，东西厢殿共有 28 名名医配祭。每年春秋两季由礼部官员主持祭祀，太医院官员分献祭品。太医院东、西药房的药王庙和圣惠殿的祭祀，由太医主持。

4. 考试选拔 太医院医生主要从各地世代业医医生中考选。医生每年分四季考试，三年大考一次。考试合格者一等定为医士，二等为医生，还要继续学习专科并参加考试，依成绩任职和决定待遇。不及格者可学习一年补考，三次不及格者，黜免为民。

外访保举医士，以补充太医院，也是保证太医院医官质量的一项重要措施。明代很多名医，都曾举荐到太医院，如戴思恭、楼英、薛铠、李时珍、龚廷贤、黄元御等，薛己、徐春甫、吴崑、马莳等也曾任职于太医院。

（二）御药局和御药房

御药局是专为皇帝服务的御用的药事机构，主要任务是监制御用药饵，兼管收储各地进贡的各类药材，各种成药加工制备，它与太医院相辅。又置御医，御医由太医院医官担任，需轮流值班。后改设御药房，由提监、太监理事，分两班掌管御用药饵。此外，还设有专为皇太子服务的东宫典药局。清代无御药局，设御药房供应宫内所需药物的炮制和成药加工。

（三）地方医事制度

明代府、州、县均设专职医生，府设医学正科 1 人，州设典科 1 人，县设训科 1 人，负责辖区的医药卫生行政和医学教育。各地还设有惠民药局、养济院和安乐堂。

惠民药局明代袭宋之旧制，在南北两京及各府、州、县均设地方惠民药局，作为平民诊病买药的官方机构，掌管贮备药物、调制成药等事务，军民工匠贫病者均可在惠民药局求医问药。遇疫病流行，有时也免费提供药物散发。

（四）卫生预防

明代采矿、冶炼、纺织、印染诸业的发展，使职业病较前代猛增，引起医家的重视，对银、铅、砒、煤气中毒等观察和预防积累了经验。

薛己在《内科摘要》中明确提出银中毒是银匠经常接触冶炼物质所致，提出用药"煎汤渍手"以预防治疗。

《本草纲目》记载铅中毒是因为工人在铅矿井中连月不出所致。砒有巨毒，宋应星、李时珍都强调炼制时应严密封固。《天工开物》更提出烧砷工人2年后即改业的建议。

《外科启玄》指出皲裂疮与从事推车、行船、打鱼、辗玉、染匠、车镟匠等职业的关系，《洞天奥旨》中记载它与工匠赤手犯风弄水有关。

清代医家对疫病的预防，主张采用隔离措施，认为它是比服药预防更为有效的方法。

第二节　医学的创新趋势

明、清时期，由于众多医家不墨守陈规，使传统医学出现了创新趋势。表现在三方面：以李时珍为代表的药物学研究，出现了许多与传统不同的新认识；以吴有性为代表的医家，尊经而不泥古，在大量新鲜实践经验的基础上推陈出新，创立了温病学说，与同时发明的人痘接种法，标志传统医学开辟了传染病研究的新方向并取得重要成果；王清任积极在医学基础学科——人体解剖学开展探索，也标志了医学的革新要求。

一、药物学的发展与新探索

本草学与明代其他学科一样，前中期发展缓慢，有影响的著作不多，总体数量也不过40余种，以临床实用本草和药性歌诀为主。万历年间，李时珍的《本草纲目》问世，打破了明代前中期的平淡局面，成为北宋《证类本草》之后500年来最有影响的综合性本草著作，为明清本草史写下浓重的一笔，达到了我国古代本草学的新高峰。

明代前中期本草著作中比较有影响的是王纶的《本草集要》（1492）和陈嘉谟的《本草蒙筌》（1565）。前者是当时实用性本草的代表，后者是一部重要的普及本草。《本草集要》以常用药物编成，目的是"只承其要，以便观览"，对药物知识无新的增补。书中将药物中无知之物（金石草木）排前，有知之物（虫鱼禽兽）排后，再按药物功效分门分类，附方以病类方，为《本草纲目》的编写提供了借鉴。

《本草蒙筌》承《本草集要》药物分类基础，其特点是"颇有发明，便于初学"，主要采用韵语写成，既着眼于普及，又是一部对药材鉴别、贮藏、采收、治疗有见解的著作。

明清时期最重要的综合性本草是李时珍的《本草纲目》，它是我国古代最伟大的药学著作，该书集古代本草学之大成，分类科学、内容丰富，在世界科技史上占有重要地位。书中内容有诸多超越传统的创见，是明清医学创新的最重要的代表之一。李时珍（1518～

1593），字东璧，号濒湖山人。出身于蕲州（今湖北）世医之家，自幼习儒，14 岁中秀才，后科考不第，致力于医药。从嘉靖三十一年（1552）到万历六年（1578），历时 27 年，三易其稿，撰成《本草纲目》52 卷。李时珍是一位著名的医生，还著有《濒湖脉学》（1564）、《奇经八脉考》（1572）等著作。

（一）《本草纲目》的主要成就

《本草纲目》的成就是多方面的，因此受到了国内外的历代学者重视。

1. 集明以前药物学之大成 《本草纲目》以《证类本草》为蓝本，全书共收载药物 1892 种，其中 1518 种是将《证类本草》药物剪繁去复而成，另有 374 种系李时珍新增。他搜罗药物"不厌详悉"，"书考八百余家"，通过亲自采访和考察，"绳谬补遗"，补充了许多新的药物资料。因此，该书内容极为丰富，是古代本草学集大成之作。清代的很多本草著作资料皆源于本书。

2. 先进的药物分类 众多的药物如无科学的分类方法统领，将漫无头绪。李时珍按"物以类聚、目随纲举"的原则将药物依自然属性归纳，即"水、火、土、金石、草、谷、菜、果、木、服器、虫、鳞、介、禽、兽、人"，共 16 部为纲，各部之下又再分为若干类，共 60 类。其排列原则是"从微至巨"、"从贱至贵"，建立了古代先进的药物分类体系。

书中对药物设立体系也进行了革新，以"总体为纲，部分为目"，如标桑为纲，桑根白皮、皮中白汁、桑椹、桑叶、桑枝、桑柴灰等俱为目。纲目体系贯穿全书。这些创见，对世界植物学乃至进化论都产生了积极影响。

3. 科学地论述药物知识 李明珍不仅从文献中收集资料，更重要的是深入实际考察验证。其足迹曾远达湖南、广东、河北、河南、江西、江苏、安徽等地，并向药农、樵夫、猎人、渔民求教，多方面获取知识。《本草纲目》中，对药物的记述，涵盖了药物的名称、产地、品种、形态、炮制、性味、功效、主治等。尤其是"发明"一项，着重探讨药性疗效及用药要点，主要是李时珍本人对药物观察、研究以及实际应用的理论阐述和经验总结。书中注重对药物品种的考订，如实为两药而混为一物或本为一物误为两药的谬误，都一一为之纠正。

4. 丰富的自然科学资料 《本草纲目》不仅对药物学有巨大贡献，还反映了不少与医学，以及与药物的形态、生态环境相关的自然科学知识。其中包括环境对生物的影响，遗传与相关变异现象等。李时珍通过论药和用药，阐发他的医学见解和临床用药经验，并进而推导药物疗效的机理，如提出"脑为元神之府"的新观点就是以前少有论及的。

《本草纲目》的问世，随着其多次刊行，影响越来越大，但卷帙浩繁，不便临床医家普及使用，其后本草著作围绕此书进行补遗、节要、改编，以便实用。

（二）《本草纲目拾遗》

清代赵学敏（约 1719～1805）的《本草纲目拾遗》（初稿成于 1765 年），是继《本草纲目》之后一本重要本草著作。赵学敏，字恕轩，号依吉，钱塘（今杭州）人。家中收藏有多种医书，种植有多种药材。他自幼"性好博览"，"间亦涉医"，逐渐对医学产生兴趣，遂放弃科考矢志医学。积近 40 年之力，查阅了 600 余种文献，采访 200 余人，并亲自栽种药物，编成此书。全书正品 716 种，属《本草纲目》未载或叙述不清者；附品 205 种，以浙江地区药物为主，也旁及边远地区、沿海、国外药物。

该书的主要创见在于较早地提出了生物进化观点，明确认识到生物因环境差异会出现物种的变异。如说"物生既久，则种类愈繁"，并列举了石斛、白术等的地产差异。他把这种现象称为"变产"。

另外，他还记录了人工培育新植物品种。书中记载了"三生萝卜"、改造珠参代辽参法等。这是生物学史和科技史上的重要发明创造，是以往没有记载的。其认识方式和思想指向是对传统的超越。

（三）《植物名实图考》

《植物名实图考》，作者吴其濬（1789～1847），字瀹斋，河南固始人，曾官至礼部尚书、巡抚。他还著有《植物名实图考长编》，收载植物 788 种，是前书的初稿。《植物名实图考》记述植物 1714 种，分 12 类，每种植物均详记形态、产地、名称、品种、性味、药用价值等，并附有较精细的插图。参考文献 800 多种，有匡谬，有补充，有发展。着重对同物异名或同名异物的考订，对植物学、药物学都有重要贡献，其科学价值是值得肯定的。

以《本草纲目》为代表的如上 3 部著作，提出了近代科学思想，反映了药物学研究的创新意识。

（四）本草的专题研究

明清时期，由于药物数量的不断增多、用药经验的不断积累，本草的专题性研究兴盛起来。比较重要的成就可分述如下：

1. 食物本草 "药食同源"，食疗与中药关系密切，尤其是其中植物鉴定和服用效果更受医药界关注，明藩王朱橚 1406 年主持编撰《救荒本草》，重在介绍可食用的野生植物，收录可食植物 414 种，各附一图，并述产地、形态、性味、良毒及食用方法。

鲍山的《野菜博录》在调查可食用的山野植物基础上，对其中一些植物进行栽培观察，是在实践基础上参考文献而成，王磐的《野菜谱》、周履靖的《茹草编》也属此类。

明代食疗本草很多，以《食物本草》为题的就有卢和、汪颖、薛己、吴文炳诸人之作，还有托名者。薛己的《食物本草》是其《本草约言》的一部分。

明万历年托名李杲编、李时珍参订的 22 卷《食物本草》，共载药食两用药品 1689 种，种类可谓空前，资料主要取自《本草纲目》。清代食疗本草也多与此类似。

2. 地方本草 《滇南本草》（约 1476）为明代地方本草的代表。通常认为系明初兰茂（字廷秀，号止庵）撰。该书版本很多，收药数目不一，最多者达 458 种。书中反映了较多的民族药物及用药经验，对云南植物药的品种考订很有参考价值。

3. 炮制专书 明代本草中常有炮制内容，《本草纲目》药物下就专列"修治"一项。此时期关于炮制的内容最为丰富。

炮制专书有缪希雍口述、庄继光笔录的《炮炙大法》（1622），载药 439 种，该书以《雷公炮炙论》内容为基础，补充了一些后世的制药法，较为实用。

张仲岩撰《修事指南》（1704）属清代炮制专书。有总论，有各论，其内容主要辑自

《本草纲目》。

此外，较为著名的本草书籍还有《本草备要》（1694，汪昂著），是常用药简明注本；《要药分剂》（1773，沈金鳌著），是药物主治简论；《得配本草》（1761，严洁、施雯、洪炜合著），专论药物配伍应用；《本草分经》（1840，姚澜著），重在分经论药。

明清两代，各种药学著作近200部，几乎为清以前历史上全部药物著作的一半，足以证明明清药学发展之盛。

二、传染病研究的新方向与新成就

明清两代，城市的发展和人口的集中，为疾病流行提供了条件。据文献统计，明代276年中大疫流行64次，清代266年中大疫流行74次。严酷的现实迫使医学界研究新问题，做出新发展，正是在这样的形势下，温病学应运而生。

（一）温病学说的形成与发展

中医学所讲的温病是多种外感急性热病的总称，包括了传染性与非传染性两大类，而主要是前者。

"温病"一词，首见于《素问·六元正纪大论》中"民疬温病"。但是温病学说的形成和发展，却经历了一个漫长的过程。

继《内经》之后，《难经·五十八难》有"伤寒有五，有中风、有伤寒、有湿温、有热病、有温病"之论，将温病归入伤寒。张仲景在《伤寒杂病论》中说："太阳病，发热而渴，不恶寒者，为温病。"为温病下的定义重病证而不讲病因，因而是模糊的。

隋代巢元方在《诸病源候论》里记载了温病三十四候，指出其有"转相染易"的传染病特征。孙思邈在《千金方》里载录有一些治疗温病的方剂。刘完素主张以寒凉药治疗热性病，创制双解散、黄连解毒汤等临证方剂，突破了以往对外感热病初起时一概用辛温解表和先表后里的习惯治法。元代医家王履在《医经溯洄集》中说："温病不得混称伤寒。"又说："时行……温疫等，决不可以伤寒六经病诸方通治。"明末进士张风逵辑录《伤暑全书》（1623）载有："变幻无常，入发难测"和"冒暑蒸毒从口鼻入者，直入心包经络，先烦闷，后身热。"已隐约提到病因和病机。上述历代关于温病的零散材料，有许多是有启发性的，它们为温病学说从伤寒学说中区分出来，走向独立发展的道路打下了基础。

在创立温病学说中做出杰出贡献的是明末著名医家吴有性。清代医家叶桂、薛雪、吴瑭、王士雄等人，则为温病学说的进一步发展、成熟分别做出程度不等的贡献。

吴有性，字又可，约生活于16世纪80年代至17世纪60年代，江苏吴县人。吴有性毕生以医为业，是明末具有创新精神的著名医家。当时大疫不断，吴有性亲身经历了崇祯十四年（1641）流行河北、山东、江苏、浙江等省的温疫（传染病）。他通过亲身观察和诊病施药的大量实践，在继承前人有关温病论述材料的基础上，结合自己的实践经验，创造性地提出了温病不同于伤寒的系统见解，于1642年编著《温疫论》，为温病学说创立起到了奠基作用。

吴有性的最大贡献是就温疫病的致病原因，提出"戾气学说"这一伟大创见。《温疫论》原序说："温疫之为病，非风、非寒、非暑、非湿，乃天地之间别有一种异气所感。"

他在书中又称这种异气为杂气、戾气、疠气、疫气。他说："六气有限，现在可测，杂气无穷，茫然不可测。专务六气，不言杂气，岂能包括天下之病欤！"虽寥寥数语，却脱离了前人"六气病因说"旧窠。

吴有性创造性地提出"戾气"通过口鼻侵犯人体，使人感染温疫，而是否致病，既与戾气的量、毒力大小有关，也与人体抵抗力强弱有关，科学地预见了传染病的主要传染途径是从"口鼻而入"，突破了前人关于"外邪伤人皆从皮毛而入"的笼统观点。

吴有性指出，温疫有强烈的传染性，"无问老幼，触者皆病"。虽说人和畜禽都会因戾气致病，但是戾气的种类不同，所引起的疾病也就不同；而且，人类的疫病和禽兽的瘟疫是由不同的戾气所引起的。"然牛病而羊不病，鸡病而鸭不病，人病而禽兽不病，究其所伤不同，因其气各异也"。这个"异"字已接触到了病原致病的特异性问题。

吴有性还指出"戾气"也是一切外科感染疾患的病因，他说："疔疮、发背、痈疽、丹毒与夫发斑、痘疹之类……实非火也，亦杂气之所为耳。"他还正确论断，戾气是物质性的，其所导致的疾病同样可用物质的药物治愈。

我国明代，在没有显微镜观察到细菌、病毒等致病微生物时，吴有性科学地预见其存在，并对温病的病因、传染途径等进行了有深刻见地的探索。他为创立温病学说所作的贡献，应当充分肯定；他的创新思想更应当赞扬，值得后人发扬光大。

叶桂（1667～1746），字天士，号香岩，江苏吴县人。他出生于世医之家，幼得家学，长大后仍好学不辍，10年中曾先后师从17位有名望的医生，最终成为清初的一代名医。他终生忙于在民间诊治疾病，擅长治疗时疫和痧痘等证，而无暇著书。晚年由他的学生顾景文据其面提口授，整理成《温热论》。《温热论》对温病学说的最大贡献是指出温病传变的规律，即："大凡看法，卫之后方言气，营之后方言血"。指出温病发病一般要经过"卫、气、营、血"四个由浅入深的阶段。辨明温病处于哪一个阶段之后，才能正确采用相应的治疗方法："在卫汗之可也，到气才可清气，入营犹可透热转气，如犀角、玄参、羚羊角等物，入血就恐耗血动血，直须凉血散血，如生地、丹皮、阿胶、赤芍等物。"叶桂对温病学说作出的最大贡献是建立了卫气营血辨证作为温病辨证论治的纲领，这就补充了传统的"六经辨证"或"八纲辨证"的内容。叶桂还详述辨舌、验齿、辨斑疹与白痦等在温病诊断上的意义，为强化温病临床诊断方法的可操作性也作出了贡献。

薛雪（1681～1770），字生白，号一瓢，江苏吴县人。他与叶桂是一时的名医，勤研医籍，爱好较多。擅长治疗湿热病，撰《湿热条辨》1卷，分35条辨析湿热病的原因、各种临床表现、变化、特点及诊治法则。此书是湿热病的专著，开温病学说中专门病证研究的先河。他指出，湿热之邪气.从口鼻而入，多由阳明、太阴两经表里相传；湿热病发作的轻重与脾胃的盛衰关系密切。薛雪对湿热病的发病机理、证候演变、审证要点及辨证论治作了较全面的论述，为温病学说的深入发展作出了贡献。

吴瑭（约1758～1836），字鞠通，江苏淮阴人。因年轻时父亲病逝，立志学医。看到瘟疫流行，故深研吴有性、叶桂等人的医著，决心弥补其不足，1798年撰《温病条辨》，成为晚清著名温病学家。吴瑭将温病分为九种：风温、温热、温疫、温毒、暑温、湿温、秋燥、冬温、温疟。认为温疫只是九种温病之一，具有强烈的传染性，而其他八种，则可从季节及疾病表现上加以区分，由此确定了温病学说的研究范围。他提出温病的三焦辨证："温病由口鼻而入，鼻气通于肺，口气通于胃。肺病逆传，则为心包。上焦病不治，则传中焦，胃与脾也。中焦病不治，则传下焦，肝与肾也。始上焦，终下焦。"把温病传变与脏腑病机联系起来，补充和完善了叶桂的卫气营血辨证。吴瑭在书中还提出温病不同阶段的治疗方剂：在卫用银翘散、桑菊饮；入气服白虎汤、承气汤；在营施以清营汤、清宫汤；入血则饮犀角地黄汤等。吴瑭为温病学说理、法、方、药系统的完善作出了重大贡献。

王士雄（1808～1867），字孟英，晚字梦隐，号半痴山人，浙江杭州人。王士雄出生于世医家庭，42岁后移居上海，晚清名医。他看到当时疫病猖獗而潜心钻研温病学说，先后撰《霍乱论》和编述《温热经纬》。在《霍乱论》书中，把霍乱区分为时疫霍乱和非时疫霍乱两类，指出时疫霍乱的病因主要是一种疫邪，多由饮水恶浊所致，故应采取疏通河道、广凿井泉等卫生预防措施，这在今天看来仍是十分科学的。《温热经纬》（1852）系以《内经》、《伤寒杂病论》有关温病条文为经，以叶桂、薛雪等众多医家有关温病的论述为纬，并附述自己的见解编成。其特殊见解是把温病分成新感和伏邪两大类，这是依《内经》中的有关经文发挥的。该书既是一部有关温病学说论述的汇编，也是一部诊治温病的临床参考书。

明清时期，对温病学说发展作出贡献的还有汪机、戴天章（17世纪中叶）、余霖（18世纪）等众多医家。

温病学说在明清时期的形成与发展，标志着中医有关传染病学内容研究的新成就。它既是新的社会条件的产物，也是该时期众多医家尊重实践，勇于开拓创新的成果。

（二）人痘接种法的发明

人痘接种法是预防天花的一种重要的免疫疗法。

天花，中医称痘疮，是一种由天花病毒引起的严重危害人类尤其是幼儿和青少年健康并危及生命的烈性传染病。其病毒主要通过接触和飞沫传播方式在患者和健康人之间迅速传播感染。1980年5月8日，世界卫生组织（WHO）宣布在全球范围内消灭了天花。

大约在公元1世纪时，天花传入我国。据认为是由战争俘虏传入，我国古典文献称之为"虏疮"。《肘后救卒方》即有记载。以后的中医文献对天花还有不少称谓，如豌豆疮、斑痘疮等。1000多年来，人们对流传广、危害烈的天花一直没有很好的治疗和预防方法。

明朝后期，社会生产的发展，导致城镇人口密集，工商业兴旺，南北交通发达，人员流动性增大，天花流行更为严重。许多人因患天花而死亡，更多的人因患天花在脸部留下疮痕。我国人民和医家在同天花长期斗争中逐渐摸索治疗天花的方药，并积极探索预防天花感染的方法。

据1727年俞茂鲲的《痘科金镜赋集解》载："又闻种痘法起于明朝隆庆（1567～1572）年间宁国府太平县，姓氏失考，得之异人丹家之传，由此蔓延天下，至今种花者，宁国人居多。"以及张琰1741年撰《种痘新书》称："余祖承聂久吾先生之教种痘箕裘，已经数代。"可以推断我国预防天花的人痘接种法，最迟在16世纪就已经开始普及了。

张璐1695年著的《张氏医通》和吴谦1742年编纂的《医宗金鉴》叙述的人痘接种法有四种形式：

1. 痘衣法　将天花患者穿的内衣，拿给未出天花的人穿，想让其产生抵抗力。

2. 痘浆法　用棉花蘸染天花患者所出痘疮里的浆液，然后将棉花塞入未出天花者的鼻腔内，想让其获得免疫力。

3. 旱苗法　取下处于痊愈期的天花患者的痘痂并研细后，用银管吹到未患天花儿童的鼻腔内，所用痘痂要求光圆红润，使其产生天花反应，以获得免疫力。

4. 水苗法　把上述研细的痘痂用水调匀，以棉花蘸后塞入未患天花儿童的鼻腔内，使其产生天花反应，获得免疫力。

人痘接种法，就是通过直接从天花病人身上取得痘苗（天花疫苗），接种到未出天花的人身上，希望他出现天花反应，获得免疫力，从而避免感染重症天花危及生命和健康的方法。但是，采用前两种方法的结果不理想，被接种者既可能感染重症天花，又可能不产生天花反应，而达到预期目的者不太多。后两种接种法，由于所采用的痘苗是天花患者痊愈期的痘痂，其天花病毒的毒力已减弱，接种后多能产生天花反应，而达到获得免疫力的预期目的。据《种痘新书》载："种痘者八九千人，其莫救者，二三十耳。"有效率达99%以上。因此，后两种人痘接种法在我国城乡逐渐流传开来，成为预防天花的有效措施。它不但在民间应用，也被清朝统治者采用并诏令推广。如清圣祖（康熙皇帝）在《庭训格言》中说："国初人多畏出痘，至朕得种痘方，诸子女及尔等子女皆以种痘得无恙。今边外四十九旗及喀尔喀诸藩，俱命种痘，凡所种皆得善愈。"可见人痘接种法在清初已在全国普遍运用。

痘浆法、旱苗法和水苗法从应用途径来讲均为鼻苗法，而从对痘浆或痘痂的处理方法来讲又都为"生苗"法，亦被称为"时苗"法。这种用"生苗"或"时苗"接种所出之痘，势如流行的天花，颇多危险。鉴于此，后来人们把患儿痘痂研粉为"种苗"，递相接种，四季不断，以此减低毒性，用来相当安全，后来"时苗"遂被淘汰。这种比较安全的"种苗"，也被称为"熟苗"。

人痘接种法不仅在我国广泛应用，还先后传往亚、欧各国。如1653年前后我国医家戴曼公将人痘接种法传往日本。据1847年俞正燮撰《癸巳存稿》载："康熙（1662～1722）时，俄罗斯遣人至中国学痘医。"我国人痘接种法也传入朝鲜、土耳其及英国等地。据英国1917年出版的《医学史》（History of Medicine）记载，18世纪初，英国驻土耳其公使蒙塔求（Montague）的夫人在君士坦丁堡看到当地人为儿童接种人痘预防天花有效，也给自己三岁半的独生子接种人痘，后来她又把人痘接种法传回英国。人痘接种法又从英国传往其他国家。

人痘接种法，是我国古代在传染病研究上取得的又一项重大成果，也是我国医学对世界医药卫生事业做出的一个重大贡献。人痘接种法，不但是英国医生琴纳（Edward Jenner，1749～1823）在1798年发明牛痘接种法之前预防天花的主要方法，而且它的发明足以成为世界免疫学的先驱。

三、解剖生理学的探索

人体解剖学是研究人体形态、结构及其发生发展规律的学问，是医学等科学的一门基础学科。

《灵枢·经水》载："若夫八尺之士，皮肉在此，外可度量切循而得之，其死可解剖而视之。"最早提出了"解剖"一词。然而，由于儒家封建礼教的束缚及诸多历史文化原因，我国人体解剖学一千多年来没有大的进展，《内经》等古医籍中关于人体脏器的一些错误认识一直没有得到纠正，长期以来人云亦云，以讹传讹。明清时期，这种情况引起了人们的重视。

明朝医家王肯堂在所撰《证治准绳》中，提出正骨科医生需了解人体骨骼的解剖结构知识。17世纪末，法国人巴多明（Dominique Parrenin）用满文译述人体解剖学，定名为《钦定格体全录》，拟刊印时遭到清廷保守派反对而未果，最后只好将译稿收藏于宫禁内。晚清医家王学权于1808年著《重庆堂随笔》，书中对西医生理、解剖学持开明态度，其曾孙著名温病学家王士雄在其医著中，对传入的西医解剖、生理学亦持开明态度。但对解剖学作出切实探索并取得一定成绩的明清医家则首推王清任。

王清任（1768~1831），又名全任，字勋臣，河北玉田县人。他在长期行医的实践中，认识到要掌握好医学，首先要对人体脏器组织和功能有正确的了解，于是开始对解剖学细加研究。研究中他发现前人医著中对人体脏器的描述存在许多矛盾和错误，深感掌握正确的人体解剖知识对医家的极端重要性。他说："业医诊病，当先明脏腑"，强调"著书不明脏腑，岂不是痴人说梦，治病不明脏腑，何异于盲子夜行？"他决心身体力行地探索解剖学知识。于是他从30岁起经常到义冢、刑场观察尸体，面对义冢里被野狗撕咬残存"破腹露脏"的病儿弃尸，"初未尝不掩鼻，后因念及古人所以错论脏腑，皆由未尝亲见，遂不避污秽，每日清晨，赴其义冢，就群儿之露脏者细视之。""十人之内，看全不过三人，连视十日，大约看全不下三十余人。"

通过长期观察，王清任绘制了人体内脏图形并以文字叙述脏器的生理结构，加上自己多年的临床经验，于1830年撰成《医林改错》上、下卷。书中正确载明："人胸下膈膜一片，其薄如纸，最为坚实。"这在中医学史上是第一次描述了膈肌。他指出古人关于"肺有二十四孔"、"脾闻声则动"、"尿从粪中渗出"等解剖、生理学方面的错误，并加以纠正；他还明确肯定了脑主司思维记忆的功能，说："灵机记性，不在心在脑。"王清任的探索是取得很多成绩的，如描述了主动脉和静脉及其分支，气管两个分支插入两肺，总胆管及其开口，视神经等等。

当然，由于王清任观察的尸体内脏多是残缺不全的，因而他观察到的和书中描述的一些情况也存在错误，如他说的"心无血"、"头面四肢按之跳动者，皆是气管"等。因受当时社会历史条件、文化传统和科学水平及其工作条件恶劣等多方面制约，他不可能达到科学观察和实验的境界。然而，历史的评价不应局限在结果的正确与否，而应重在他所表现出来的探索方向，因为这才能给我们以更深刻的多方面启迪。

王清任在《医林改错》的自序里谦虚地声明："（书中）当尚有不实不尽之处，后人倘遇机会，亲见脏腑，精查增补，抑有幸矣！"表明王清任是抱着认真严谨的态度去开展脏腑探索工作的。王清任的解剖生理学的探索成果并没有被融入中医学体系，可是他的活血化瘀治法和方剂却于后世大兴，自然地被纳入中医体系。这说明传统的作用是极为复杂的，吸收什么，排斥什么，有着极为深刻的根源。

第三节　尊经复古思潮与经典医籍注释

明清两代均以程朱理学为精神统治，理学从本质上是脱离实践的，强调修身思辩，缺少科学精神。而清代为防止思想解放，大兴文字狱，大兴八股文，把学术研究逼进了故纸堆中。繁琐考据成为治学的唯一方式，由此，便出现了中国文化史上的特殊景观——注释经典现象。

一、儒学对中医尊经复古的影响

明清时期，儒学一统天下。朱元璋多次诏示："一宗朱子之学，令学者非五经孔孟之书不读，非濂洛关闽之学不讲。"（陈鼎《东林列传》卷二）儒学学风以尊经崇古为传统，著书立说不越四书五经范畴。影响到中医学，即徐大椿所说："儒者不能舍至圣之书求道，医者岂能外仲师之书以治疗？"造成明清时期中医基础理论方面的著作，大多以对《内经》、《难经》、《伤寒论》的注释与发挥为主要形式，遇解释不通或与己见有悖之处，宁可提出所谓错简、衍脱解释，也不敢自立新说。即使这一时期最具创新意义的温病学说，吴有性也要先行表白"温疫之症，仲景原别有方"。这和明弘治到万历百年间，文学界"文必西汉，诗必盛唐"（《明史·王世贞传》）的学风有很大关系。因为一切新说都不能被允许，所以李时珍、吴有性、王清任都被复古派猛烈抨击，同时还出现了至今仍未完结的寒温之争。儒学中的这股复古之风，客观上推动了对中医经典著作的研究，形成了明清《内经》、《伤寒论》、《神农本草经》研究的高潮。清代黄元御、徐大椿、陈修园都是尊经复古的代表医家。

《内经》、《伤寒论》、《本草经》是中医学术的渊源，历代医家莫不由此出发立论。对其内容的注释阐发研究，就《内经》而论，唐代之后，明清形成高潮；就《伤寒论》而言，两宋以降，明清最为兴盛。这是当时尊经复古思潮导致的医学发展的另一种结果。

二、《内经》的注释及分类研究

明清医家研究《内经》，注释发挥等传统形式居于主导地位。值得注意的是，分类编纂，尤其是简要节选的分类文献，成为这一时期一种新的研究形式。它似乎更符合日益增多的业医者学习《内经》的需要。同时不少注释发挥《内经》的医家也注意结合临床进行阐述，使这一时期基础理论研究增加临床实用的色彩，一些简要者常常成为重要的理论入门书。

（一）注释

注释发挥经典著作是历代医家治学的基本方法，而明清独盛。金元医家注重临床和理论思考，故唐代王冰注《内经》之后，宋代只有三次校勘《素问》。直至明清，伴随尊经复古之风的兴起，始有注释《内经》著作成批产生。

明代马莳《素问注证发微》、《灵枢注证发微》，是两书最早全注本，也是现存《灵枢》最早的全注本。学者普遍认为，所注《素问》少有建树，而对《灵枢》多有创见，即汪昂

所评"其疏通经络穴道颇为详明，可谓有功后学。"（《素问灵枢类纂约注·凡例》）

明代吴崑《素问吴注》对《素问》全文通注，注文简明，多从临床实际解释经文，阐发医理深入，并进行了一些勘误。只是擅改原文，甚至改易篇名，受人非议。

清代张志聪《素问集注》、《灵枢集注》是他会同同学、门人数十人，历时 5 年，在集体讨论的基础上而成。论理较详，切近临床。本书之论多抒己见，即作者标榜的"前人咳唾，概所无袭"之意。张氏为复古派干将，故两书注释特点是以经释经。但不善考校，随文串解处不少。

清代张琦《素问释义》，多采用黄元御《素灵微蕴》、章合节《素问阙疑》两家之说，以及林亿《新校正》关于篇卷变迁校语，偶有发挥，注释较为精炼。

（二）分类节要

由于《内经》文辞古奥，一些内容各篇互见，不便初学，故分类节要编纂成为明清医家研究《内经》的一种重要形式，其中多数简明扼要，便于初学，成为学习《内经》的普及著作。

由滑寿原注、汪机续注的《读素问钞》是《素问》较早的节注本，分为 12 类。汪机在滑氏原注基础上作了重要补充发挥，是学习《内经》的入门书。

张介宾《类经》是现存分类注释《素问》、《灵枢》最完整者。作者历时 40 年，"以类相从"，将全部内容分为 12 大类，凡 390 目，共 32 卷，多从易理、五运六气、脏腑阴阳气血理论阐发经文。由于张氏临床经验丰富，文字明白晓畅，注释说理透彻，影响较大。《类经图翼》、《类经附翼》是张氏以图解与论述补充《类经》的著作。

李中梓《内经知要》，节选《内经》原文，分成 8 类，内容全面简要，是《内经》节要诸书中最为上乘之作。后经薛雪重新校订，并加按语，十分流行。

汪昂《素问灵枢类纂约注》，是以素问为主，《灵枢》为辅的选择性分类本。注释多选王冰、马蒔、吴崑、张志聪四家，十分之三陈述己见，或节繁辨误，或置疑畅文，务令语简义明，故名曰《约注》。

其他如薛雪《医经原旨》、沈又彭《医经读》、陈念祖《灵枢素问节要浅注》等亦属此类。

（三）编次

与复古派对《伤寒论》错简重加编次相呼应，复古派医家黄元御《素问悬解》、《灵枢悬解》主张调整《内经》编次，重新类分，但并无实际价值。

（四）医论

明代盛启东《医经秘旨》为盛氏学习医经的心得记录。对《内经》中反治法和权变法进行重点论述。黄元御晚年集研究《内经》心得写成医论 26 篇，成《素灵微蕴》，书中以阴阳升降立说，对张仲景、孙思邈以后医家大加贬斥，有意气之嫌。罗美所著《内经博议》，为作者综合《内经》内容阐述发挥的文集。

三、《伤寒论》的研究

明清有关《伤寒论》的研究空前活跃，不仅著述增加到100余种，学派纷呈，争鸣激烈，而且研究的内容也扩展到原文编次、以方类证、分经审证、按法类证等如何更好地认识六经、治法、脉证、用方等《伤寒论》的一些关键问题上，对临床医家更好地学习和运用《伤寒论》有新的启发，其影响甚至远及国外，仅日本有关《伤寒论》的著述即达40余种。

（一）错简重订说

明代以前，学者较注意《伤寒论》在临床的实际应用，以阐发心得或随文诠释为主，无意原文篇章编次等细节。明代方有执研究《伤寒论》别开生面，首倡重编整理之风。

方有执（1523～1593），安徽歙县人，沉潜《伤寒论》20余年，编成《伤寒论条辨》（1589）。方氏怀疑原书编次被王叔和"颠倒错乱"，于是将书中某些篇章删削、调整、重订整理。方氏主张别出心裁，后世褒贬不一，争论激烈。

宗方氏"错简"说的有明末清初名医喻昌（1585～约1664），字嘉言，新建（今江西南昌）人。他在方氏纲目学的基础上，著《尚论篇》。提出"三纲鼎立"说及桂枝、麻黄、大青龙三法统领伤寒诸病治法大纲的见解。其后清代医家张璐、黄元御、吴仪洛、周扬俊等续加发挥。

虽然《伤寒论》"今非古是"说有很大的主观因素，"错简"说实质为明清尊经复古之风的产物，但它以尊仲景为号召，行鼓吹自己的学术主张之实，推动《伤寒论》研究的实际社会效果是应该适当肯定的。

（二）反对"错简"说

"错简"之说难以服众，反对者很快接踵而至，明末清初杭州张遂辰师徒呼声较高。

张遂辰（约1559～1668），字卿子，号相期，又号西农老人，原籍安徽歙县，后迁居杭州，因病习医，后以医自给。张氏主张《伤寒论》应"悉依旧本"，"不敢去取"。《张卿子伤寒论》以成无己原本为基础，再参诸家注释，增以己见而成。

张氏弟子张志聪、张锡驹遵从师说，主张维护原有编次。张志聪著《伤寒论宗印》、《伤寒论纲目》，以及其弟子续纂《伤寒论集》，主张对原本应"至当不移"，并反对喻昌三纲鼎立之说。张锡驹《伤寒论直解》（1712），认为原本是"医中诸书之《语》、《孟》也"，尊经之风跃然纸上。钱塘诸张"悉依旧本"的主张得到清代陈修园的响应，陈氏承张志聪对原文所划分的章节，主张分经审证。

（三）以方类证

除上述两派外，一些医家不屑于在原文编次问题上纠缠争论，他们另辟新径，提出从方证角度研究运用《伤寒论》，使之更加切合医家临床使用需要。

清初医家柯琴，字韵伯，浙江慈溪人。撰有《伤寒论注》、《伤寒论翼》、《伤寒附翼》三书，合而为《伤寒来苏集》。他在评说前代伤寒注家的基础上，以方为纲，归纳脉证。

徐大椿"不类经而类方"，撰《伤寒论类方》，将113方分作13类，以麻桂等主方命名，方下述证治条文。

除以上三类外，钱潢和尤怡持按法类证，列正治、权变、救逆……诸法。

陈修园将六经之病，分为经证、府证、变证三类，使之更有利于医家辨证。其他诸家或偏于注，或偏于临床治疗阐述发挥，或偏于普及启蒙，掀起了明清《伤寒论》研究诸家蜂起、各有主张的高潮。诸家论说的实质是希望找到一种提纲挈领地学习和应用《伤寒论》的方法，实际上对《伤寒论》的普及和多途径的研究产生了积极的推动作用。

四、《神农本草经》辑佚研究的高潮

与明末清初中医文献研究中尊经复古风气相呼应，本草学著作中集中产生了一批辑复注疏研究阐发《神农本草经》的著作。以辑本而论，康熙年间过孟起辑有《本草经》，但别无考证，仅是简单辑录条文。嘉庆年间经学家孙星衍《神农本草经》是现存最好的辑复本。其中研究阐发《本经》类的著作更多，成就也更大。他们以阐发《本经》药物疗效为着眼点，企图为药学发展找到最根本的学术基础。

明末缪希雍《神农本草经疏》（1625），注重《本经》等早期药学经典著作的理论阐释，开风气之先，至清代则愈演愈烈，形成了一个以《本经》为药学研究基础的学派。如张志聪《本草崇原》、张璐《本经逢原》、姚球《本草经解要》、徐大椿《神农本草经百种录》、黄元御《长沙药解》、《玉楸药解》、陈修园《本草经读》、邹澍《本经疏证》、郭汝聪《神农本草经三家合注》等。此类书籍大多载药仅 100 余种，常结合仲景用药遣方讨论。如黄元御、陈修园、邹澍等，对《本经》以外的药物和宋代以后的药学"多置而弗论"，仅张璐等个别"并采诸家治法"。其中成就最大者应推缪氏《本草经疏》（1625），不仅载药达490 种，更总结了不少药性理论和用药理论经验，如著名的论治吐血三要等。

张志聪、高士宗师徒所著《本草崇原》，崇尚药性本原的思想，为清代不少本草家所效法。

综上所述，就尊经复古思潮的历史作用而言，其遏制束缚创新、压抑思想解放、阻碍科学进步的消极性是十分有害的，但是在文献整理和研究方面，不论从方法还是结果方面还是有成绩的，这点亦应给予肯定。

第四节　中外医药交流

从明朝建立到第一次鸦片战争爆发的将近 500 年间，中外医药交流随着中外交通的发展，人员往来增多，呈现了超越以往的活跃趋势。概括而言，此时期中外医药交流有三个特点：

首先，东亚国家（日本、朝鲜等）的医生来中国学习中医药知识的人员较多，这些国家的医生大多都著书立说，为中医药在本国的建立、发展作出了重大贡献。

其次，西方来华传教士在中国与欧洲进行医药交流中，起到了重要的文化桥梁作用。

再次，此时期中外医药交流仍然以医生通过民间方式进行为主，官方形式开展的医药交流，大部分仍是在药品交流的"进贡"与"赐赠"这种传统官方贸易上。

一、中国与朝鲜、日本的医药交流

(一) 中国与朝鲜的医药交流

中国与朝鲜是山水相连的邻邦，中朝医药交流从未间断过。此时期，朝鲜医家金礼蒙等用了 2 年多时间，对 15 世纪前的 150 多种中国医药书籍及其他文献，进行系统地整理，于 1445 年辑录成《医方类聚》（266 卷）这一大型中医类书。全书分为 92 门，收方 50000 多首，每证有论有方。此书收方数量仅次于我国的《普济方》（收方 61739 首），是古代国外医家编纂的最大中医方书。书中引用的资料，除采用前代医家著作外，兼采古代传记、杂说乃至儒、道、佛的相关书籍，保存了不少我国现已亡佚的医药文献等资料。

朝鲜医家许浚等于 1611 年编纂《东医宝鉴》23 卷（"东医"是朝鲜等国对中医的称谓），全书系选摘我国明以前医籍内容，分为内景篇、外形篇、杂病篇、汤液篇、针灸篇 5 类，类下再详分细目，载有各种病证的病因、证候、治法、药物及经络、针灸等相关内容。

上述部分汉文医著的成书与刊行，为中医学在朝鲜的传播作出重要贡献。

经朝鲜王室批准，朝鲜内医院教习御医崔顺立等，于 1617 年来华，就临证治疗中遇到的疑难问题，请求明朝太医院进行解答。明朝廷任命御医傅懋光将答疑及讨论内容，以问答形式整理成文刊行，书名为《医学疑问》。这是具有政府行为的两国中医学术研讨，对中朝医药交流有重要意义。据史载，17 世纪类似的学术交流会至少还有一次。

(二) 中国与日本的医药交流

14 世纪至 19 世纪的前半期，中日两国的医学交往较频繁，而且对日本医学的发展有重大影响。

1370 年，日本医生竹田昌庆到中国，向道士金翁学习中医学，尤其是针灸术，在中国住了 8 年。其间，曾因医治明太祖皇后的难产，被明太祖封为"安国公"。1378 年，他携带一批中医书籍和针灸铜人图回到日本。

1487~1498 年，日本田代三喜在华学习中医学，他崇尚李杲、朱震亨学说。回到日本后，他大力倡导李、朱学说，先后编著《捷术大成印可集》、《诸药势剪》、《三喜直指篇》、《医案口诀》等书，并授业带徒，逐渐形成以他为首的学派，首开日本医学流派的先河。1531 年，曲直濑道三拜田代三喜为师，跟师达 10 年之久，其后创设"启迪院"传授门生，并撰《启迪集》（1571），对李杲、朱丹溪学说有所发挥，成为日本医学"后世派"的承前启后者。

1492~1500 年，日本坂净运在中国学习中医，他对张仲景学说的研习尤其重视，回日本时带走《伤寒杂病论》等相关书籍。先后撰述《新椅方》、《续添鸿宝秘要钞》等，向日本医界广为介绍、传播仲景学说。受他的影响，永田德本（1508~1624）在日本医学界创立与"后世派"相对立的"古方派"。其后，成为"古方派"的还有名古屋玄医（1627~1696）、吉益东洞（1702~1773）等，他们都崇尚仲景学说，反对曲直濑道三所推崇的李、朱学说。

1539 年及 1547 年，日本吉田宗桂曾两次来中国，并在第二次来华期间治愈过明世宗的疾病，故明世宗赠以颜辉画的扁鹊图和《圣济总录》等物，以表答谢。因吉田宗桂对本草学的造诣颇深，被医界誉为"日本日华子"。

此期间日本医界还出现了"折衷派"、"考证学派"。"折衷派"的首倡者是望月鹿门，他主张既须遵从古典医理，也要重视选用后人新方，对"古方派"、"后世派"的主张予以调和折衷。"考证学派"的成员有多纪元孝、多纪元简和丹波元胤等人，他们重视对中医古典文献的研究整理工作。多纪元孝长期对中医典籍进行文字训诂方面的研究、考证，其后代多纪元简继承其事业，最终著成《素问识》、《灵枢识》等较有学术价值的著作。丹波元胤则从中医目录学的角度梳理中医药古籍。他广泛收集历代中医书籍及相关资料，1826年纂成《医籍考》（初刊于1831年，国内通行本名为《中国医籍考》），收录先秦至清代的中医药书籍2876种，分列9大类，每书著录内容有书名、作者、卷数、存佚、序跋及考证。为中医文献学、尤其对中医目录学的建立和发展作出了杰出贡献。

这一时期，也有一些中国医家先后到过日本开展医药交流。如1653年前后，江西名医龚廷贤的弟子戴曼公到达日本传授人痘接种术；18世纪，杭州医家陈振先到达日本长崎，在为侨居长崎的华人及当地群众看病的同时，调查并采集当地药材162种，撰成《药性功用》一书。

明清时期，因中国沿海长期遭受倭寇、海盗的袭扰和阻拦，中国通航日本的民船相对较少。但是中国商人与其他人士在来往中日的过程中或多或少、有意无意地为中日医药交流做了有益的工作。例如，李时珍的《本草纲目》国内正式刊行不久，华侨林道春便于1606年将刊印本《本草纲目》带到日本，作为礼物献给日本最高当局——幕府，因此，日本很快就有该书的多种刊本，并广为流传。出于各种需要，中国商船也时常将医书和中药材同其他货物一起运往日本，客观上为中医药在日本的传播，起到了积极促进作用。

二、中国与欧洲国家的医药交流

明、清时期，中国与欧洲国家的医学交流，主要是通过西方来华的传教士作为媒介进行的。他们将许多西方文化知识（包括西医的解剖学、生理学、药物与治疗方法等）不断传入中国，同时将中国文化（包括中医药知识）带回西方。完成译述出版工作的人员既有传教士，也有医生和其他学者。

来华较早的西方传教士是意大利天主教士利玛窦（Matteo Ricci，1552~1610），他1582年奉派到广东肇庆传教，1601年到达北京。随后，1597年龙华民（Nicolao longobardi，1559~1654）、1613年艾儒略（Julio Aleni，1582~1649）、1621年邓玉函（Johann Terren tius，1576~1630）、1622年罗雅谷（Giacomo Rho，1593~1638）、1630年汤若望（Johann Adam Schall Von Bell，1591~1666）等相继来华传教。他们先后将西方的天文、水利、医药等书籍译成中文并刊行。如邓玉函译述《泰西人身说概》，罗雅谷、邓玉函、龙华民合作译述的《人身图说》等书，把西医的解剖、生理学知识介绍给中国。艾儒略的《西方问答》书中也介绍了欧洲的验尿诊断及放血疗法等西医知识。他的另一本中文译述《职方外记》还介绍了欧洲一些防疫方法。这些对中国医学界有一定影响。

西方来华传教士为配合传教也开展行医施药的活动，这就导致西方药物，如金鸡纳、鼻烟、药露、氨水、日精油等传入中国。清代赵学敏在《本草纲目拾遗》中就曾写到："日精油，泰西所制……治一切刀创、木石及马踢、犬咬等伤，止痛敛口，大有奇效。"说明西方传入药物在当时受到中国医药界的重视。

来华的西方传教士，还带来了欧洲的医院设施和医学教育方式。澳门主教卡内罗（Belchoir Carneiro）于1569年在澳门建立米斯力科地亚医院（Misericordia Hospital）及圣拉斐尔医院（St. Raphael Hospital）等西医医疗机构。大约在1594年，澳门的圣保罗学院还曾附设医科班。这些西方在中国开设最早的医院和医学校，主要为来华的西方人服务，又位于澳门一隅，对中国内地影响不大。

西方传教士回国时，常带中医药书籍及译成西方文字的中医药文稿回国。如1643年波兰籍传教士卜弥格（Michel Boym，1612~1659）赴华传教，他在华期间选择了一些中医药知识译成拉丁文。其译著《中国植物志》（拉丁文）1656年在维也纳出版，其另一本拉丁文译著《医钥和中国脉理》是在他去世20多年后，于1680年在德国的法兰克福正式出版。卜弥格的译著在欧洲影响较大。同时期哈维耶（Harvieu，R. P.）在法国格勒诺布尔出版的法文本《中医秘典》、英国医生弗洛伊尔（Sir John Floyer）在英国伦敦出版的英文本《医生诊脉表》中均有关于中医脉学的论述，而且都是在卜弥格译作基础上转译的。弗洛伊尔是欧洲最早发明脉搏计数器的，但他在自己的著作中提到，他的发明受到中国脉学论述的影响与启发。

中医译成西方文字出版后，对西方医学产生影响的还有一些。如1676年荷兰人布绍夫（Hermann Buschof）关于针灸的书稿被译为英文在伦敦出版。1683年，荷兰医生赖尼（William tem Rhyne）在伦敦出版英文版《论关节炎》，书中有利用针刺治疗关节炎的内容。同年，盖合玛（Gehema，J. A.）在德国汉堡出版了德文版《应用中国灸术治疗痛风》，书中谈到中国的灸术是当时治疗痛风的最迅速、最适宜的方法。1684年，布兰考特（Blankaurt. S.）在荷兰的阿姆斯特丹出版荷兰文版《痛风专论》，书中有介绍中国针灸术治疗风湿病的方法和疗效的内容。这些较早介绍中医针灸术的西方书籍，如追踪溯源，就会发现其与西方来华传教士有着千丝万缕的密切联系。

由于中医学不断传到欧洲，其独特的理、法、方、药体系及疗效引起欧洲学术界的关注，以至于19世纪初西欧的学者们就开始研究中国医学史，并出版了专著。如瑞穆斯特（Rumust，A.）于1813年在巴黎出版法文版《关于中国医史研究》，皮尔松（Pearson）于1820年在伦敦出版了英文版《中国医学史》。这些可以反映欧洲对中国医药学亟欲全面深入了解的迫切愿望。

三、中国与其他亚非国家的医药交流

中国与除朝鲜、日本以外的亚洲国家，乃至东非沿岸的不少国家，在明清时期的医药交流也是较多的。

郑和在1405~1433年期间，7次下"西洋"（泛指海南岛以西的海洋），遍历30余国及地区，最远曾到波斯湾和非洲东岸。据《郑和家谱》与《瀛涯胜览校注》记载，郑和船队共27000余人，其中有随船医官180人，船队有长44丈、宽16丈的大船62艘，每艘可乘

千人，每次航程长则 3 年余，短则 1 年多。船载货物及相应的医药用品，医生们除负责船员的医疗保健任务外，停泊之处还采购当地特有药材，为华商及当地官民诊病施药，在所到之地进行医药交流。

中国与越南、泰国、印尼等东南亚国家的医药交流，据《大南会典》等书籍记载，明清时期，中医书籍《医学入门》、《景岳全书》等传入越南。越南"医圣"黎有卓（1720～1791），在学习中医理论的基础上，结合当地情况有所创新与发明，撰《海上医宗心领全帙》（66 卷）。他发现和补充了 305 味南药的功能，收集了前辈医药家们和民间的药方达 2854 种之多，创立了越南医学理、法、方、药的完整体系。越南出产的珍贵药材，如犀角、檀香、龙脑、苏木等输入中国，丰富了中医药知识。

明清时期，真腊（今柬埔寨）、暹罗（今泰国）、爪哇（今印尼爪哇岛）、婆罗国（今文莱）、锡兰（今斯里兰卡）等国，不断以官方贸易（"进贡"与"赐赠"）和民间贸易方式，将其特产药物，如降香、沉香、木香、丁香、没药、阿魏、蔷薇水、荜茇、芦荟等 40 多种输往中国，换回当地需要的中国货物及中药。这些是当时中国与东南亚国家进行医药交流的传统方式的延续，虽然层次较低，却是符合当时社会经济文化发展需要的。

第七章

中西医学的交汇与冲突

（鸦片战争～中华人民共和国成立　公元 1840～1949 年）

　　中国君主专制制度到 19 世纪，政治腐朽，经济落后，国力衰弱。内忧外患不断，形势极为混乱。与此同时，世界各主要资本主义国家相继进入帝国主义阶段，贫弱的中国成为列强侵略瓜分的对象。在激荡的百年史中，中国灾难深重，社会矛盾复杂，危机重重。此期间，中国曾出现了一系列重大事件。1840 年英国发动侵华的鸦片战争，1857 年英法联军发动侵华战争，1884 年发生中法战争，1894 年发生中日战争，1900 年发生八国联军侵华战争，1931 年发生日本侵略中国战争。中国已逐渐变为一个半封建、半殖民地社会。为了反抗侵略和压迫，百年间中国人民进行了不屈不挠的斗争。从鸦片战争、太平天国运动、戊戌变法、义和团爱国运动、辛亥革命、五四运动、北伐战争、抗日战争直至解放战争，终于取得了胜利。

　　当帝国主义侵略和民族危亡关头，在政治和思想文化主张方面，出现了一些对后来影响巨大的新思潮。统治阶级内部分化出顽固派和洋务派。顽固派实行闭关锁国，维护落后的统治；洋务派则致力于"师夷长技"，以图"自强自富"。后来洋务派中又分化出改良派，主张变法维新，向西方求真理，宣传"新学"、"西学"，反对"旧学"、"中学"。这些思想对文化界、医学界产生了重要影响。

　　1921 年，中国诞生了中国共产党，使马克思主义普遍真理与中国革命实际结合起来，领导人民推翻了三座大山，终于在 1949 年取得了新民主主义革命的伟大胜利，结束了半封建、半殖民地社会，建立了中华人民共和国。从此，中医学的发展也进入了新的里程。

　　值得特别指出的是，随着西方列强的入侵，西方医学大规模传入中国并很快由沿海传播到内地。从此，中国就开始了两种医学并存的局面，如何认识和对待两种医学的关系也就成了近代以来医学史的中心问题。其问题复杂，意义极其重大。

第一节　中医学的一般状况

　　近百年来，中医学的生存发展遇到了严重的危机。早期，清廷推行尊经法古、繁琐考据学风，导致医学偏离实践方向，更缺少科学精神和方法。虽然产生了大量医书，但是缺少创造性。继而北洋政府排斥、限制中医学的发展，片面崇奉西医，于 1914 年北洋政府教育总长汪大燮提出废除中医中药，1925 年拒绝把中医纳入医学教育，使中医陷入困境。再而国民政府歧视摧残中医学。1929 年 2 月，国民政府召开第一次中央卫生委员会议，通过了余云岫等人提出的废止中医的议案，其后实行了一系列消灭中医的政策和办法。由此，这一阶段便成了历史上中医学发展的最艰难时期。

但是由于社会需要和中医的实际疗效，中医学是禁止不住的，尽管艰难，还是有所成就。

一、文献整理研究与一般医学著述

此时期，对经典文献整理取得了比较重要的成绩，而一般的医学著述也有所发展。

（一）经典研究

这一时期，有关《内经》的校注研究有 50 余部，成绩较突出的有高士宗的《素问直解》（1867）9 卷，是《素问》的全注本。周学海的《内经评文》（1896），对《内经》作了评述。张骥的《内经药瀹》（1923）10 卷，辑录了《内经》中有关用药理论的原文，分为阴阳、色气味、气运、五岁、六化、五方、水谷、五宜、五过和药制共 9 类，分别予以集注，并加按语说明，这是一部有特色的《内经》注本。

对《难经》的注释研究也有 10 余种著作，重要的如叶霖撰《难经正义》（1895）6 卷，考证辨论精详。邹汉璜撰《难经解》（1840），张骥撰《黄帝八十一难经正本》（1937）和《难经丛考》（1938）等，都对研究《难经》有所贡献。

这一时期，对《伤寒论》和《金匮要略》的研究有进一步的深入，校勘、注释、重编、发挥仲景学说的著作约有 190 余种。较重要的有陈恭溥的《伤寒论章句方解》（1851），分章节、句读加以注释。吕震名的《伤寒寻源》（1850），从六经辨证阐发原文。陆九芝的《伤寒论阳明病释》（1866），着重一经一病的研究。唐宗海《伤寒论浅注补正》，恽铁樵《伤寒论研究》（1932），承淡安《伤寒论新注》，余无言《伤寒论新义》（1939）等，系用中西汇通观点补正、注释、阐发仲景学说的。

注释发挥《金匮要略》的著作有 50 余种，较重要的有戈颂平的《伤寒杂病论金匮指归》（1885），沈灵犀的《读金匮要略大意》（1875），王旭高的《退思集类方歌注》（1924），黄竹斋的《金匮要略方论集注》（1925），曹颖甫的《金匮发微》（1931），秦伯未的《金匮杂记》（1934）等。这些著作，对研究《金匮要略》一书有一定参考意义。

（二）其他著述

此时期研究温病学说的著作也有 60 余种，如柳宝诒的《温热逢源》（1900），着重伏气温病的辨证；杨尧章《温疫论辨义》（1856），专门讨论温疫；杨璿撰、黄惺溪纂的《温病条辨医方撮要》（1841），恽铁樵撰的《温病明理》（1928），致力于辨析温病与伤寒之异。

这时还有大量的丛书、医案、医话、工具书问世。

如丛书有丁松生的《当归草堂医学丛书》（1878），共收医书 12 种，其中《颅囟经》、《卫济宝书》、《产宝》均是经过详细校勘的罕有传本。陆九芝的《世补斋医书》分正续集共 33 卷。裘庆元的《三三医书》（1924）共收医书 99 种。陈景岐的《中国医学入门丛书》（1934）摘录《内经》和历代各家学说，从《内经入门》到《汤头入门》及临证各科入门，共 16 种。曹炳章辑的《中国医学大成》（1936）辑录了历代重要医著及少数日本人的医著，共 13 类。还有周禹锡的《中国医学约编十种》（1938）等。

医案医话类著作有何廉臣的《全国名医验案类编》（1929），汇集当时全国名医 80 余人的治案 300 余例。柳宝诒选评的《柳选四家医案》（1904），选择了清代尤在泾、曹仁伯、王旭高、张仲华 4 位名医的治案。陆定圃撰《冷庐医话》（1858），论述医苑、医鉴、慎疾、诊法、用药等，评述古今医家与医书，搜集历代名医治案，有较高价值。

此外，这时的大型工具书有谢观主编的《中国医学大辞典》（1921），参考书籍 2000 余种，共收辞条 7 万余。陈存仁亦主编 1 部《中国药学大辞典》，对每药命名意义、处方用名、古籍别名、外国名词以及学名、产地、形态、种植、性质、成分、功效、主治、辨伪、应用等，皆有叙述。

二、药物学与方剂学成就

此时期，在药物学和方剂学方面也都有一定的研究，并取得了相应的进步。

（一）药物学

药物学的成绩主要表现为对《本草经》的考订、辑复，发现刊行了前代本草著作，编著了临证用药参考和药物鉴别的著作。

顾观光于 1844 年重辑《神农本草经》，刘复于 1942 年也辑复《神农古本草经》，对研究《神农本草经》有参考价值。1937 年刊行了《本草品汇精要》，此书系明代（1505）官修成书，撰者为刘文泰等人，至清代（1700）才发现。该书载药 1815 种，全书共 42 卷，对药物效用和鉴别研究有新的成绩。另外，屠道和于 1863 年编著的《本草汇纂》，载药 560 余种，按药性与功效分为 31 类，可供临证参考。1927 年曹炳章在郑肖岩（1848～1920）研究的基础上，编著《增订伪药条辨》4 卷，就药物产地、形态、气味、主治等方面，分析比较了 100 余种药物的优、劣、真、伪等，对提高鉴别能力，丰富药物知识起到了重要作用。

（二）方剂学

此时期有关单方、秘方、验方的汇集整理较为突出，先后刊行的方书约 300 种。重要的如鲍相璈经 20 年的搜集考订，于 1846 年编成《验方新编》16 卷，1876 年梅启照新增为 24 卷重刊。此书按人体部位划分疾病种类，每病附以单方、验方，所用诸方以价廉、易得、有效为标准。但因收方较杂，故良莠不齐。费伯雄 1865 年著《医方论》4 卷，批评了套用汪昂《医方集解》的盲目性，强调用方的辨证论治原则。此书对提高方剂理论水平起到了积极作用。

近百年间编著的最大方书是《古今医方集成》，著者吴克潜，该书刊行于 1936 年。全书收方 1 万余首，采自上古至清代方书 170 余部，简要论述了各方主治、功效、药物组成、用量、用法、对峻猛方药注意事项等，是近代方书之集大成者，保存了已佚方书的内容。

此外，还有汇集中西验方的著作，如丁福保编著的《中西医方汇通》（1910）、陈继武的《中西验方新编》（1916）等，对汇通中西医学进行了探索。

三、临证各科成就

近百年间，经诸多医家长期实践，对治疗各科疾病又积累了新的经验，出现了一批新的论著，代表了这一时期临证医学水平和成就。

（一）内科

此时期，曾出现100余种内科专著，有综合性论著，也有专病经验总结。其中比较突出的有清代名医费伯雄所撰的《医醇賸义》（1863），该书总结了前人和自己的医疗经验，对劳伤、中风、咳嗽、痰饮、痿、胀、诸痛等慢性疾病论述了比较丰富的治法。他创制了许多方剂，诸如治疗肺痨的益气补肺汤，治疗痰饮的桂术二陈汤，治疗骨痿的滋阴补髓汤等，都有新意。其他有文晟辑的《内科摘录》（1850），徐镛的《医学举要》（1879），许半龙的《内科概要》（1925），周禹锡的《内科约编》（1941）等，均为综合性内科著作。

专病论著则有张山雷的《中风斠诠》（1917），蔡陆仙的《中风病问答》（1935），此为中风专著；沈灵犀的《虚劳要则》（1875），秦伯未的《痨病指南》（1920），蔡陆仙的《虚劳病问答》（1935），此为虚劳、痨瘵专著；沈炎南的《肺病临床实验录》（1946），专论肺病；朱振声的《肝胃病》（1933），杨志一的《胃病研究》（1935），则为肝胃病专著。

（二）外伤科

此时期，外科成就以外科名家马培之为最突出。马氏三代业医，对疮疡诸病经验丰富。当时已誉满江南，每日接治近百人。他对外科强调辨证论治，用药攻补兼施。主张"刀针有当用，有不当用，有不能不用之别，不能一概禁之"。此是对清代王洪绪外科思想的纠正。他著有《外科传薪集》（1892），内容简明扼要，切合实用。

此时的外科专著尚有80余种，对痈疽、疔毒、瘰疬、癌瘤、麻风、梅毒、痔漏及皮肤疾病均有专著问世。如邹汉璜的《疮疡》（1840），张镜的《刺疔捷法》（1876），余景和的《外科医案汇编》（1891），曾懿的《外科纂要》（1906），梁希曾的《疬科全书》（1909），张山雷的《疡科纲要》（1917）等，都有一定影响。

伤科也有一定发展，对金疮、接骨等骨伤疾病都有新的经验，出现专著达数十种。较为突出的有《江氏伤科方书》（1840），该书著者江考卿，为当时骨伤名医，经验丰富，曾对骨折施行过麻醉后切开复位，并对粉碎性骨折进行移植术。

（三）妇产科

妇产科在此时期也出现了较多专著，其中突出的当属潘霨的《女科要略》（1877）。该书按调经、安胎、临产及产后4节简要论述了妇产科常见病的证治。

其他如严鸿志的《女科精华》（1920）、时逸人的《中国妇科病学》（1931）、陈景岐的《女科入门》（1934）、恽铁樵的《妇科大略》（1924）、肖山的《竹林寺女科》以及单南山的《胎产指南》（1857）等，也都各有见地。

（四）儿科

此时期的儿科专著约有100余种，其中对麻疹、惊风、痘症的研究最为突出。麻疹专著有张霞谿的《麻疹阐注》（1840）、吴砚龅的《麻疹备要方论》（1853）、朱载扬的《麻症集成》（1879）等。惊风专著有温存厚的《急惊治验》（1886）、冯汝玖的《惊风辨误三篇》（1911）、陈景岐的《七十二种急慢惊风救治法》（1930）等。痘症专著有王廷钰的《儿科痘症歌》（1886）、张节的《痘源论》（1909）、朱凤稚的《时痘论》（1930）、卜子义等编的

《中西痘科合璧》（1930）等。

儿科按摩疗法在此时期出现了多部专著，如周松龄的《小儿推拿辑要》（1843）、张振鋆的《厘正按摩要术》（1888）等，这是此时期儿科发展的一个突出特点。

（五）针灸科

近百年来针灸学仍有一定成就，有关理论与临证著作约100余种。其中较突出的有廖润鸿的《针灸集成》（1874），对针灸学的基本问题论述较全面。承淡安的《中国针灸治疗学》（1931），有若干中西医汇通内容。吴炳耀撰、吴韵桐绘图的《针灸纂要》（1933），除文字外，还有经络腧穴彩图，图后附记该穴的局部解剖，这是针灸著作新的特色。

（六）眼科

眼科著作约有50余种，代表性的有王锡鑫的《眼科切要》（1847），是一部入门书。陈国笃的《眼科六要》（1861），载眼病治法40余种。陈滋的《中西眼科汇通》（1936），介绍了一些罕见眼病、眼科手术及中西眼科名词对照等。

（七）喉科

喉科著作有100余种，仅关于白喉的书就有近50种。著名的有张绍修的《时疫白喉捷要》（又名《治喉捷要》，1869），简要记载了经验。夏春农的《疫喉浅论》（1874），主张治疫喉首当辛凉透表，继用苦寒泄热，终宜甘寒救液，忌用辛温升托。这是重要的经验总结。李纪方的《白喉全生集》（1882），将白喉分为寒证、热证、寒热错杂证等3大类，并分别介绍白喉的诊断、兼证、坏证、妇人白喉、小儿白喉及其治疗方药和针灸等。耐修子的《白喉治法忌表抉微》（1891），反对发表治白喉，推崇养阴清肺之法，并介绍了验方，深受后人重视，影响较大。陈葆善的《白喉条辨》（1897），对白喉病源、所中经络、辨脉辨色、手太阴、手少阳、手少阴三经病证治、救误、善后、外治、禁忌等都有论述，内容系统，有一定影响。

此期还有一些关于齿、耳、鼻的著作，但是新内容较少，多为整理前人经验之作。

总之，此期间临床各科积累了大量新经验，但是理论上没有显著提高。

四、中医学校、学会及杂志的创办

在整个近百年间，直到1949年前，因旧政权对中医的偏见，全国无一所公立的中医学校，各项事业发展受到了极大的限制。但是热爱中医事业的有识之士，为了保存发展中医学，还是进行了多方面的不懈努力。

（一）创办中医院校

1915～1917年，丁甘仁、谢利恒等创办了上海中医专门学校；1918年包识生等创办了神州医药专门学校；1920年起张山雷便在浙江兰溪中医学校任教达15年之久；1924年卢乃潼在广州创办广东中医药专门学校；1925年恽铁樵在上海创办中医函授学校；1930年陆渊雷、章次公在上海创办中国医学院。此外，还有张锡纯在天津创办国医函授学校；肖龙友、孔伯华在北京创办华北国医学院；李斯炽、邓绍先在成都创办四川国医学院；章太炎创办苏州国医专科学校等。在这些学校，近代中医教育的先驱者勤奋努力，一边教学，一边编写教材。先后出版了《内经讲义》、《伤寒论讲义》、《金匮要略讲义》、《本草学讲义》、《生理学》、《解剖学》、《病理学》以及《内科学》、《外科学》等教材。培养了一批中医药学人才，成为新中国成立后中医药学的骨干力量。

但是这些学校由于私人或团体兴办，经费困难，师资缺乏，设备简陋，没能得到应有发展。

（二）创建中医学术团体

1906 年 6 月在上海成立"上海医务总会"。1912 年成立"神州医药总会"，该会于 1928 年在宁波召开 12 周年会员大会时，到会代表已有 400 余人，全国设分会 40 多处，会员达 6000 多人。1913 年成立了"全国中医学会"，在上海、北京等地设有分会。1929 年成立了"全国医师联合会"。此后又成立了"中华民国医药学会"、"中国医事改进社"、"医界春秋社"（后又改为"上海市中医师学术研究会"）以及"南京新药业公会"等。

这时，还建立了一些研究中西医的学术团体。如 1910 年丁福保发起的"中西医学研究会"以及"华夏医学会"、"中西医药研究社"等，都是以宣传研究中西医学为宗旨，反映了近代中西汇通学术思想。此外，1931 年承淡安创办的无锡中国针灸学研究所，是研究阐发针灸学较早的学术团体。

（三）创办中医杂志

这一时期，为了传播中医学知识，各地创办了一些中医期刊杂志。较有影响的有 1908 年上海的《医学世界》、1910 年的《中西医学报》、1912 年太原的《山西医学杂志》，这是中西医合刊的杂志。主要介绍中医知识的有 1921 年上海的《中医杂志》、1923 年杭州的《三三医报》、1924 年奉天的《医学杂志》、1926 年上海的《医界春秋》、1934 年哈尔滨的《中医杂志》等。在解放前夕，全国各地办的中医药杂志已有 400 多种。但是，这些杂志因由个人和团体创办，各种困难使其无法长期坚持。然而，这些刊物受到了中医界和有关人士的支持和欢迎，成为近代中医学发展的重要标志。

第二节　西方医学的传入与发展

17 世纪初，随着欧洲各国与东方各国航海通商，传教士来到我国，最早带来了西方的医药知识。然而西方医学在我国的传播，却经历了一个曲折发展的过程，其中有许多值得思考的问题。

一、西方医学的传入

西方医学导源于古希腊、罗马医学，随科技进步不断发展并传播到世界各地。它的发展过程可大略分为三个阶段。

第一阶段为古代经验医学。从公元前 6 世纪至公元 4 世纪，主要代表人物是古希腊希波克拉底（Khppakrates，约生于公元前 460 ~ 公元前 377 年）和罗马的盖伦（Galene，约生于

130～200年）。希腊、罗马医学的总体水平虽并不高，但是其具有分析性的实证倾向，与中医学相比较，有不同的思想文化品格。

第二阶段为近代实验医学。从公元15世纪到18世纪，随"文艺复兴"的思想解放，医学也要求以实验方法追求确定性。由此，解剖学、生理学、病理学、病因学、药理学等都完整建立起来，医学面貌出现了根本性改变。

第三阶段是现代医学。从19世纪末、20世纪初开始，随着科技进步的推动，基础医学研究的深入，临床医学进步显著，各领域的研究相继进入分子水平。目前，现代医学正朝着微观和宏观、分析和综合的多方向迅速发展。

18世纪以后，西方医学逐步大规模传入中国，这与中国当时的政治、经济、科技、文化等各种因素都有着复杂的联系。西方医学的传播方式主要有以下几方面：

（一）建立诊所和医院

西方医学是伴随列强侵略大规模进入中国的，也曾充当过侵略的工具。对此，西方列强说得很清楚："欲介绍基督教于中国，最好的办法是通过医药；欲在中国扩充商品的销路，最好的办法是通过教士。医药是基督教的先锋，而基督教又是推销商品的先锋"（王吉民.伯驾利用医药侵华史实.医史杂志.1951：3）。

第一个来华的英国传教士罗伯特·马礼逊（Robert Marrison，1782～1834），1807年到广州，直到1820年和李文斯敦（Living Stone）在澳门开办了第一个诊所。1827年英国东印度公司传教医生郭雷枢（Colledge）在澳门也开办一个诊所，次年扩大为医院，这是第一所教会医院。美国公理会国外布道会总部派出传教士伯驾（Peter Parker）于1835年11月在广州开设眼科医局（即眼科医院），后来发展为博济医院。为了培养来华人员，美国于1838年成立了"医药传道会"。

随着一系列不平等条约的签订，列强有权在我国通商口岸开设医院、建立教堂。至1848年，广州、福州、厦门、宁波、上海5个通商口岸全部建立了教会诊所或医院。1900年以前，外国教会医院规模不大，收容有限。进入20世纪后，教会医院迅速发展。著名的有1859年广州的博济医院，一直存在到1949年，是在华历时最久的教会医院。1862年伦敦会在北京建立的"双旗杆医院"，1906年与几个医院合并为协和医院，成为北京最大的教会医院。据1938年出版的《基督教差会世界统计》资料记载，到1937年止，在华英、美基督教会所办的医院共300所，病床约21000张，小型诊所约600处。同时美国天主教会也在江西、广东、湖南、湖北等地开设了医院，还有一些英美合办的医院。这些医院分布在各地。

（二）创办医学校和吸引留学生

伯驾早就向美国政府报告，认为训练中国青年医药人员是增强威信和影响的重要事情。

第一所教会医学校是1866年美国医药传道会在广州建立的博济医学校，孙中山先生曾在此就读，现在原校址已改建为中山大学医学院。1883年在苏州建有苏州医院医学校（1894年改为苏州医学院）。在1900年以前，教会学校数量少，规模小，毕业生寥寥无几。

1901年"辛丑条约"签订后，基督教会医学校迅速增加。到1905年已达到23所，还有 36 所护士学校、药学校和助产学校等。其中著名的有 1902 年在广州成立的夏葛女子医学校，1906 年由伦敦教会、美国长老会、美国公理会、美以美会国外布道会、英国圣公会、伦敦教会医事协会等联合创办的北京协和医学校，该校 1915 年又经美国洛克菲勒基金会接收并改组为协和医学院，成为当时得到中国政府承认的最大教会医学院。其他还有长沙的湘雅医学院（1914）、山东齐鲁大学医学院（1909）、上海震旦大学医学院、成都华西协和大学医学院（1910），以及日本在沈阳设立的南满医学堂（1911）等。

"辛丑条约"后，大批学生到日本及欧洲各国留学。1907 年清政府与日本订立了接收中国留学生的办法，短期内去日本的留学生达到万人以上。美国已采取措施，于 1908 年将偿付美国庚子赔款的半数，作为派留学生赴美之用。以后留美学生显著增加。

赴外国留学的医学生大多数是爱国的，归国后为我国的医疗事业作出了一定贡献。

黄宽（1828～1878）是我国第一个留学英国的医学生，广东香山人。自幼家境贫寒，起初在马礼逊学堂读书，1847 年随其老师布朗夫妇前往美国，高中毕业赴苏格兰。1848 年考取爱丁堡大学医科学习 7 年，获得医学博士学位。1857 年回国后在广州博济医院从医并教学，是我国第一代西医。

金韵梅（1864～1934）是我国第一个留学美国的中国女医生。她两岁父母双亡，被美国长老会收养。1881 年到美国纽约学习，1885 年毕业，获得医学博士学位。1888 年回国，曾在厦门、成都、天津行医并开办护士学校。

（三）翻译医书和出版医学刊物

随医院和医学校的建立，传教士医师也开始翻译西医书籍，包括基础、临床、卫生学等各科内容。

最早在中国翻译西医西药书籍的是英国传教士医生合信（Benjamin Hobson）。1851 年他编译了《全体新论》一书，此外还先后编译了《西医略论》（1857）、《内科新书》、《妇婴新说》（1858）等书。美国教会医生嘉约翰（John Glasgow Kerr）编译了《内科全书》（1883）、《病症名目》、《西药名目》（1899）等 20 余种医书。英国博兰雅（John Fryer，1839～1928）也译有《化学卫生论》、《西药大成》、《内科理法》等。英国德贞（Dudgeon）还译有《全体通考》、《西医举隅》、《英国官药方》等。1859 年，美国传教士在上海建立了"美华书馆"，出版了许多译成中文的医书。从 19 世纪 50 年代到辛亥革命前，约有 100 余种外国人译著的西医书籍在我国流传。

传教士除翻译医书外，还编辑中外文医刊。如 1806 年创办了《广州新报》（1884 年改名为《西医新报》），1887 年汉口圣教会主办了《益文月刊》也介绍西医知识，1888 年创办了《博医会报》等。这些译著和期刊对传播西医知识起到了一定作用。

当时，帝国主义利用教会医疗事业为侵略服务，在教会医院里有许多恶劣问题，甚至有的外国医生拿中国病人做实验，在中国工人身上注射痉挛药，培养虱子试验斑疹伤寒传染过程，向病人出售失效药品等。如孕妇崔淑萍因缺钙而患软骨病，本来只要服些钙片和维生素 D 即可治愈，但是帝国主义分子为了收集这种病症的标本，竟在病人收住院期间，不给病人服钙及含钙食物，而把病人活活折磨致死，取得一份所谓"珍贵"的骨骼标本。列宁曾尖锐指出："中国人的确憎恶欧洲人……他们是憎恶欧洲资本家和唯资本家之命是从的欧洲各国政府。那些到中国来只是为了大发横财的人，那些利用自己的所谓文明来进行欺骗、掠夺和镇压的人，那些为了取得贩卖毒害人民的鸦片的权利而同中国作战的人，那些用传教的鬼话来掩盖掠夺政策的人，中国人难道能不痛恨他们吗?"（《列宁选集》第 1 卷）

但是，必须指出，传教士医生把西医西药知识传入中国，为中国培养了一批医药技术人员，所有在中国工作过的外国医护人员也并不都是帝国主义分子。许多传教士是真正出人人道主义信念，或基于个人宗教信仰到中国传教和行医的。西医的传入客观上输入了新型的医药学知识和技术，它本身的科学技术性内容是超越国家和民族、宗教界限的，它的客观普遍性也同样适于中国，因此最终不但为中国所接受，而且成为中国人民战胜疾病、保护健康的武器。

二、西医学在我国的发展

西医学在我国的发展也经历了一个缓慢的过程。

20 世纪初期，基础医学的队伍薄弱，设备简陋，研究工作水平十分低下，甚至无法开展研究。1932 年虽在南京设立了中央卫生设施实验处作为中央学术研究机构，但是实际成就不大。20 世纪 30 年代以后，随着医学教育的发展，基础医学队伍逐渐成长起来。1938 年全国生理学会已有会员 120 余人，1947 年全国解剖学会会员有 80 余人。虽然人数不多，条件不足，但是有些学科还是取得了一些成果。

人体解剖学方面，比较解剖学、神经解剖学、体质人类学、实验胚胎学、组织细胞学等都开展了研究工作。

生理学方面，1928 年出版了国内第一个基础代谢研究论文专集。1912 年起已有外籍医生与我国学者先后发表研究我国人尿、消化液、肺泡气成分与血型等项报告，这是我国生理学研究的开端。1929 年蔡翘教授所著《人类生理学》问世。此后，生理学实验研究逐渐开展，主要课题有皮肤电反射、视觉中枢对光反应、神经肌肉接头之生理、中枢神经化学性传递与迷走神经和脑垂体后叶反射等。

生物化学方面，主要课题有关于蛋白质变性、抗原和抗体的化学成分、血液分析和营养方面的研究，以及关于我国人营养生化和膳食成分的分析研究等。

药理学方面，20 年代已零星开展了一些中药的生药化学和药理研究，1932 年陈克恢实验发现麻黄素的药理作用，已有对防己、贝母、抗疟中药常山等 40 余种中药的药理研究，这种运用先进的科学技术研究中药的方法，对我国近、现代中药学发展产生了很大影响。

其他基础学科如微生物学、病理学、医学寄生虫学、卫生学均处于初创阶段。虽有少数学者如伍连德、林宗扬、汤飞凡、侯宝璋、林振纲、钟惠澜、冯兰洲等作了不少出色的工作，但因条件限制，发展缓慢，许多学科长期空白，与世界医学发展相比，处于显著落后状态。

这一时期还编译了一批医学著作，并于 1930～1935 年间陆续出版。主要有《实用解剖学》、《实验生理学》、《病理学》、《生物化学》、《病理组织学》、《寄生虫学》、《药物学》、《临床医学》等。

此时，各地还先后办起了一些医学杂志，代表性的有《医学报》（1905）、《医学世界》

（1908）、《医学卫生报》（1908）、《中西医学报》（1910）、《医学杂志》（1908）、《医学新报》（1913）、《医药杂志》（1920）等。这些是我国人自己办的医学期刊，着重介绍西医知识，有的着重探讨中西医异同问题。

这时还建立了若干西医药学术团体，影响较大的有中华医学会、中国药学会、中华护士学会。

中华医学会于 1915 年在上海成立，到 1947 年全国有 30 多个分会，会员 3000 余名。学会主要从事医学著作的编辑、翻译，医学教育研究，名词审定等。1915 年开始出版《中华医学杂志》。

中国药学会，是 1907 年冬在日本东京千叶研习药学的留日学生发起组织的。1911 年辛亥革命后返回北平，已有会员 100 余人。1912 年改名"中华民国药学会"，1943 年在福州、成都等地成立分会。

中华护理学会的前身是 1909 年由 8 位外籍护士发起，在牯岭成立的"中国护士组织联合会"，1914 年在上海召开全国第 1 次大会，1920 年发行《护士季刊》，1922 年成为国际护士会的会员。到 1949 年时，在上海、武汉、南京、北平、广东、兰州、天津、重庆等地已有分会 10 余个。学会早期主要活动是护士教育，翻译和编著教材，办理护士毕业会考以及经管护士职业，为护士谋求福利，争取合法地位等。

此外，还有"中国预防痨病协会"、"中国预防花柳病协会"、"中华麻风救济会"、"中华营养促进会"、"万国鼠疫研究会"等。

这些学术团体的成立，促进了医药学术的交流和发展。

第三节　中西医汇通与中医科学化思潮

西医学在我国逐渐发展，引起了中医界的普遍关注与重视。与建立在现代科学技术基础上的西医学体系相比，传统的中医学面临许多问题。中医学应该如何发展？如何对待中、西两种医学的关系？这是客观存在的现实问题。针对这样的问题，由于种种原因，医学界出现了不同的态度和主张。

民族虚无主义一概否定中国传统文化遗产，断言医学没有中西之分，只有玄学的医学与科学的医学之别，主张全盘西化，甚至说中医"《灵》《素》杀人四千余年……毒有过于盗贼，……无一节可以为信。"（余云岫《灵素商兑》）这些论点后来成为官僚买办政权消灭中医的思想基础。

保守主义则拒绝接受一切新事物，认为西医学不适合中国国情，中西人脏腑概念不同。这些国粹主义思想同样成为中医学发展的阻力。

另有一种改良主义思想，认为中西医各有所长，经比较后主张两种学术汇通，并从理论和临证方面提出了一系列中西医学汇通的认识和作法，形成了在近代具有代表性的学术思潮和医学派别。

一、中西医汇通派及主要代表医家

最早接受西医学的中医学家是明末清初的王宏翰（? ~1700），王氏字惠源，号浩然子，江苏华亭（今上海市松江县）人。为天主教徒，学识渊博，西医学尤其是西医生理学对他有很大影响。他试图把中医思想与西方医学相融合。他在《医学原始》（1688）一书中，就从胎生学角度阐述中医学的命门学说等等。

王学权（1728~1810），在其所著《重庆堂随笔》中肯定了西医的解剖学，在当时这种对西医的态度是开明和进步的。

此外，陈定泰的《医谈传真》（1844）、罗定昌的《脏腑图说证治要言合璧》（1822，又名《中西医粹》），都对西医学有所接受。这些可谓是中西医汇通的先驱。明确主张中西医汇通的主要医家有如下诸人：

（一）唐宗海

唐宗海（1862~1918），字容川，四川彭县人，是中西医汇通派的早期代表。其父多病，1873年其父亲曾患吐血、下血症，延请名医施治均无效，由此幼时便刻苦钻研医学，遍览方书并多方求师，终成一代名医。1884年著成《血证论》一书，其后又陆续著有《中西汇通医经精义》、《金匮要略浅注补正》、《伤寒论浅注补正》、《本草问答》，合称《中西汇通医书五种》。当时曾经官方示谕刊印，广为流传。明确提出"中西汇通"之说始于他的著作。

唐氏本着保存和发扬中医学的愿望而提倡中西医汇通，主要是以西医印证中医，从而论证中医并非不科学。他认为中西医各有长短，主张"损益乎古今"、"参酌乎中外，以求尽美尽善之医学"。"摘《灵》、《素》诸经，录其要义，兼中西之说解之，不存疆域异同之见，但求折衷归于一致"。（《中西汇通医经精义·叙》）

其汇通中西医的主要学术观点是，其一认为中西医原理相通，并不矛盾，并举例印证："西医谓心有出血管，导血出，又有回血管，导血入，西医名管，中医名脉，二而一也。"（《中西汇通医经精义·血气所生》）"西医言苦胆汁乃肝血所生，中国旧说，皆谓胆司相火，乃肝木所生之气，究之有是气，乃有是汁，二说原不相悖。"（《中西汇通医经精义·脏腑之官》）其二是他为维护中医，驳斥当时对中医的种种贬抑观点，在主张汇通的过程中，表现了重中轻西的思想和对西医的蔑视。他说："西医剖割视验，止知其形，不知其气，以所剖割只能验死尸之形，安能见生人之气化哉？"（《中西汇通医经精义·人身阴阳》）又说西医不懂诊法，不信脉法，所以似精实粗。其三是他在汇通认识上厚古薄今。他认为中医"乱于晋，失于唐，而沿讹于宋……古圣人大经大法久恐湮没不彰"，"秦汉三代所传《内》、《难》、仲景之书，极为精确，迥非西医所及。"（《金匮要略浅注补正·叙》）这种盲目崇古和轻视西医的做法，不能真正吸收西医之长，也不能促进中医学的发展。

（二）朱沛文

朱沛文（约生于咸丰年间），字少廉，又字绍溪，广东南海县人。出身世医之家，父亲兄弟皆以医名。朱氏生当清末，正值西医在我国广为传播之时，故自幼随父学医，除苦读

《内经》、《难经》等多种传统医书外，还学习了当时传入的一些西医知识，并曾到西医院，亲眼观看人体解剖，这些对他形成中西汇通思想都有较大影响。

朱沛文于1892年撰《华洋脏象约纂》一书（又名《中西脏腑图像合纂》），汇集《内经》、《难经》、《医林改错》等书中有关人体结构、脏腑图像与西方生理解剖知识及解剖图谱相互参照，加以论述。全书分3卷，上卷为五脏六腑形态、部位、功能；中卷为眼、耳、鼻及骨骼结构、功能；下卷为十二经脉、气血营卫等生理作用及西医脏腑解剖图谱。内容较为系统、丰富，集中反映了他中西汇通的学术思想。

其学术观点概括起来有：其一是中西医各有是非，不能偏主。从思想方法方面，中医"精于穷理，而拙于格物"，"信理太过，而故涉于虚"。西医"专于格物，而短于穷理"，"逐物太过，而或涉于固"（《中西脏腑图像合纂·叙》）。由此他认为应对中西医各取其是，加以汇通。其二是中西医有可通之点，也有不通之处，应通其可通、存其互异。他举例说："心所生者谓血，心所藏者谓神，华义甚确，惟洋但以心主行血，而一切知觉运动，其功皆属之脑。故一切血病，华洋皆知治心，其一切神病，洋医但知治脑。岂知心为藏神之舍，脑为运动之机，缘脑由肾所生，心与肾有表里交通之义，病则相连，故凡神病者，心肾兼疗为允"（《中西脏腑图像合纂·心脏体用说》）。其三是在古今评价方面比较开明。他对中医宋代以后的发展都予以肯定，对陈念祖等"率意嗜古"及王清任的脏腑记载错误都予以指出。此点较唐容川要进步得多。

（三）恽铁樵

恽铁樵（1878～1935），名树珏，江苏武进县人。自幼孤苦，父母早亡，由叔父收养。苦读经书，才思敏捷，16岁即为人师。后考入上海南洋公学学习4年，成绩优异。毕业后曾在长沙、上海任教，又任商务印书馆编辑，主编《小说月报》历20年之久。翻译有西方小说《豆蔻葩》等，当时颇受欢迎。中年以后因3子均亡于伤寒，乃奋力钻研医学，受业于名医汪莲石，日为人治病，夜握笔著书，十几年间著作达25种之多。有《群经见智录》、《伤寒论研究》、《伤寒论辑义按》、《保赤新书》等，统名《药庵医学丛书》。开办中医函授学校，编著函授讲义数种，有学生400余人。一生奋发著书，废寝忘食。晚年瘫痪在床，仍由其女慧庄录其口授成文，直到临终前还在改定《霍乱新论》一书，为中医事业奋斗一生。

他博采诸家，学识渊博，对中西医都进行过比较系统、全面的研究，学术思想上较前人提高很大。其学术观点可综合如下：

其一，他论及到了中西医学的基础和特点不同。他说："西医之生理以解剖，《内经》之生理以气化"，"盖《内经》之五脏，非血肉之五脏，乃四时的五脏"，"故《内经》之所谓心病，非即西医所谓心病"（《群经见智录》）。指出这种学术本质上的差异，在当时应是难能可贵的。

其二，他坚信中西医学可以汇通。他说："中医而有演进之价值，必能吸收西医之长，与之化合"，"居今日而言医学改革，苟非与西洋医学相周旋，更无第二途径"（《伤寒论研究》）。1929年他在上海国医学院的一次演讲中就有鲜明的"中西医化合是必然的趋势"题目。这不但立场鲜明，而且眼界开阔敏锐。

其三，他既坚持中医的独立价值，又肯定西医的理论。他明确说："西方科学不是学术唯一之途径，东方医学自有立脚点"。关于统一病名问题，他指出："西洋医法以病灶定名，以细菌定名，中国则以脏腑定名，以气候定名，不可强合而为一也"。他同时认为西医自有其先进之处，他的讲演中就有明确的标题标明了他对西医的态度。他所写与余云岫论战的文章中明确指出，并不是为了反对西医而作的。

其四，他指出治医学不应以《内经》为止境。他曾对此提出四方面理由，并主张兼通其他学科，吸收西医之长，搞清中医学理。

其五，主张中西汇通应以中医为主，同时要注重实际效果。他写《伤寒论辑义按》时，就"全书生理关系以西国书为准，各方变化配合以临床经验为准"。《保赤新书》就用中西医理分析儿科诸病，处方用药不拘不泥，很为时人称道。

对恽氏的医学活动，评价不一，然而在近代他是中西医汇通派的著名代表，在近代医学界具有极大影响。

（四）张锡纯

张锡纯（1860～1933），字寿甫，河北盐山县人。自幼即习四书五经及医书，青年时便为人诊病，曾任军医，并在沈阳创建"立达中医院"，在天津开办国医函授学校。30岁开始接受西医学说，一生从事临床和中西医汇通工作。著有《医学衷中参西录》（1909）30卷，约80万字，多次印行，广为流传。该书总结了他多年经验，曾创制诸多名方，注重实践，讲求疗效，并结合中西医学理论和医疗实践阐发医理，提出不少独到见解。其主要学术观点如下：

其一，他认为西医之理已包括在中医理论之内，沟通中西医并非难事。他从医理、临床各科病证以及治疗用药等方面，引证中西医理互相印证，加以阐发。他在书中举例说："中医谓人之神明在心，西说谓人之神明在脑，及观《内经》，知中西之说皆涵盖其中也。"又说："《内经》谓血之与气，并走于上，则为大厥，气返则生，气不返则死……细绎《内经》之文，原与西人脑充血之议论句句符合。"他汇通的目的是印证中西医理相通，中医理论并不落后。

其二，他主张中西药并用。这是他主张汇通的最鲜明的特点，也是他重实践的体现。他认为中药和西药不应互相抵牾，而应相济为用，不要存疆域之见。他专写有一篇《论中西之药原宜相助为理》的文章，认为"西医用药在局部，其重在病之标也，中医用药求原因，是重在病之本也。究之，标本原宜兼顾。若遇难治之证，以西药治其标，以中药治其本，则奏效必捷"。因此，他在临床上经常以西药加中药复方治病。他极力推崇阿司匹林的降热作用，创有阿司匹林麻黄汤、阿司匹林白虎汤等方剂。在治疗肺结核上，最能体现他的学术主张，他说："西药阿司匹林为治肺结核之良药，而发散太过，恒伤肺阴，若兼用玄参、沙参诸药以滋肺阴，则结核易愈。"他的这种作法当时虽在理论上未取得论证，但其中值得思考研究的问题未必不会有重大价值。因此，他并用中西药、重疗效的观点对后人有很大影响。

总括中西医汇通派的努力，值得肯定的是他们的愿望是良好的，态度是开明的，思想较之保守派是进步的。他们的努力客观上维护了中医学，对中医学在近代的生存发展是有贡献的。但是由于当时物质和思想方面的限制，既不能认识到中西医差异的深刻原因和本质，也无力完成汇通的目的。他们的思想导源是近代洋务派和改良派所提出的"中体西用"论。

这种思想是在时代压力下产生的，其实质仍倾向保守，不能实事求是地认识和处理中西医的关系。因为中西医学不仅是两种科学技术体系，也是两种不同的文化体系，表面的技术理论的差异有着深厚的文化根源，并不是体与用的关系，所以用"中体西用"论指导汇通，不但无法正确指导实践，甚至也无力指出处理中西医关系的方式和方向。

二、中医科学化思潮

随着西方科学技术以及西方医学在我国的传播发展，在如何发展中医学问题上，不但出现了中西医汇通派，同时也产生了中医科学化的思潮。这种思潮不但人数众多，在近代曾发表过诸多言论，而且影响一直延续到今天。其间虽表面上曾出现过沉默，但是对人们思想深处冲击极大，直到现在，人们仍不得不认真思考。

（一）中医科学化的主要代表人物

中国的"五四"运动，倡导科学与民主，在人们的思想深处，掀起了极大的崇尚科学的热情，不断确立起科学的信仰，相信科学能解决一切问题。当时，不但出现了科学救国的思想，在中医界也就应运而生了中医科学化的主张，认为只有科学才能解决中医学的前途命运。这时期的主要代表人物有如下：

1. 丁福保　丁福保（1874～1952），字仲祜，号畴隐居士，又号济阳破衲，江苏无锡人。毕业于江阴南菁书院，后入苏州东吴大学，1901 年再进上海东文学堂习日语及医学，26 岁时因久病不愈，乃潜心医学，师从赵元益。赵氏博通医学，丁氏遂并精中西医。丁氏一生主要活动在于编译出版医书，创办医学报刊和中西医学研究会。编译医书达 160 余种，涉及临床各科和基础理论各方面知识，介绍西医知识，对传播中西医学均有贡献。此外，丁氏对文字学、佛学亦深有研究，曾出版有《说文解字诂林》、《佛学大辞典》、《古钱大辞典》等巨著。是一位博通中西古今文理的大学者。他最早提出"中医科学化"的口号，又是主张中医科学化的激进派。他认为中医必须科学化，否则便没有出路。但是他并不否定中医，是从保存和发展中医的愿望提出中医科学化主张的。

2. 陆渊雷　陆渊雷（1894～1955），名彭年，江苏川沙人。少时从朴学大师姚孟醺治经学、小学，通诸子百家，好天文历算。毕业于师范学校，曾执教于暨南、持志等大学。业余治医学，后师事恽铁樵，并协助恽氏办函授学校，又执教于上海多所中医学校。1929 年与他人创办上海国医学院，任教务长，授《伤寒论》、《金匮要略》等课程。后任中央国医馆学术整理委员，创刊《中医新生命》杂志。新中国成立后曾主办中医进修班，历任上海市卫生局中医顾问、中医学会主任委员等职。著述甚多，有《伤寒论今释》、《金匮要略今释》、《陆氏论医集》等行世。陆氏能文好辩，激烈倡导中医科学化，在近代有较大影响。

3. 谭次仲　谭次仲（？～约1955），字星缘，广东南海人。毕业于两广方言学校，后任该校教员、会计、文牍等，经自修通中西医学。谭氏性傲自负，以为当世通中西医学者不过 3 人，其中包括自己。抗战期间一度任广东保元中医学校校长，后曾于港、穗两地开业、授徒。新中国成立后曾任教于广东中医药专科学校，后考取西医师，于佛山开业。有《金匮削繁》、《伤寒论评注》（又名《传染病通论》）等著作问世。谭氏的《中医与科学全书》计划出 11 种，今所见者仅"中医科学化之我见"、"中药性类概说"等内容。谭氏主张中医科学化与陆渊雷态度相近，自称为"主张中医科学改造最力之人"。

4. 其他代表人物　此时期主张中医科学化的代表人物还有施今墨、时逸人等。

施今墨（1881～1969），原名毓黔，字奖生，浙江萧山人，北京四大名医之一。13岁随舅父李可亭学医，后入京师法政学堂。辛亥革命后，专事医业，开业于北京。其学崇尚西医，提倡革新中医。声名地位颇高，但毕生诊务繁忙，无暇著述。现流传之《施今墨临床经验集》、《祝选施今墨医案》均系门人所辑。

时逸人（1896～1966），江苏仪征人，后迁居镇江。从师汪允恭习医，20岁即悬壶应世。1928年到上海，筹办江左国医传习所，并在上海多所中医院校任教。新中国成立后，曾任教于南京中医进修学校、中医研究院西苑医院内科主任、宁夏回族自治区医院中医科主任。著有《中国时令病学》、《时氏内经学》、《时氏诊断学》、《时氏妇科学》、《中国药物学》、《实用中医内科诊治手册》等。自1919年起发表过多篇文章专论中医发展问题，一贯主张中医科学化，认为只有科学化才能复兴中医。

此外，何云鹤、杨医亚、叶橘泉、梁乃津等在当时都曾明确提出过中医科学化的主张。

（二）中医科学化学术思想要点

总括中医科学化思想观点，最集中的议论表现在以下几方面：

1. 以科学方式整理中医　这是最普遍的观点，几乎所有主张中医科学化的人士均赞同这一点。比如丁福保于1939年为《国药新声》创刊号写的发刊词中就说："所谓科学化者非仅徒托空言，必求之实际。即医说必循生理、病理学之正规，方剂须循理化学、生物学之原则……至少限度，吾新中医界在理论方面应接纳传染病学说、内分泌说、维他命说，在治疗方面应采取各种特效疗法。"在此前的1934年"中央国医馆整理国医学术标准大纲"中就曾提出"以我国固有之医药学说，择其不背于近世学理者，用科学方式解释之"，"其方术确有实效，而理欠明者，则采用近世学理以证明之"。1940年，时逸人在"复兴中医之基本条件"一文中提出以科学方式整理中医应"学说系统化、科学化"，"经验集中化、实验化"，"药物生理化、化学化"，"治疗机械化、实际化"，"预防社会化、政治化"。同年，何云鹤在《复兴中医》创刊号上发表"整理国医学术刍议"一文，断然提出"改进国医必须采用现代科学医学之知识技能诚属天经地义，无可更改"。又建议，为达此目的，必须先造就一批中西兼通的师资人才。其后叶橘泉、梁乃津也都认为中医的演进前途，必与现代科学同化，但是应注意研究中医学的长处。

这些主张以科学方式整理中医的人士，都是在感受到中医与西医相比，缺少一样的确切性和严格实证性基础上发表各自观点的。中医学由于种种原因没能与时代发展同步，而成为历史遗产，这是事实。对此，提出科学整理的目标和任务，从原则上讲是不错的，但是由于各种限制，所提出的整理方法显然并不能实现原初的愿望。

2. 中医经验可贵，理论不科学　这是中医科学化思潮中影响最大，也最激烈突出的一种思想观点，最主要的代表人物是陆渊雷和谭次仲。

陆氏曾发表大量文章批判中医理论，认为"中医除治疗方法外，其理论知识绝少，或可说是没有可取的。用了中医的治疗方法，不用西医的理论知识，那就成了个医匠，不能算医学家"。因此对《内经》基本否定，认为"《内经》非但不可作入门课本，且不可作正常科目"。他在所著《伤寒论今释·叙例》中也明确说："中医取戾之道，固在医经，不在经方"，"伤寒杂病之分于科学的病理上无可依据。"所以他研究伤寒以方药为主要内容，对病因病理则利用当时西医的细菌学说，这就是他坚持的"是以鄙人治医取古书之事实，释之以科学之理论"的做法。

谭次仲主张中医必归于科学医之途，认为中医玄理是万恶之丛薮，玄理不绝，中医必灭。其注《伤寒论》就是本着这种思想。但他肯定中医的经验，认为经验是有效的，中医完全建立于经验；经验是当继续的，因经验而之有发明是自然的、无限定的；经验是不统一的，对特异之点应以特别眼光对待。这种论点都是有见地的认识。

近代中医科学化是应时而兴的时代呼声，从本质上讲，中医的经验事实是普遍而有效的，但其理论却带有鲜明的民族特殊性，中医应该进行科学化整理，但是应该怎样整理研究，其中有极为复杂的科学与文化问题有待研究。

三、中西医关系的科学与文化分析

近代以来，围绕中西医关系曾出现了长期的讨论和争执，也提出了诸多认识和见解。其中虚无主义的全盘否定中医和保守顽固的国粹主义固不足取，即便主张中西汇通和中医科学化的较开明的认识也因时代局限而未能认清中西医关系的实质。其中认为中医为玄学医、西医为科学医的说法确有贬抑中医学之嫌，但是视中医为哲学医的认识虽出自为中医合理性论证的愿望，但未免牵强，仅限于表面说理，既未能揭示中医学的特点，也不能由此解决中西医的关系。根据辩证唯物主义和历史唯物主义原理，应该对中西医的关系给出原则和方向上的回答。

（一）问题的核心症结所在

关于中西医的认识争辩，问题的核心都集中在中医的认识和评价方面，而对西医则少有疑问，而核心的核心又在于中医科学与不科学的问题上。按照西方医学的标准，或按照近现代自然科学的标准，中医学在理论上确实缺少严格的实证性和可检验性，缺少精确的标准化，理论与技术的逻辑联系不足，没有受控实验作为基础等自然科学性质。由此，出现中医不科学的评价性认识，不仅有其主观原因，也有不可回避的客观原因。但是无论如何由此而全盘否定中医则终归为错误的，不符合中医学的实际。

（二）中西医的差异与同一

中西医的差异是显而易见和人所共知的。人们对此只提出了中西医是两种不同的学术体系，进而提出不能以西医检验中医。这种观点只反映了感情和愿望，理论认识并未接触到实质，因为这种观点既不能回答两种不同的医学体系究竟是什么原因导致的，其不同的本质是什么，也不能回答何以不能用西医检验中医。如果西医的结论是客观事实，那么不符合事实的理论也能成立吗？因此，所谓用西医检验中医，其实质不过是以西医发现的客观实证事实去检验中医。这种从表面为中医辩解的说法是没有力量的，所以并不能真正论证中医的科学性。近代关于中医与西医的论争，情感意气过重，而缺少冷静分析和深刻思考。

其实，中西医不仅存在差异，也存在同一性，只见异而不见同，这是片面性认识。首先，中西医面对的客观研究对象是同一的，都是同一的生命和疾病现象。进一步，二者的实践目的是同一的，都是要解决疾病的诊断和治疗问题。二者的差异只是在如何认识同一客观对象、怎样解决诊断治疗问题上展开的，但是正是在这一问题上，纠葛了中西医科学与文化的全部问题。

（三）中西医的内容与形式

任何事物都有其内容与形式，中西医不论从认识内容、还是认识形式上都存在差异。从认识内容而言，中西医各自都含有对方缺少的成分。比如西医所重的形态解剖以及差不多全部的基础医学实验性内容，中医学体系中是很难找到的，在临床医学中，西医诊断所依据的几乎所有检验内容也是中医临床诊断学所缺少的。反过来，中医学诊断所依据的舌诊和脉诊内容，西医诊断中也很少有，中医认为影响生命和疾病的很多重要因素如天时、地理、先天禀赋、素体性情等资料，西医学也少有或不为重视。认识内容不同，当然会影响到认识结论的差异。而从认识形式而言，导致中西医差异的因素也就更多和更复杂。但是从最根本处分析，西医是以自然科学方式去认识生命和疾病的，所以，西医理论和方法可以利用各种近现代科技成果武装自己，并随之发展而同步发展，从整体认识直至深入到今天的分子水平。而中医学由于历史上缺少科学传统，对自然科学尤其基础自然科学轻视贬斥，中医学在对生命和疾病现象进行理论认识时，无法运用自然科学知识作为工具，只能运用中国传统的人文知识进行总结概括。因为有如此认识形式的差异，所以即便对同一现象，也会得出不同的结论。也正因如此，中医理论直到如今也很难利用科技成果来改变自身的理论状态。

（四）中西医的实践差异

作为结果，中西医的认识差异人们都有直接的感受。然而认识归根结底是由实践决定的，因此要真正揭示中西医认识差异的原因，就必须从中西医的实践差异中去寻找。

综观中西医的历史发展，可以发现中西医的实践差异是巨大的。首先是实践的内容不同。中医的全部实践内容都限定在临床诊疗方面，基础医学实践研究几乎缺如。相比而言，在古希腊、罗马时期，西医就有独立的基础医学实践研究，这种基础医学实践活动并不直接接触临床问题，随时代演进，这一实践内容得到了不断发展，基础医学问题得到了充分展开，成为医学进步的最鲜明的标志。进而，实践目的不同。中医学的实践目的只有单一的诊断和治疗问题，没有发展出为认识生命和疾病基本原因及原理的独立实践活动，因此中医学也没有产生出真正独立的不直接触及临床的基础医学研究。而西医则从古希腊时起就有为科学而科学的传统，大批学者潜心研究生命的基本问题，由此才导致了后世基础医学的发达。西医的实践目的是多层次、多方面和多环节的，而不是单一的临床目的。再进一步，中西医实践手段和方法也不同。适应实践内容和目的，中医的实践手段和方法大多限于临床观察，所用方法多是望、闻、问、切，而没有发展出独立系统的实验活动。相比而言，西医自古希腊、罗马时期，除临床观察之外，为了弄清生命和疾病奥秘，就进行了大量的实验活动，并为实验的发展不断衍生出实验设计和仪器设备，使实验不断得到有效控制，以保证实验结论的可靠性。更进一步，中西医的实践对象也不尽相同。适应实践的目的，中医实践的对象主要是病人，诊断治疗活动主要是针对病人的，正因如此，中医才缺少独立的生理学，其关于生命和疾病的理论才是生理与病理紧密合一的。而西方医学则不然，它的实践对象既有病人也有正常人，甚至还包括动物。西医学必须首先建立正常的解剖生理学，才能进而建立病理学，因此生理与病理是分开独立的。正因为实践的诸多差异，使中西医获得信息的质和量都有很大差异，由此才最终形成了中西医的理论认识差异。

（五）中西医认识的主体建构差异

中西医不仅存在实践上的种种差异，更存在认识主体建构方面的差异。实践上的差异，最终决定了中西医对客观对象获取的信息不同，不同的信息当然会反映对象的不同内容。在此基础上，根据对象的不同信息，从而得出不同的认识结论也就是必然的了。

然而问题并不止于此，即便所获信息相同，也不能保证结论的一致。因为任何信息，要得出认识的理论结论，都必须要经过主体的加工建构。而恰恰是在这一点上，中西医之间又有巨大的差异。

首先，中西医的主体知识结构差异。西医是以自然科学知识结构为主，以此为认识模板，则会对所获信息给以自然科学的说明。而中医则以社会人文知识结构为主，以此为认识模板，就会对所获信息进行社会人文类的说明。对信息进行不同的知识建构，当然会出现认识结论的差异。

其次，中西医的伦理结构、审美结构和价值结构差异。认识过程总要伴随伦理、审美和价值评价，因为利、善、美、真的追求总是相伴而行的。在认识对象的过程中，人们总愿意追求善的、美的和有利的东西，客观对象无穷，人们不得不在利、善、美、真中进行取舍。西医在医学认识中以求真为主导，而中医则以求善为主导。中医追求伦理之善、道德之美和实用之利，由此就形成了基础研究薄弱，临证经验丰富，而解剖学与手术外科淡化的局面。

求善至上，求利第一，支配了求真与求美，这就影响了中医认识对象的选择、认识方向的确定和认识方法的取舍以及对客观事实的意义说明。如此，中医学就必然地走上了与西医不同的方向，从而也就建构了不同的学术体系。

再次，在认识建构过程中，总要把新的事实纳入主体认识结构中，给以意义和价值的说明，同时，也要根据接触到的外部现象调整主体已有的认识结构。这就是认识的同化与顺应过程，当主体认识结构可以说明对象时，就把对象同化到了主体认识结构之中。而当已有的认识结构不能说明对象时，就必须要根据对象调整认识结构。前者为同化，后者为顺应。西方医学以同化与顺应双向建构为主，所以其学术体系不断更新，而中医则以同化建构为主，所以才保持了学术体系的稳定。

（六）中西医的科学与文化

科学属于文化范畴，但是文化却不限于科学范畴，文化的内涵与外延要比科学丰富宽广得多。中西医的差异是客观事实，但是应该如何认识这种差异呢？我们认为，要正确认识中西医的差异，应该进行科学与文化的多重分析。这里，既要有科学求真的态度，又要有文化反省的精神。

从科学求真的角度，中医学的理论表达确实不符合近现代自然科学的一般品格，无法对其结论进行西医式的检验，这说明中医学理论不符合近现代科学的标准。但是，能由此全盘否定中医，或简单地断言中医理论不科学吗？这显然太粗暴，也过于肤浅。我们认为对中医学的科学成分应给予充分肯定，也应给以实事求是的分析和评价。

按照一般对科学品质的认识，科学应是超越国家民族和宗教等非自然因素界限的，科学无国界已是人类共识。评价某种认识是否科学，有如下标准：一是要具有普遍性，就是一种结论应是世界普遍成立的；二是原则上应是可检验的，只要条件具备时，结论能否成立要接受判定性验证。根据这一标准，中医学的科学成分应是十分丰富的。比如中医方药的功能主治、针灸的疗效等，如果对中国人成立，那么对全世界的人也不会不成立。近年来中医已广泛传播到世界各地，就已证明世界已逐步接受了中医这一科学事实。再如中医学对疾病的证候认识，也是中国和外国人共同具有的，中国人患肾炎会出现脾肾阳虚证候，外国人也会有同样的证候。另如中医运用其基本理论分析中国人的病情可以指导治疗和用药，那么对外国人也应具有同样的结果。任何虚无主义的人也总不会认为中医治不了外国人的病。这应是中医学科学性的最有力的证明，因为它是普遍成立的，也能够经得起反复的检验。

但是，问题还有另一方面，就是中医学所表达的理论认识，却缺少这样的普遍性和可检验性。这种理论认识纯然是中国传统文化的特殊内容，无法得到全世界的共同理解和认可，它无法通过国际认可标准的检验。正因为如此，中医学对外传播和交流才会受到复杂的限制。这就是中医学的特殊文化内容，而不是普遍的科学成分。中医学正是这种普遍的科学内容与特殊文化成分的统一体，是以特殊的文化形式反映普遍的科学内容，二者之间既存在联系的历史必然性，也存在本质的深刻矛盾性。

由此可以基本得出结论，中西医的差异不仅是科技上的差异，更是文化上的差异；科技差异是表层的，文化差异是深层的；科技差异可以随科技进步逐渐融通，而文化差异则是韧性而难以沟通的。而随着人类科技与文化的发展，中医学的科学与文化关系也会逐渐发生变化。而目前要发展中医学术，科学探索与文化反思就应该同步进行，以避免文化命题与科学命题的混淆，使中医学的科学研究得到正确的文化观照的指引。

第八章
中医学的新生
（中华人民共和国成立后　公元1949年后）

中国人民在中国共产党的领导下，经过长期艰苦的革命战争，终于取得了新民主主义革命的胜利，于1949年建立了中华人民共和国。从此中华民族的历史揭开了新的一页，中医学也由此获得新生，进入了新的发展阶段。

第一节　中医事业的方针政策

新中国成立后，人民政府十分关心广大人民群众的健康，也十分关心和扶持中医事业的发展。半个多世纪以来，为中医事业的健康发展制定了一系列正确的方针和政策。

建国之初，1950年召开第一届全国卫生工作会议，针对当时的卫生工作状况，确定了"面向工农兵"、"预防为主"、"团结中西医"的我国卫生工作的三大方针。1952年又召开了第二届全国卫生工作会议，增加了"卫生工作与群众运动相结合"一项作为卫生工作的第四条方针。从此，我国卫生工作就以这四项方针为指导，全面发展我国的卫生事业。四项方针体现了我国卫生事业的性质和特点，其中包括了对中医事业的肯定和支持。

在全国第一届卫生工作会议上，毛泽东主席曾题词号召："团结新老中西各部分医药卫生工作人员，组成巩固的统一战线，为开展伟大的人民卫生工作而奋斗"。

1956年的全国卫生工作会议上，制定了卫生事业12年计划，规定了我国医学科学的主要任务，其中就有发扬祖国医学，整理我国古代医学史料的内容。

1958年，毛泽东主席在卫生部党组关于"西学中"班的总结报告上批示："中国医药学是一个伟大的宝库，应当努力发掘，加以提高。"明确强调了研究祖国医学遗产的意义和价值。

"三中全会"以后，对中医事业的政策更为明确，也更为有力。1980年，卫生部制定了"中医、西医、中西医结合三支力量都要发展，长期并存"的方针。1982年，五届人大修订的新宪法中，将"发展现代医药和我国传统医药"正式载入宪法总纲第21条。从此，中医事业不仅有了政策支持，更有了法律保证。

为了更好地发展中医事业，1985年，成立了国家中医药管理局，专门管理中医各项事业的发展。从此之后，我国的中医事业呈现了蓬勃繁荣的局面。

发展事业，一靠政策，二靠科学。有了政策的支持，就能充分解放人们的思想，动员起各方面的积极性，激发出极大的创造性，这是中医事业发展的前提条件。

第二节　中医事业的繁荣

新中国成立后，数以万计的中医被邀请到国家各级医疗、教学和科研机构工作，并对几十万在职中医进行了培训提高。1960年统计表明，当时全国已有30.4万名中医技术人员参加全民和集体所有制医疗卫生机构。此后，中医事业各方面工作不断发展。

一、中医医疗

新中国成立后，中医医疗事业得到了国家政策的肯定和支持，从总体而言，发展顺利，成效显著。

全国乡、村两级医疗组织中，在20世纪80年代以前，医疗人员基本以中医为主，对基层农村的防病治病发挥了应有的作用。县级以上的综合医院，一般都有中医科和针灸科，大批中医人员在医疗中发挥了作用。到20世纪80年代以后，全国各县、市大都成立了中医院，各中医院校和科研院所都附设有自己的医院。到目前为止，中医的医疗已遍布全国城乡各地，成为我国防治疾病力量的重要组成部分，对某些疾病更显示出特殊的优势。

二、中医教育

为培养中医学的人才，1956年国家决定在北京、上海、成都、广州建立4所中医学院，并将南京中医学校改为南京中医学院，同时，在西医院校开设中医系或增设中医课程。从此，中医教育正式纳入国家高等教育的轨道。1993年至1995年，又将北京、上海、广州、成都、南京5所中医学院先后改为中医药大学，到1996年，国家教委又将黑龙江中医学院、山东中医学院更名为中医药大学。目前，全国除西藏、青海、海南等少数省、市之外，各省、自治区、直辖市大都设立了中医学院，全国已有高等中医院校30所、中等中医学校50所。此外，各级中医机构还举办了中医进修班、中医研究班，招收研究生。

1979年在全国中医院校开始培养研究生，此后中医各学科的硕士、博士授权点不断增多，培养的各级研究生也不断增多，为中医事业的发展培养了大批高级专门人才。

三、中医科研

为发展中医科研事业，1955年国家批准成立了中医研究院（现改为中国中医科学院），目前，大部分省、市、自治区也相继建立了中医研究机构，现已有地、市以上的中医研究机构60余个，而近年批准成立的民营研究机构则更多。有专门的研究机构和研究人员，中医学的科研事业得到了前所未有的发展。

在中医学各领域的科研工作都取得了一系列的成就。

基础研究方面，研究了脏象学说的相关问题；诊断客观化，各种诊断仪器进行了充分探索和开发；临床研究方面，证候本质的探索已做了大量工作；方药研究方面，已开发了大批药品，并对方药原理展开了深入的实验研究；经络实质和针刺效果机理研究已卓有成效。

目前，每年都有大量的中医科研立项，同时每年也有大批科研成果通过鉴定和获奖。其中也有很多科研成果得到了转化，不但为防治疾病发挥了积极作用，也为经济发展作出了贡献。

在古籍文献研究方面，也取得了显著成绩，相继出版了大批中医书籍。并成立了中医古籍出版社和中国中医药出版社，对中医图书事业产生了积极作用。

四、新闻出版与学术团体

为充分传播交流中医药学，国家相继批准成立了专门的中医报刊机构与各级中医学术团体。

国家及各省、市、自治区大都有中医期刊出版机构，发行了百余种中医期刊，另有专门的中医报纸，专门刊载中医学的研究成果和学术作品，报道中医的相关新闻及有关问题，极大地扩大了中医的影响，普及了中医知识。

全国各地都设立了各级各种专门的学会、组织，召开了各种议题的学术会议，促进了中医的学术交流，对提高中医学术水平发挥了重要作用。

五、中药的生产与科研

新中国成立后，在全国各地先后建立了一大批中药生产单位，在这些中药生产机构，半个多世纪以来生产了大量药材和成品药，这些成品药中，有的是通行千百年的古方，有的是新的科研开发成果。这些药材和药品的生产，保证了防治疾病的需求，也促进了国民经济的发展。目前，中药工业和商业已成为国家经济的重要力量，在某些地方，中医药的生产与经营已成为支柱产业。

在中药的科研中，全国已多次组织进行中药资源调查、引种试种、野生动物驯养、野生植物人工种植等试验研究工作。目前，中药的养殖和种植业已成为有广阔前途的产业。

对中药有效成分和药理作用的研究，取得了一系列重大成就，某些成果已达到世界先进水平，比如青蒿素，是我国研制的新型抗疟药，1987年获得了"阿尔伯特·爱因斯坦"世界科学奖。

关于中药中微量元素的研究，也取得了重要进展，阐明了许多中药材由于生态环境差异导致所含元素量的不同，从而药物疗效存在差异的原理。这些研究成果，对临床用药和中药生产意义极大。

在中药炮制原理和剂型改革方面也取得了长足的进步。阐明了很多药材的不同炮制方法对药物有效成分的影响。中药的剂型也突破了传统剂型，出现了很多新剂型。

随着中药科研的进步，中药的临床应用效果和中药的生产质量将会得到科学依据的支持和保证。

第三节　中西医结合的兴起

中西医结合是承接中西医汇通在新历史时期探索中西医关系，是我国医疗卫生事业发展的鲜明特点。

新中国之初，政府号召"团结中西医"，并大力组织西医学习中医。1956年开始，全国各地普遍开办西医离职学习中医班，培养了一大批热爱中医，掌握中、西医两套本领的医生，成为从事中西医结合事业的骨干。50年来，中西医结合工作有很大发展，取得了一些重要成果，受到了国内外的关注。

中西医结合治疗急腹症，是早期取得的研究进展。研究结果证明，经中西医结合治疗，扩大了非手术治疗的范围，降低了手术率，提高了治愈率。关于其中深层的作用原理，还在进一步研究中。

中西医结合治疗骨折是另一项比较重大的研究成果。以小夹板局部外固定，以手法整复和病人自觉进行功能锻炼为主要内容的中西医结合治疗骨折，已在全国推广。这一疗法比纯西医疗法骨折愈合时间缩短，功能恢复好，病人痛苦少，并发症低。近年来，对陈旧性骨折和开放性骨折的治疗也有新的进展。

针刺麻醉也是中西医结合的新成就。它是麻醉学史上的新创造。目前，全国已作各种针麻手术约200万例以上，用于大小手术100多种，有些手术的优良率达80%～90%，不仅可用于一般小手术，也适应于开颅、心内直视手术、腹部复杂手术、某些骨科手术等。关于针麻原理虽还没有揭示清楚，实践中也存在一些问题，但是它涉及的问题意义重大，具有重要的科学与实用价值。

在其他领域，中西医结合也取得相应的研究进展。

为了促进中西医结合事业的发展，1981年成立了中国中西医结合学会，并创办了《中西医结合杂志》。应该相信，中西医结合事业因为涉及到两种医学体系的各方面重大问题，因此，值得研究的课题是极为丰富的，其发展前景也是十分广阔的。

第四节　中医学在国外

从晋唐时期，中医学就曾广播世界很多国家，新中国成立后，中医事业的发展突现了中医学固有优势，其独创的学术体系、治病的独到疗效，越来越引起国际的关注。如今，世界各地都有中医活动，20世纪70年代，数度出现了国际性的"中医热"。世界卫生组织在1975年委托中国开办国际针灸培训班，先后为120多个国家和地区培养针灸医师3000余人，有力推动了中医学的国际传播。当前，世界各地成立了为数众多的中医学术团体和医疗机构，中医教育和中医科研也受到空前重视。

一、国外中医学术团体

随着对中医学的认识和学术交流的扩大，许多国家，尤其是发达国家，都建立了中医的学术团体。法国最早研究中医针灸，17 世纪就出版有中医书籍，并使用针灸治病。现在，法国已有 1 万余名针灸师，成立了 10 余个全国性针灸组织，还有"国际针灸学会"、"国际耳针协会"、"地中海针灸学会"和"世界针灸医师与针灸学会科学联盟"等国际性针灸学术团体，出版了《针刺》、《经络》等学术刊物 10 余种，并与日本等国召开了"世界针灸大会"。

美国接受针灸术虽晚，但在 20 世纪 70 年代初掀起"针灸热"，现已有针灸师 2 万余人，全国性针灸学术团体多个，并建立了研究针刺镇痛、针刺与电疗等国际性学术组织，出版了《美国针灸杂志》、《针刺新闻》、《疼痛》、《传统针刺法研究》等期刊。

日本的中医学术团体更多，仅针灸学术团体就有 20 余个，针灸师 10 万余人。

其他各国也都有相应的中医学术团体。这些学术组织丰富扩大了中医学术交流，增强和提高了中医学在世界范围的影响。

二、国外的中医医疗

在 20 世纪 90 年代初期，世界已有近三分之二的人口接受过中医治疗，其中发达国家更为突出。以保守闻名世界的英国，目前每年接受中医治疗的都在 100 万人次以上，仅伦敦市，就有中医医疗诊所数十所。美国因 1972 年《纽约时报》记者吉姆斯·雷恩顿（James Reston）随尼克松访华时，患急性阑尾炎接受针麻手术成功的消息在美国传开后，引起了广泛兴趣，针刺止痛门诊在美国逐渐发展起来。现在，美国已有 48 个州和 1 个特区均以不同形式允许采用针灸治疗，中医诊所已遍布美国各地。日本和韩国由于历史原因，汉医和汉方已有漫长的历史，虽经过历史纠缠出现反复，但是仍为民众接受和欢迎。在韩国，经政府登记的汉医（现韩国称韩医）有 3000 余人，诊所 2000 余个，汉医院（韩医院）近 20 个。而日本有 85% 的人接受过中医治疗。东南亚各国的中医医疗也很发达，泰国近年已通过立法承认中医，除本国建立了相应的中医院和诊所外，并引进中国中医在本国开业行医。新加坡有中医师 1000 余人，占医生总数 30% 以上。马来西亚也有深厚的中医传统，中医医疗在马来西亚一直盛行。

随着时间的演进，世界各地的中医医疗事业正在迅速发展，中医医疗机构也在不断增多，中医学术正在为世界人民的健康发挥着重要作用。

三、国外的中医科研

随着中医学术的传播和应用，许多国家已注意到中医的科研问题。

日本科技厅曾组织 10 余所研究机构，制定了研究中医中药有关问题的规划；1984 年日本执政党部分议员组成"振兴汉方议员联盟"，中曾根首相任名誉会长；近年来，日本又以 15～20 年时间和 33 亿美元为代价，围绕中医的奥秘制定了"人体新领域研究计划"。在中药古方的研究开发方面，日本已经取得了很多重要成果。

韩国学者在中药方剂的实验研究方面，除药理作用研究之外，已尝试对复方有效成分的化学提取进行研究，还研究了针刺对多系统的影响，在此基础上发明了独特的"手指针"。

法国进行了中医经络实质研究、耳针疗法研究、中医与音乐的研究等，受到国际高度评价。同时，法国也重视中医古籍研究，已将10余部中医典籍译成法文，国内共有近20家中医研究机构，出版中医学术刊物近10种。

英国针灸师曾著有《传统中国针灸》一书，讨论了作用于内分泌腺的穴位和急救穴位。德国在中药药理方面进行了有成效的研究，结合中医传统治疗经验，用中药研制成功了平喘药物"碧桃仙"。

在美国，近年来的科研已逐步发展起来，对中医的脉诊，以及中医治疗某些疑难病的研究正在深入开展。

世界性的中医研究队伍的壮大，不断提高了中医科研水平，必将加快中医现代化的进程。

四、国际中医教育

自1975年以来，中医的国际教育不断发展起来。尤其在20世纪80年代以后，中医国际教育出现了持续增长的局面。目前，全国各中医药院校都有留学生教育事业，每年招收的各国留学生人数仅次于学习汉语的留学生人数。留学生教育也从最初的短训班、专科专病培训、各科进修实习，发展到学历教育，本科生、硕士、博士研究生的入学人数正在逐年增多。

同时，很多国家也在创办自己的中医教育，日本有针灸大学，韩国也有韩医科大学，法国有多所针灸学校，并面向其他国家招生，前苏联在20余所医科大学中开设针灸理论选修课。新加坡和马来西亚有中医学院，为东南亚各国培养了近万名中医师。在美国各州注册成立的中医院校正日见增多。韩国还设有中医博士学位和中西医结合医学博士学位。2000年，美国俄亥俄大学医学院邀请中国为其编写中医教材，欲将中医教育内容引进医学教育计划。

中医教育的国际化，为世界各国培养了中医人才，极大地推动了中医的国际传播，其意义是极为深远和广泛的。

事实证明，中医学确实是一个伟大的宝库，它所蕴藏的科学内涵、文化精神及实用价值，必将在全世界发挥出伟大的作用。

第五节　中医现代化的前景与展望

明确提出中医现代化口号是在20世纪80年代初期。这一口号的提出，其本意是指要应用多种现代化科学技术手段研究中医学的各种理论和实践问题，揭示中医学理论和经验的科学内涵，提高中医学的科学技术水平。从这一时期之后，随着中国改革开放的不断深入，中医学与外界交往传播也不断发展扩大。国外科学界对中医学这一独特学术形态也日益表现出浓厚的热情，相继发表了诸多论述，提出了许多思想清新的理论认识。国内学术界在中医学的研究方面也出现了新的局面。

一、学术思想活跃，学术视野开阔

近十几年来，在中医现代化方向上，随着国内外学术交流的不断扩大和加深，中国学术研究的思想日益活跃起来，对中医学的独到特色，人们从各学科角度提出了各自的学术观点。如有的从"黑箱"方法论证中医学的理论特征；有的从系统论原则出发，研究中医学的系统思想；还有人从非平衡态热力学规律发掘中医学的科学内涵。人们日益发现，用西医式的线性方式研究中医学是不合适的。因为中医学是从整体动态过程去认识疾病和治疗疾病，不强调静态固定的前提假设；与西医相比，中医对健康和疾病的理解都有自己特殊的规定性。由此，人们日益明确地感受到，中医理论及其实践方式，要处理的不是简单的线性关系，而是复杂的非线性关系，对这样的学术内容，以静态的线性测试方法不能有效地揭示中医学的学术内涵，更不能以此去说明中医学特点的本质。中医现代化研究应该建立全新的思想原则，引进新的理论和方法。

二、科研水平不断升级

近十几年来，党和国家对中医事业重视和支持的力度不断加大，国家科技部已将中医药现代化列入重大科技发展计划，国家自然科学基金委员会，每年都把中医药研究项目列入生命科学研究计划，国家中医药管理局每年都要投入大量科研经费支持中医药学的各方面课题。在"八五"、"九五"、"十五"国家科技计划中，中医药学课题的比例不但数量上显著增加，而且水平也大幅度升级，资助支持中医药学课题的经费，也呈跨越式增长。在研究内容方面，近几年的课题的深度与广度都出现了前所未有的面貌。研究项目不断与前沿学科结合，研究方法越来越先进和精确。比如，细胞凋亡理论、基因组学、蛋白质组学等最新科技成就不断引入中医药学研究，中医理、法、方、药的关键科学问题得到了高度重视，并列入重大科技项目。在临床研究中，多中心观察、建立诊断与疗效评价标准等等，对提高临床疗效，促进中医临床诊疗规范化和标准化，具有重大而深远的意义。

随着科技进步，中医现代化研究一定会出现更为繁荣的局面。

三、科研成果日益丰硕

近几十年来，中医药学的科技成果在数量上逐年增加，在水平上逐年提高，其社会效益和经济效益也日趋明显。

从国家而言，不论科技部、国家自然科学基金委员会，还是卫生部和国家中医药管理局，每年评定的科研成果中，中医药学的成果都占有相当比例，而且成果水平也逐年提高。

而从各省、市、自治区而言，各地的科技厅、卫生厅、中医管理局也都要每年评定科研成果，在这些科研成果中，中医药学的成果也不断增多和升级。

这些科研成果一方面标志了中医药学的科研水平在不断进步，另一方面，很多成果的转化也极大地促进了临床水平的提高和经济发展。全国很多著名的中药企业，其很多名牌产品都是中医药科研成果转化而来的。同时，它还表明中医药学确实是一个伟大宝库，只要努力发掘，加以提高，一定会做出具有重大意义的发明和发现。应该相信，中医药学的未来一定比它的过去更为辉煌。

附一　中国历史年代简表

夏		前 2070 ~ 前 1600		北朝	北齐	550 ~ 577
商		前 1600 ~ 前 1046			西魏	535 ~ 556
周	西周	前 1046 ~ 前 771			北周	557 ~ 581
	东周	前 770 ~ 前 256		隋		581 ~ 618
	春秋	前 770 ~ 前 476		唐		618 ~ 907
	战国	前 475 ~ 前 221		五代	后梁	907 ~ 923
秦		前 221 ~ 前 207			后唐	923 ~ 936
汉	西汉	前 206 ~ 公元 24			后晋	936 ~ 947
	东汉	25 ~ 220			后汉	947 ~ 950
三国	魏	220 ~ 265			后周	951 ~ 960
	蜀	221 ~ 263		宋	北宋	960 ~ 1127
	吴	222 ~ 280			南宋	1127 ~ 1279
晋	西晋	265 ~ 317		辽		916 ~ 1125
	东晋	317 ~ 420		金		1115 ~ 1234
南北朝	南朝	宋	420 ~ 479	元		1271 ~ 1368
		齐	479 ~ 502	明		1368 ~ 1644
		梁	502 ~ 557	清		1644 ~ 1911
		陈	557 ~ 589	中华民国		1911 ~ 1949
	北朝	北魏	386 ~ 534	中华人民共和国		1949 成立
		东魏	534 ~ 550			

附二

中国医学大事年表

远古～公元前 21 世纪	原始群时期，人们从采集食物中，逐步发现了一些植物药。由于火的发明，逐渐产生了熨法和灸法。氏族公社时期，衣食不断改善，使用了砭石、骨针，认识了更多的药物。
约公元前 16 世纪～前 11 世纪	传说在商代初期已开始使用汤液治病（据《甲乙经》序："伊尹……撰用神农本草以为汤液"） 《尚书·说命》中有"若药弗瞑眩，厥疾弗瘳"的记载。 殷墟出土的甲骨文中已有许多病名、证候以及除虫、洗澡、洗脸等记载。
公元前 11 世纪左右	《诗经》、《山海经》中记载了多种药物。《周礼》有食医、疾医、疡医、兽医等医事制度，并记载了四时流行病和"五毒"之药。《礼记》有"孟春行秋令，则民大疫"、"季春行夏令，则民多疾疫"等记载。
公元前 556 年（周灵王十六年）	《左传·襄公十七年》有"国人逐瘈狗"的记载。
公元前 541 年（周景王四年）	医和诊晋平公病。用"六气致病说"等解释各种疾病的原因。
公元前 5 世纪	扁鹊约生于此时。
公元前 475～前 221 年（战国时期）	长沙马王堆西汉古墓出土的简帛医书《足臂十一脉灸经》、《阴阳十一脉灸经》是现存最早记载经脉学说的文献。《黄帝内经》、《黄帝八十一难经》等著成，为现存较早的医学著作。
公元前 167 年（汉文帝十三年）后	汉文帝诏问淳于意，淳于意对以"诊籍"，为我国现存最早的病案记录（见《史记·孝文本纪》、《史记·扁鹊仓公列传》）。
公元前 26 年（汉河平三年）	侍医李柱国整理校勘政府所藏的医书，有医经类 7 部，经方 11 部。
公元 5 年（汉元始五年）	政府征集国内通晓方术和本草的学者。 《神农本草经》约草创于西汉，成书于东汉。
公元 25 年左右（东汉初期）	民间医生涪翁著有《针经》和《诊脉法》。
公元 2 世纪初叶～207 年（汉永初六年～建安十二年）	华佗在世，用麻醉法施行开腹术，又提倡体育疗法——五禽戏。

公元 196～204 年（汉建安元年～九年）	张机著《伤寒杂病论》，确立了"辨证论治"的医疗原则。
公元 3 世纪	王叔和著《脉经》。
公元 256～259 年（魏甘露元年～四年）	皇甫谧将《素问》、《针经》、《明堂孔穴针灸治要》三书合编成《针灸甲乙经》。
公元 283～343 年（晋太康四年～晋建元元年）	葛洪在世，著《玉函方》及《肘后救卒方》。
公元 479 年（南朝宋升明三年）	雷敩著《雷公炮炙论》。
公元 5 世纪末	龚庆宣著《刘涓子鬼遗方》。
公元 500 年（齐永元二年）	陶弘景著《本草经集注》、《肘后百一方》等书。
公元 541 年（梁大同七年）	梁政府派遣医生去朝鲜半岛的百济国。
公元 562 年（北齐河清元年）	吴人知聪携带中国医书《明堂图》等 160 余卷去日本。
公元 608 年（隋大业四年）	日本派药师惠日、倭汉直福因等人来华学医。
公元 610 年（隋大业六年）	巢元方等著《诸病源候论》。
公元 624 年（唐武德七年）	唐太医署设有医学教育机构，分科教授医学。
公元 641 年（唐贞观十五年）	文成公主带医药书籍等入藏。
公元 659 年（唐显庆四年）	苏敬等编成《新修本草》。
公元 581～682 年（隋开皇元年～唐永淳元年）	孙思邈在世，著《备急千金要方》、《千金翼方》。
公元 621～713 年（唐武德四年～开元元年）	孟诜在世，著《补养方》，后经张鼎增补为《食疗本草》。
公元 713～741 年（唐开元元年～二十九年）	陈藏器著《本草拾遗》。
公元 752 年（唐天宝十一年）	王焘著《外台秘要》。
公元 754 年（唐天宝十三年）	唐朝僧人鉴真赴日本讲授医学。
公元 762 年（唐宝应元年）	王冰将《黄帝内经素问》重新编次后加以注释。
公元 841～846 年（唐会昌元年～六年）	蔺道人著《仙授理伤续断秘方》。
公元 852 年（唐大中六年）	昝殷著《经效产宝》。
公元 891 年（唐大顺二年）	日本藤原佐世编著的《日本国见在书目》中记述了中国隋唐以前中国医药书 160 余部，1300 余卷。
公元 934～965 年（后蜀）	韩保昇等修订《新修本草》，编成《蜀本草》。
公元 973 年（宋开宝六年）	刘翰等人编成《开宝新详定本草》，次年重定为《开宝重定本草》。
公元 982～992 年（宋太平兴国七年～淳化三年）	王怀隐等编《太平圣惠方》。

公元 1026 年（宋天圣四年）　　王惟一著《铜人腧穴针灸图经》。次年又主持设计铸造针灸铜人。

公元 1057 年（宋嘉祐二年）　　设立"校正医书局"，校定古代医书，编写本草、医方，并刊刻印行。

公元 1060 年（宋嘉祐五年）　　掌禹锡等编著《嘉祐补注神农本草》。次年，苏颂等编著《本草图经》。

公元 1075 年（宋熙宁八年）　　苏轼、沈括著《苏沈良方》。

公元 1076 年（宋熙宁九年）　　设太医局熟药所。

公元 1079 年（宋元丰二年）　　派遣医官邢慥等去高丽，并携带百种中药。

公元 1082 年（宋元丰五年）　　唐慎微著《经史证类备急本草》。

公元 1086 年（宋元祐元年）　　韩祗和著《伤寒微旨论》。

公元 1093 年（宋元祐八年）　　董汲著《小儿斑疹备急方论》。

公元 1098 年（宋元符元年）　　杨子建著《十产论》。

公元 1100 年（宋元符三年）　　庞安时著《伤寒总病论》。

公元 1102 ~ 1106 年（宋崇宁元年 ~ 五年）　　杨介通过尸体解剖编绘成《存真图》。

公元 1103 年（宋崇宁二年）　　设"修合药所"，后改称"医药和剂惠民局"。

公元 1107 年（宋大观元年）　　陈师文等校正《太平惠民和剂局方》。朱肱著《类证活人书》。

公元 1111 ~ 1117 年（宋政和元年 ~ 七年）　　宋医官合编《圣济总录》。

公元 1116 年（宋政和六年）　　寇宗奭著《本草衍义》。

公元 1119 年（宋宣和元年）　　阎孝忠集钱乙经验编成《小儿药证直诀》。

公元 1132 年（南宋绍兴二年）　　许叔微著《普济本事方》。

公元 1133 年（南宋绍兴三年）　　张锐著《鸡峰普济方》。

公元 1144 年（南宋绍兴十四年，即金皇统四年）　　成无己著《注解伤寒论》。

公元 1150 年（南宋绍兴二十年）　　刘昉等编《幼幼新书》。

公元 1156 年（南宋绍兴二十六年）　　《小儿卫生总微论方》刊行（据献书者太医局何大任序，已家藏 60 年）

公元 1174 年（南宋淳熙元年）　　陈言著《三因极一病证方论》。

公元 1181 年（南宋淳熙八年）　　郭雍著《伤寒补亡论》。

公元 1182 年（南宋淳熙九年，即金大定二十二年）　　刘完素著《素问玄机原病式》刊行。

公元 1186 年（南宋淳熙十三年，即金大定二十六年）　　刘完素著《素问病机气宜保命集》。张元素著《珍珠囊》。

公元 1189 年（南宋淳熙十六年）　张杲著《医说》。崔嘉彦著《崔氏脉诀》。

公元 1217～1221 年（南宋嘉定十年～十四年，即金兴定元年～五年）　张从正著《儒门事亲》。

公元 1220 年（南宋嘉定十三年）　王执中著《针灸资生经》刊行。

公元 1226 年（南宋宝庆二年）　闻人耆年著《备急灸法》。

公元 1237 年（南宋嘉熙元年）　陈自明著《妇人大全良方》。

公元 1247 年（南宋淳祐七年，即蒙古定宗二年）　李杲著《内外伤辨惑论》。宋慈著《洗冤集录》。

公元 1249 年（南宋淳祐九年，即蒙古海迷失后二年）　李杲著《脾胃论》。

公元 1253 年（南宋宝祐元年）　严用和著《济生方》。

公元 1254 年（南宋宝祐二年）　陈文中著《小儿痘疹方论》。

公元 1263 年（南宋景定四年）　陈自明著《外科精要》。

公元 1270 年（南宋咸淳六年，即蒙古至元七年）　元政府设"广惠司"。

公元 1292 年（元世祖至元二十九年）　元政府在北京、多伦设回回药物院。

公元 1294 年（元世祖至元三十一年）　曾世荣著《活幼心书》。

公元 1335 年（元顺帝至元元年）　齐德之著《外科精义》。

公元 1337 年（元顺帝至元三年）　危亦林著《世医得效方》。

公元 1341 年（元至正元年）　滑寿著《十四经发挥》。杜本增订《敖氏伤寒金镜录》。

公元 1347 年（元至正七年）　朱震亨著《格致余论》、《局方发挥》。

公元 1359 年（元至正十九年）　滑寿著《诊家枢要》。

公元 1368 年（明洪武元年）　王履著《医经溯洄集》。

公元 1384 年（明洪武十七年）　徐彦纯著《本草发挥》。

公元 1406 年（明永乐四年）　朱橚等著《救荒本草》。《普济方》约成书于此时。

公元 1403～1408 年（明永乐元年～六年）　明政府编成大型类书《永乐大典》，其中收载明代以前的医书甚多。

约公元 1442 年（明正统七年）　冷谦撰《修龄要旨》。

公元 1443 年（明正统八年）　明太医院复刻《铜人腧穴针灸图经》，并铸造针灸铜人。

公元 1445 年（明正统十年）　朝鲜金礼蒙等编成《医方类聚》，书中收录元明以前中国

	医书百余种。
公元 1476 年（明成化十二年）	兰茂《滇南本草》约成书于此时。
公元 1492 年（明弘治五年）	王纶著《本草集要》。
公元 1513 年（明正德八年）	李濂著《医史》。
公元 1529 年（明嘉靖八年）	高武著《针灸聚英发挥》刊行。薛己著《内科摘要》、《正体类要》、《疬疡机要》、《薛氏医案》。
公元 1549 年（明嘉靖二十八年）	王纶著《明医杂著》刊行。江瓘著《名医类案》。
公元 1550 年（明嘉靖二十九年）	沈之问著《解围元薮》。
公元 1556 年（明嘉靖三十五年）	徐春甫著《古今医统大全》。
公元 1565 年（明嘉靖四十四年）	楼英著《医学纲目》。陈嘉谟著《本草蒙筌》。
公元 1567～1572 年（明隆庆年间）	人痘接种法见于记载，16 世纪广泛使用，后来传到俄国、土耳其、英国等欧亚国家。
公元 1568 年（明隆庆二年）	徐春甫等在直隶顺天府（今北京）组织成立"一体堂宅仁医会"。
公元 1575 年（明万历三年）	李梴著《医学入门》。
公元 1578 年（明万历六年）	李时珍亲自到湖南、广东、江苏、江西等地采药、采访，经过数十年的努力，编成《本草纲目》，总结了 16 世纪以前我国人民的用药经验与知识。周履靖辑《赤凤髓》。
公元 1584 年（明万历十二年）	吴崑著《医方考》。
公元 1586 年（明万历十四年）	马莳著《素问注证发微》、《灵枢注证发微》。
公元 1589 年（明万历十七年）	方有执著《伤寒论条辨》。
公元 1591 年（明万历十九年）	高濂撰辑《遵生八笺》。
公元 1601 年（明万历二十九年）	杨继洲著《针灸大成》。王肯堂、吴勉学编著《古今医统正脉全书》。
公元 1602～1608 年（明万历三十年～三十六年）	王肯堂著《证治准绳》。
公元 1604 年（明万历三十二年）	龚云林著《小儿推拿秘旨》（《小儿推拿活婴全书》）刊行。
公元 1605 年（明万历三十三年）	周于蕃著《小儿推拿秘诀》。
公元 1606 年（明万历三十四年）	陈继儒撰《养生肤语》。
公元 1615 年（明万历四十三年）	龚廷贤著《寿世保元》。

公元 1617 年（明万历四十五年）	陈实功著《外科正宗》。赵献可著《医贯》。
公元 1620 年（明万历四十八年）	武之望著《济阴纲目》。
公元 1622 年（明天启二年）	缪希雍著《炮炙大法》。
公元 1624 年（明天启四年）	张介宾著《类经》。
公元 1632 年（明崇祯五年）	陈司成著《霉疮秘录》。
公元 1636 年（明崇祯九年）	胡慎柔著《慎柔五书》。
公元 1640 年（明崇祯十三年）	张介宾著《景岳全书》。施沛编成《祖剂》。
公元 1642 年（明崇祯十五年）	吴有性著《温疫论》，创"戾气"说，对温病学的发展有突出贡献。李中梓著《内经知要》。
公元 1644 年（清顺治元年）	傅仁宇著《审视瑶函》。
公元 1648 年（清顺治五年）	喻昌著《尚论篇》。
公元 1664 年（清康熙三年）	刘若金著《本草述》。
公元 1667 年（清康熙六年）	张璐著《伤寒缵论》、《伤寒绪论》。
公元 1669 年（清康熙八年）	柯琴著《伤寒来苏集》。
公元 1670 年（清康熙九年）	张志聪著《黄帝内经素问集注》、《黄帝内经灵枢集注》。
公元 1682 年（清康熙二十一年）	汪昂著《医方集解》。
公元 1694 年（清康熙三十三年）	汪昂著《本草备要》。
公元 1695 年（清康熙三十四年）	张璐著《张氏医通》。
公元 1697 年（清康熙三十六年）	王宏翰著《古今医史》。
公元 1715 年（清康熙五十四年）	亟斋居士著《达生篇》。
公元 1723 年（清雍正元年）	清政府编成大型类书《古今图书集成》，内有《医部全录》520 卷。
公元 1729 年（清雍正七年）	尤在泾著《金匮要略心典》、《伤寒贯珠集》。
公元 1732 年（清雍正十年）	程钟龄著《医学心悟》。
公元 1740 年（清乾隆五年）	王洪绪著《外科证治全生集》。
公元 1742 年（清乾隆七年）	吴谦等著《医宗金鉴》刊行。
公元 1746 年（清乾隆十一年前后）	叶天士著《温热论》、《临证指南医案》。
公元 1750 年（清乾隆十五年）	陈复正著《幼幼集成》。
公元 1757 年（清乾隆二十二	张宗良著《喉科指掌》。吴仪洛著《本草从新》。

年）

公元 1759 年（清乾隆二十四年）	徐大椿著《伤寒论类方》。赵学敏编《串雅外编》、《串雅内编》刊行。
公元 1761 年（清乾隆二十六年）	吴仪洛著《成方切用》。严西亭等著《得配本草》。
公元 1765 年（清乾隆三十年）	赵学敏著《本草纲目拾遗》。
公元 1770 年（清乾隆三十五年）	魏之琇著《续名医类案》。
公元 1772 ~ 1781 年（清乾隆三十七年 ~ 四十六年）	清政府编辑大型丛书《四库全书》，其中收入历代医书百余种。
公元 1773 年（清乾隆三十八年）	沈金鳌著《幼科释迷》。曹庭栋著《老老恒言》。
公元 1792 年（清乾隆五十七年）	唐大烈主编《吴医汇讲》刊行。
公元 1798 年（清嘉庆三年）	吴鞠通著《温病条辨》。
公元 1803 年（清嘉庆八年）	陈修园著《平人延年要诀》。
公元 1804 年（清嘉庆九年）	陈修园著《医学三字经》。
公元 1805 年（清嘉庆十年）	高秉钧著《疡医心得集》。
公元 1808 年（清嘉庆十三年）	钱秀昌著《伤科补要》。
公元 1820 年（清嘉庆二十五年）	陈修园著《南雅堂医书全集》（又名《陈修园医书十六种》）。
公元 1822 年（清道光二年）	清政府下令在太医院内永远废止针灸科。
公元 1825 年（清道光五年）	章楠撰《医门棒喝》刊行。
公元 1827 年（清道光七年）	傅山著《傅青主女科》刊行。
公元 1830 年（清道光十年）	王清任根据尸体解剖和临床经验写成《医林改错》，强调解剖学知识对于医学的重要性。
公元 1838 年（清道光十八年）	郑梅涧著《重楼玉钥》。
公元 1840 年（清道光二十年）	江考卿著《江氏伤科方书》。
公元 1843 年（清道光二十三年）	周松龄著《小儿推拿辑要》。
公元 1844 年（清道光二十四年）	中美签订不平等条约——望厦条约。规定美国人可以在通商口岸设医馆及礼拜堂等。顾观光辑《神农本草经》。
公元 1844 ~ 1848 年（清道光二十四年 ~ 二十八年）	英、美帝国主义以教会名义相继在澳门、厦门、宁波、上海、福州等地设立医院和医学校等。
公元 1846 年（清道光二十六年）	鲍相璈汇编《验方新编》。
公元 1848 年（清道光二十八年）	吴其濬著《植物名实图考》及《植物名实图考长编》。

公元 1850 年（清道光三十年）　　吕震名著《伤寒寻源》。

公元 1851 年（清咸丰元年）　　陈国笃著《眼科六要》。

公元 1852 年（清咸丰二年）　　王孟英著《温热经纬》、《王氏医案》等。

公元 1858 年（清咸丰八年）　　陆定圃著《冷庐医话》。

公元 1863 年（清同治二年）　　费伯雄著《医醇賸义》。屠道和编著《本草汇纂》。

公元 1864 年（清同治三年）　　吴尚先著《理瀹骈文》。

公元 1865 年（清同治四年）　　费伯雄著《医方论》。

公元 1874 年（清同治十三年）　　廖润鸿著《针灸集成》。

公元 1875 年（清光绪元年）　　夏春农著《疫喉浅论》。

公元 1877 年（清光绪三年）　　潘霨著《女科要略》。

公元 1881 年（清光绪七年）　　天津开办"医学馆"。

公元 1882 年（清光绪八年）　　雷丰著《时病论》。李纪方著《白喉全生集》。

公元 1884 年（清光绪十年）　　唐宗海著《中西汇通医书五种》。

公元 1888～1889 年（清光绪十　　张振鋆著《痧喉正义》、《厘正按摩要术》。
　　四年～十五年）

公元 1892 年（清光绪十八年）　　马培之著《外科传薪集》。朱沛文著《华洋脏象约纂》
　　　　　　　　　　　　　　　　　（又名《中西脏腑图像约纂》）。

公元 1894 年（清光绪二十年）　　余景和著《外证医案汇编》。

公元 1897 年（清光绪二十三　　陈葆善著《白喉条辨》。
　　年）

公元 1898 年（清光绪二十四　　周学海著《读医随笔》。
　　年）

公元 1900 年（清光绪二十六　　柳宝诒著《温热逢源》。
　　年）

公元 1901 年（清光绪二十七　　郑肖岩著《鼠疫约编》。
　　年）

公元 1902 年（清光绪二十八　　天津设"北洋军医学堂"。
　　年）

公元 1903 年（清光绪二十九　　京师大学添设"医学实业馆"。
　　年）

公元 1891～1911 年（清光绪十　　周学海编著《周氏医学丛书》刊行。
　　七年～宣统三年）

公元 1914 年（民国三年）　　北洋军阀反动政府主张废止中医，遭到全国中医药界的强
　　　　　　　　　　　　　　烈反对。

公元 1921 年（民国十年）　　谢观等编《中国医学大辞典》。

公元 1922 年（民国十一年）　　恽铁樵著《群经见智录》。

公元 1909～1924 年（清宣统元　　张锡纯著《医学衷中参西录》。

年～民国十三年）

公元 1924 年（民国十三年）	恽铁樵著《伤寒论研究》。
公元 1925 年（民国十四年）	国民党当局禁止把中医课程列入医学教育规程。
公元 1927 年（民国十六年）	曹炳章著《增订伪药条辨》。
公元 1928 年（民国十七年）	毛主席在《井冈山的斗争》一文中指出：医院"用中西两法治疗"。
公元 1929 年（民国十八年）	国民党政府第一次中央卫生委员会通过了余岩等提出的"废止旧医"提案后，全国中医药业纷纷罢工停业，该案被迫取消。国民党当局通令中医学校改称中医传习所。次年又改称中医学社。何廉臣编《全国名医验案类编》。
公元 1931 年（民国二十年）	承淡安著《中国针灸治疗学》。"中央国医馆"成立。
公元 1935 年（民国二十四年）	谢观著《中国医学源流论》。陈存仁等编《中国药学大辞典》。
公元 1936 年（民国二十五年）	国民党政府颁布"中医条例"。曹炳章辑《中国医学大成》。吴克潜编《古今医方集成》。
公元 1936～1941 年（民国二十五年～三十年）	蔡陆仙编《中国医药汇海》。
公元 1941 年（民国三十年）	周禹锡编《中国医学约编十种》。
公元 1955 年	中医研究院成立。
公元 1956 年	成都、上海、北京、广州四所中医学院相继成立。举办西医离职学习中医班。
公元 1959 年	卫生部在上海召开全国中医经络针灸学术座谈会。卫生部在上海召开中西医专家座谈会。卫生部在南京召开中医教材编写座谈会，在上海召开医学教育座谈会。
公元 1962 年	中医学院教学工作座谈会在北京召开。高等中医院校统编第一版中医教材出版。
公元 1964 年	第二版中医教材出版。
公元 1968 年	河北满城西汉刘胜夫妇墓中出土了 4 根金针、5 根银针及"医工"铜盆。
公元 1972 年	陈立夫任台湾中国医药学院董事长。
公元 1973 年	湖南长沙马王堆三号汉墓中出土大量简帛医书，计 14 种，还有若干中药及保存完好的女尸。
公元 1979 年	中华医史学会复会。
公元 1980 年	卫生部制定了"中医、西医、中西医结合三支力量都要发展，长期并存"的方针。
公元 1982 年	五届人大修订的新宪法中，将"发展现代医药和我国传统医药"正式载入宪法总纲第 21 条。

公元 1983 年	北京、成都等中医学院开始招收中医博士学位研究生。
公元 1985 年	国家中医管理局成立。
公元 1986 年	中国气功科学研究会成立。
公元 1987 年	世界针灸学联合会在北京成立，胡熙明当选为主席。屠呦呦因成功提取青蒿素获国际"阿尔伯特·爱因斯坦"科学奖。
公元 1991 年	卫生部提出《中国卫生发展与改革纲要》（1991～2000年）。中国国际针灸考试委员会成立。陈敏章获 WHO 首次颁发的"人人享有卫生保健"金奖。
公元 1993～1996 年	国家教委批准将北京、上海、广州、成都、南京、黑龙江、山东等 7 所中医学院先后改为"中医药大学"。
公元 1996 年	建国以来第一次由党中央、国务院召开的全国卫生工作会议在北京举行。

教材与教学配套用书

新世纪全国高等中医药院校规划教材

注：凡标○号者为"普通高等教育'十五'国家级规划教材"；凡标★号者为"普通高等教育'十一五'国家级规划教材"

（一）中医学类专业

1 中国医学史（常存库主编）○★
2 医古文（段逸山主编）○★
3 中医各家学说（严世芸主编）○★
4 中医基础理论（孙广仁主编）○★
5 中医诊断学（朱文锋主编）○★
6 内经选读（王庆其主编）○★
7 伤寒学（熊曼琪主编）○★
8 金匮要略（范永升主编）★
9 温病学（林培政主编）○★
10 中药学（高学敏主编）○★
11 方剂学（邓中甲主编）○★
12 中医内科学（周仲瑛主编）○★
13 中医外科学（李曰庆主编）★
14 中医妇科学（张玉珍主编）○★
15 中医儿科学（汪受传主编）○★
16 中医骨伤科学（王和鸣主编）○★
17 中医耳鼻咽喉科学（王士贞主编）○★
18 中医眼科学（曾庆华主编）○★

19 中医急诊学（姜良铎主编）○★
20 针灸学（石学敏主编）○★
21 推拿学（严隽陶主编）○★
22 正常人体解剖学（严振国 杨茂有主编）★
23 组织学与胚胎学（蔡玉文主编）○★
24 生理学（施雪筠主编）○★
   生理学实验指导（施雪筠主编）
25 病理学（黄玉芳主编）○★
   病理学实验指导（黄玉芳主编）
26 药理学（吕圭源主编）
27 生物化学（王继峰主编）○★
28 免疫学基础与病原生物学（杨黎青主编）○★
   免疫学基础与病原生物学实验指导（杨黎青主编）
29 诊断学基础（戴万亨主编）★
   诊断学基础实习指导（戴万亨主编）
30 西医外科学（李乃卿主编）★
31 内科学（徐蓉娟主编）○

（二）针灸推拿学专业（与中医学专业相同的课程未列）

1 经络腧穴学（沈雪勇主编）○★
2 刺法灸法学（陆寿康主编）★
3 针灸治疗学（王启才主编）
4 实验针灸学（李忠仁主编）○★

5 推拿手法学（王国才主编）○★
6 针灸医籍选读（吴富东主编）★
7 推拿治疗学（王国才）

（三）中药学类专业

1 药用植物学（姚振生主编）○★
   药用植物学实验指导（姚振生主编）
2 中医学基础（张登本主编）
3 中药药理学（侯家玉 方泰惠主编）○★
4 中药化学（匡海学主编）○★
5 中药炮制学（龚千锋主编）○★
   中药炮制学实验（龚千锋主编）

6 中药鉴定学（康廷国主编）★
   中药鉴定学实验指导（吴德康主编）
7 中药药剂学（张兆旺主编）○★
   中药药剂学实验
8 中药制剂分析（梁生旺主编）○
9 中药制药工程原理与设备（刘落宪主编）★
10 高等数学（周 喆主编）

11　中医药统计学（周仁郁主编）
12　物理学（余国建主编）
13　无机化学（铁步荣　贾桂芝主编）★
　　无机化学实验（铁步荣　贾桂芝主编）
14　有机化学（洪筱坤主编）★

有机化学实验（彭松　林辉主编）
15　物理化学（刘幸平主编）
16　分析化学（黄世德　梁生旺主编）
　　分析化学实验（黄世德　梁生旺产编）
17　医用物理学（余国建主编）

（四）中西医结合专业

1　中外医学史（张大庆　和中浚主编）
2　中西医结合医学导论（陈士奎主编）★
3　中西医结合内科学（蔡光先　赵玉庸主编）★
4　中西医结合外科学（李乃卿主编）★
5　中西医结合儿科学（王雪峰主编）★
6　中西医结合耳鼻咽喉科学（田道法主编）★
7　中西医结合口腔科学（李元聪主编）
8　中西医结合眼科学（段俊国主编）★

9　中西医结合传染病学（刘金星主编）
10　中西医结合肿瘤病学（刘亚娴主编）
11　中西医结合皮肤性病学（陈德宇主编）
12　中西医结合精神病学（张宏耕主编）★
13　中西医结合妇科学（尤昭玲主编）★
14　中西医结合骨伤科学（石印玉主编）★
15　中西医结合危重病学（熊旭东主编）
16　中西医结合肛肠病学（陆金根主编）★

（五）护理专业

1　护理学导论（韩丽沙　吴瑛主编）★
2　护理学基础（吕淑琴　尚少梅主编）
3　中医护理学基础（刘虹主编）★
4　健康评估（吕探云　王琦主编）
5　护理科研（肖顺贞　申杰主编）
6　护理心理学（胡永年　刘晓虹主编）
7　护理管理学（关永杰　宫玉花主编）
8　护理教育（孙宏玉　简福爱主编）
9　护理美学（林俊华　刘宇主编）★
10　内科护理学（徐桂华主编）上册★
11　内科护理学（姚景鹏主编）下册★

12　外科护理学（张燕生　路潜主编）
13　妇产科护理学（郑修霞　李京枝主编）
14　儿科护理学（汪受传　洪黛玲主编）★
15　骨伤科护理学（陆静波主编）
16　五官科护理学（丁淑华　席淑新主编）
17　急救护理学（牛德群主编）
18　养生康复学（马烈光　李英华主编）★
19　社区护理学（冯正仪　王珏主编）
20　营养与食疗学（吴翠珍主编）★
21　护理专业英语（黄嘉陵主编）
22　护理伦理学（马家忠　张晨主编）★

（六）七年制

1　中医儿科学（汪受传主编）★
2　临床中药学（张廷模主编）○★
3　中医诊断学（王忆勤主编）○★
4　内经学（王洪图主编）○★
5　中医妇科学（马宝璋主编）○★
6　温病学（杨进主编）★
7　金匮要略（张家礼主编）○★
8　中医基础理论（曹洪欣主编）○★
9　伤寒论（姜建国主编）★

10　中医养生康复学（王旭东主编）
11　中医哲学基础（张其成主编）★
12　中医古汉语基础（邵冠勇主编）★
13　针灸学（梁繁荣主编）○★
14　中医骨伤科学（施杞主编）○★
15　中医医家学说及学术思想史（严世芸主编）○★
16　中医外科学（陈红风主编）○★
17　中医内科学（田德禄主编）○★
18　方剂学（李冀主编）○★

新世纪全国高等中医药院校创新教材（含五、七年制）

1　中医文献学（严季澜主编）★
2　中医临床基础学（熊曼琪主编）

3　中医内科急症学（周仲瑛　金妙文主编）★
4　中医临床护理学（杨少雄主编）★

5　中医临床概论（金国梁主编）
6　中医食疗学（倪世美主编）
7　中医药膳学（谭兴贵主编）
8　中医统计诊断（张启明主编）
9　中医医院管理学（赵丽娟主编）
10　针刀医学（朱汉章主编）
11　杵针学（钟枢才主编）
12　解剖生理学（严振国　施雪筠主编）★
13　神经解剖学（白丽敏主编）
14　医学免疫学与微生物学（顾立刚主编）
15　人体形态学（李伊为主编）★
　　人体形态学实验指导（李伊为主编）
16　细胞生物学（赵宗江主编）★
17　神经系统疾病定位诊断学（高玲主编）
18　西医诊断学基础（凌锡森主编）
19　医学分子生物学（唐炳华　王继峰主编）★
20　中西医结合康复医学（高根德主编）
21　人体机能学（张克纯主编）
　　人体机能学实验指导（李斌主编）
22　病原生物学（伍参荣主编）
　　病原生物学实验指导（伍参荣主编）
23　生命科学基础（王曼莹主编）
　　生命科学基础实验指导（洪振丰主编）
24　应用药理学（田育望主编）
25　药事管理学（江海燕主编）
26　卫生管理学（景　琳主编）
27　卫生法学概论（郭进玉主编）
28　中药成分分析（郭　玫主编）
29　中药材鉴定学（李成义主编）
30　中药材加工学（龙全江主编）★
31　中药调剂与养护学（杨梓懿主编）
32　中药药效质量学（张秋菊主编）
33　中药拉丁语（刘春生主编）

34　针灸处方学（李志道主编）
35　中医气功学（刘天君主编）
36　微生物学（袁嘉丽　罗　晶主编）★
37　络病学（吴以岭主编）
38　中医美容学（王海棠主编）
39　线性代数（周仁郁主编）
40　伤寒论思维与辨析（张国骏主编）
41　药用植物生态学（王德群主编）
42　方剂学（顿宝生　周永学主编）
43　中医药统计学与软件应用（刘明芝　周仁郁主编）
44　局部解剖学（严振国主编）
45　中医药数学模型（周仁郁主编）
46　药用植物栽培学（徐　良主编）★
47　中西医学比较概论（张明雪主编）★
48　中药资源学（王文全主编）★
49　中医学概论（樊巧玲主编）
50　中药化学成分波谱学（张宏桂主编）★
51　中药炮制学（蔡宝昌主编）★
52　人体解剖学（严振国主编）（英文教材）
53　中医内科学（高天舒主编）（英文教材）
54　方剂学（都广礼主编）（英文教材）
55　中医基础理论（张庆荣主编）（英文教材）
56　中医诊断学（张庆宏主编）（英文教材）
57　中药学（赵爱秋主编）（英文教材）
58　组织细胞分子学实验原理与方法
　　（赵宗江主编）★
59　药理学实验教程（洪　缨主编）
60　医学美学教程（李红阳主编）
61　中医美容学（刘　宁主编）
62　中药化妆品学（刘华钢主编）
63　中药养护学（张西玲主编）
64　医学遗传学（王望九主编）

新世纪全国高等中医药院校规划教材配套教学用书

（一）习题集

1　医古文习题集（许敬生主编）
2　中医基础理论习题集（孙广仁主编）
3　中医诊断学习题集（朱文锋主编）
4　中药学习题集（高学敏主编）

5　中医外科学习题集（李曰庆主编）
6　中医妇科学习题集（张玉珍主编）
7　中医儿科学习题集（汪受传主编）
8　中医骨伤科学习题集（王和鸣主编）

9　针灸学习题集（石学敏主编）
10　方剂学习题集（邓中甲主编）
11　中医内科学习题集（周仲瑛主编）
12　中国医学史习题集（常存库主编）
13　内经选读习题集（王庆其主编）
14　伤寒学习题集（熊曼琪主编）
15　金匮要略选读习题集（范永升主编）
16　温病学习题集（林培政主编）
17　中医耳鼻咽喉科学习题集（王士贞主编）
18　中医眼科学习题集（曾庆华主编）
19　中医急诊学习题集（姜良铎主编）
20　正常人体解剖学习题集（严振国主编）
21　组织学与胚胎学习题集（蔡玉文主编）
22　生理学习题集（施雪筠主编）
23　病理学习题集（黄玉芳主编）
24　药理学习题集（吕圭源主编）
25　生物化学习题集（王继峰主编）
26　免疫学基础与病原生物学习题集（杨黎青主编）
27　诊断学基础习题集（戴万亨主编）
28　内科学习题集（徐蓉娟主编）
29　西医外科学习题集（李乃卿主编）
30　中医各家学说习题集（严世芸主编）
31　中药药理学习题集（黄国钧主编）

32　药用植物学习题集（姚振生主编）
33　中药炮制学习题集（龚千锋主编）
34　中药药剂学习题集（张兆旺主编）
35　中药制剂分析习题集（梁生旺主编）
36　中药化学习题集（匡海学主编）
37　中医学基础习题集（张登本主编）
38　中药制药工程原理与设备习题集（刘落宪主编）
39　经络腧穴学习题集（沈雪勇主编）
40　刺法灸法学习题集（陆寿康主编）
41　针灸治疗学习题集（王启才主编）
42　实验针灸学习题集（李忠仁主编）
43　针灸医籍选读习题集（吴富东主编）
44　推拿学习题集（严隽陶主编）
45　推拿手法学习题集（王国才主编）
46　中医药统计学习题集（周仁郁主编）
47　医用物理学习题集（邵建华　侯俊玲主编）
48　有机化学习题集（洪筱坤主编）
49　物理学习题集（章新友　顾柏平主编）
50　无机化学习题集（铁步荣　贾桂芝主编）
51　高等数学习题集（周　喆主编）
52　物理化学习题集（刘幸平主编）
53　中西医结合危重病学习题集（熊旭东主编）

（二）易学助考口袋丛书

1　中医基础理论（姜　惟主编）
2　中医诊断学（吴承玉主编）
3　中药学（马　红主编）
4　方剂学（倪　诚主编）
5　内经选读（唐雪梅主编）
6　伤寒学（周春祥主编）
7　金匮要略（蒋　明主编）
8　温病学（刘　涛主编）
9　中医内科学（薛博瑜主编）
10　中医外科学（何清湖主编）
11　中医妇科学（谈　勇主编）
12　中医儿科学（郁晓维主编）
13　中药制剂分析（张　梅主编）

14　病理学（黄玉芳主编）
15　中药化学（王　栋主编）
16　中药炮制学（丁安伟主编）
17　生物化学（唐炳华主编）
18　中药药剂学（倪　健主编）
19　药用植物学（刘合刚主编）
20　内科学（徐蓉娟主编）
21　诊断学基础（戴万亨主编）
22　针灸学（方剑乔主编）
23　免疫学基础与病原生物学（袁嘉丽　罗　晶主编）
24　西医外科学（曹　羽　刘家放主编）
25　正常人体解剖学（严振国主编）
26　中药药理学（方泰惠主编）

中医执业医师资格考试用书

1　中医执业医师医师资格考试大纲
2　中医执业医师医师资格考试复习指南

3　中医执业医师医师资格考试习题集